utb 4108

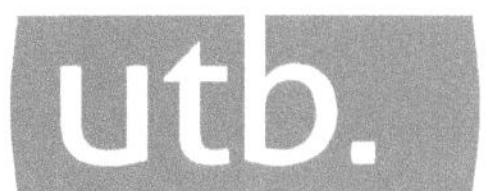

Eine Arbeitsgemeinschaft der Verlage

Brill | Schöningh – Fink · Paderborn
Brill | Vandenhoeck & Ruprecht · Göttingen – Böhlau · Wien · Köln
Verlag Barbara Budrich · Opladen · Toronto
facultas · Wien
Haupt Verlag · Bern
Verlag Julius Klinkhardt · Bad Heilbrunn
Mohr Siebeck · Tübingen
Narr Francke Attempto Verlag – expert verlag · Tübingen
Psychiatrie Verlag · Köln
Ernst Reinhardt Verlag · München
transcript Verlag · Bielefeld
Verlag Eugen Ulmer · Stuttgart
UVK Verlag · München
Waxmann · Münster · New York
wbv Publikation · Bielefeld
Wochenschau Verlag · Frankfurt am Main

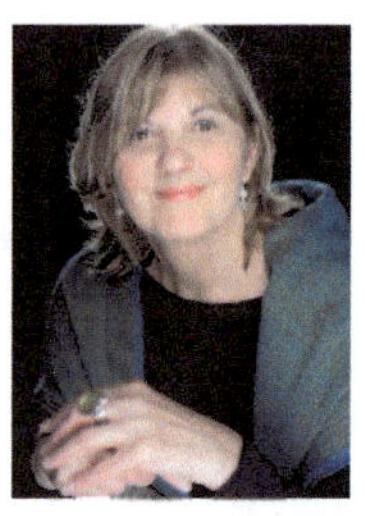

Prof.in Dr. phil. Roswitha Ertl-Schmuck war Professorin für Gesundheit und Pflege/Berufliche Didaktik im „Lehramt an berufsbildenden Schulen, Fachrichtung Gesundheit und Pflege“ an der Technischen Universität Dresden. Arbeitsschwerpunkte: Lehrer:innenbildung in den Berufsfeldern Gesundheit und Pflege, Weiterentwicklung gesundheits- und pflegedidaktischer Theorien.

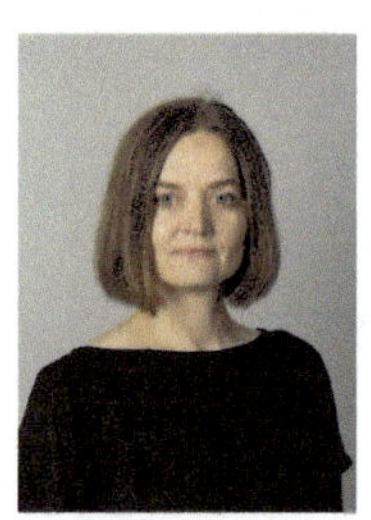

Angelika Unger ist Diplom-Medizinpädagogin, Sporttherapeutin und Physiotherapeutin. Sie leitet die Geschäftsstelle des Bundesverbands Lehrende Gesundheits- und Sozialberufe (BLGS) e. V. und ist Lehrbeauftragte an der Evangelischen Hochschule Berlin im Studiengang Gesundheit/Pflege - Berufspädagogik.

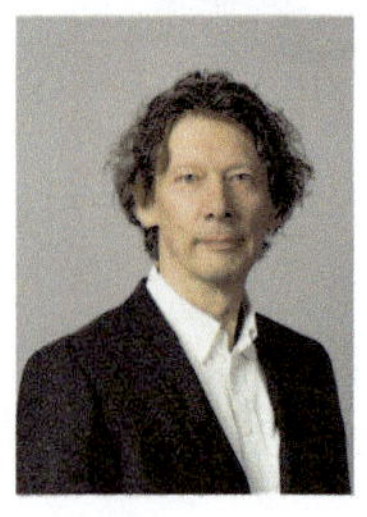

Michael Mibs ist Diplom-Soziologe und Magister Public Health. Er arbeitet als Referent für Evidenzbasierte Medizin bei der Stiftung Gesundheitswissen in Berlin.

Roswitha Ertl-Schmuck / Angelika Unger /
Michael Mibs

Wissenschaftliches Arbeiten in Gesundheit und Pflege

2., überarbeitete und erweiterte Auflage

UVK Verlag · München

Umschlagabbildung: © Goja1 · iStockphoto
Autor:innenbilder: © privat

Bibliografische Information der Deutschen Nationalbibliothek
Die Deutsche Nationalbibliothek verzeichnet diese Publikation in der Deutschen Nationalbibliografie; detaillierte bibliografische Daten sind im Internet über http://dnb.dnb.de abrufbar.

2., überarbeitete und erweiterte Auflage 2023
1. Auflage 2014

DOI: https://doi.org/10.36198/9783838556710

– ein Unternehmen der Narr Francke Attempto Verlag GmbH + Co. KG
Dischingerweg 5 · D-72070 Tübingen

Internet: www.narr.de
eMail: info@narr.de

Einbandgestaltung: siegel konzeption | gestaltung
CPI books GmbH, Leck

utb-Nr. 4108
ISBN 978-3-8252-5671-5 (Print)
ISBN 978-3-8385-5671-0 (ePDF)
ISBN 978-3-8463-5671-5 (ePub)

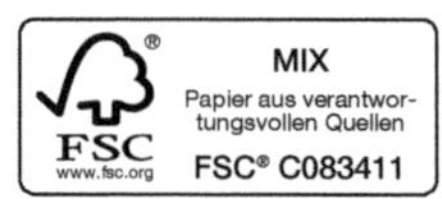

Inhalt

Vorwort zur Neuauflage

Seit dem ersten Erscheinen dieser Publikation sind acht Jahre vergangen und eine überarbeitete und erweiterte Neuauflage wird erforderlich. Die starke Nachfrage hat diese Veröffentlichung inzwischen zu einem unersetzlichen Standardwerk für Studierende in Gesundheit und Pflege werden lassen. Die bewährte Grundstruktur des Buches, entstanden aus unseren Erfahrungen in der universitären Lehre, haben wir beibehalten. In dieser Überarbeitung richten wir unseren Blick auf aktuelle Entwicklungen der einschlägigen Diskurse in Gesundheit und Pflege. Die Änderungen sind einerseits der Dynamik gesellschaftlicher Entwicklungen und den damit einhergehenden Transformationsprozessen im Gesundheits- und Bildungswesen geschuldet, die eine enorme Wirkung auf die Akademisierung und Disziplinentwicklung in den Gesundheitsberufen zeigt. Andererseits werden zunehmend wissenschaftstheoretische Diskurse in den einschlägigen Disziplinen geführt, in denen die Spezifik von Handlungswissenschaften weiter ausdifferenziert wird. Diese beiden Stränge haben wir in der Überarbeitung aufgenommen.

Darüber hinaus sichteten wir das gesamte Manuskript hinsichtlich sprachlicher und stilistischer Verbesserungen sowie der Aktualität der verwendeten Literatur.

Wir danken Rainer Berger vom utb Verlag, der eine zweite aktualisierte Auflage anregte und unterstützte.

Oppenheim und Berlin im Juni 2023
Roswitha Ertl-Schmuck, Angelika Unger und Michael Mibs

Einführung

Publikationen zum wissenschaftlichen Arbeiten liegen in zahlreicher Form vor. So werden Sie sich fragen, weshalb ein weiteres Buch zu diesem komplexen Themengebiet erscheint. Gibt es nicht schon genügend davon? Diese Frage kann eindeutig mit einem Ja beantwortet werden. Dennoch sind wir der Meinung, dass eine Verknüpfung grundlegender Bestimmungen von Wissenschaft und wissenschaftstheoretischen Positionen mit Phasen des wissenschaftlichen Arbeitens im Kontext der Spezifik gesundheits- und pflegeberuflichen Handelns bzw. pädagogischen Handelns bislang nur rudimentär in den vorliegenden Publikationen zum Ausdruck gebracht wird.

Wir heben diese Verknüpfung deshalb hervor, da wissenschaftliches Arbeiten mehr ist als die Einhaltung formaler Standards. In der Auseinandersetzung mit vielfältigen Theorien, Modellen und Konzepten zu einem Forschungsgegenstand geht es auch um philosophische Denktraditionen. Diese werden zwar nicht immer in wissenschaftlichen Theorien, Modellen und Konzepten expliziert, beeinflussen aber dennoch die Argumentationen, die in den jeweiligen Publikationen zum Ausdruck gebracht werden. Somit sind die grundlegenden Bestimmungen von Wissenschaft und wissenschaftstheoretischen Positionen für das wissenschaftliche Arbeiten in den Studiengängen in Gesundheit und Pflege leitend. Durch diese lassen sich Theorien, Modelle und Konzepte schneller einer Perspektive zuordnen, Probleme systematischer durchdringen, widersprüchliche Argumentationen aufdecken und eigene Positionen begründen.

Die Quellen, die Sie für Ihre Arbeit heranziehen, sollten grundsätzlich mit einer kritischen Haltung betrachtet werden. Entwickeln Sie Neugier und hinterfragen Sie vermeintliche Gewissheiten.

Haben Sie Mut, diese Haltung beim Lesen und im späteren Schreibprozess einzunehmen. Und bedenken Sie, Wissen ist immer auch „unsicheres Wissen“ (Ertl-Schmuck/Fichtmüller 2009: 17), denn Wissenschaft ist weder Wahrheit noch Wahrscheinlichkeit und wissenschaftliches Wissen ist nur „*Vermutungswissen*“ (Popper 1995: 13, Hervorhebung im Original).

Die Intentionen des vorliegenden Buches bestehen darin,

- ein kritisches Verständnis von Wissenschaft anzuregen und wissenschaftliche Texte nach ihren zugrundeliegenden wissenschaftstheoretischen Positionen zu reflektieren sowie die Relevanz für die eigene Forschungsarbeit zu bewerten,
- den Einstieg in wissenschaftliches Denken und Schreiben zu Beginn des Studiums zu erleichtern,
- in grundlegende Techniken wissenschaftlichen Arbeitens einzuführen,
- Hilfestellungen beim Verfassen schriftlicher Arbeiten zu geben (z. B. bei Hausarbeiten, Bachelor- und Masterarbeiten, Staatsexamensarbeiten) und
- forschendes Lernen anzuregen.

Zielgruppen sind Student:innen in

- pädagogischen Studiengängen der Gesundheit und Pflege,
- Studiengängen der Gesundheitswissenschaften, der Therapiewissenschaften und der Pflegewissenschaft sowie
- Studiengängen des Gesundheits- und Pflegemanagements.

Im ersten und zweiten Kapitel erhalten Sie einen Einblick in die Welt der Wissenschaften, die Dynamik wissenschaftlicher Entwicklungen, deren Prozesscharakter, Denkstile, Logiken und Arbeitsweisen.

Darüber hinaus zeigen wir im dritten Kapitel am Beispiel von Gesundheit und Pflege auf, dass sich das wissenschaftliche Feld zu diesem Gegenstandsbereich als höchst indifferent betrachten lässt. In den nachfolgenden Kapiteln (vier, fünf und sechs) werden Sie konkrete Regeln und Vorgehensweisen für die Ausarbeitung Ihrer wissenschaftlichen Arbeiten im Studium kennenlernen.

Wir wünschen Ihnen bei der Arbeit mit diesem Buch viele Anregungen für Ihr Studium und hoffen, dass wir Sie für wissenschaftliches und kritisches Denken begeistern können.

1 Wissenschaft und Wissenschaftlichkeit

Mit der Immatrikulation in einen gesundheits- oder pflegebezogenen Studiengang betreten Sie ein neues Lern- und Arbeitsfeld, in dem Sie sich vielfältigen institutionstypischen Anforderungen ausgesetzt sehen. Dazu gehört insbesondere die Erwartung, sich eine für den Hochschulbetrieb charakteristische Denk- und Arbeitsweise zu Eigen zu machen, deren Regeln der Maßgabe der Wissenschaftlichkeit folgen.

Was aber verbirgt sich hinter dem Begriff der Wissenschaftlichkeit? Worin unterscheidet sich eine wissenschaftliche Arbeitsweise von einer nicht-wissenschaftlichen im Grundsatz? Und wer bestimmt überhaupt, was als wissenschaftlich gelten kann und soll? Solchen übergeordneten Fragen widmen wir uns in diesem Kapitel, ehe im weiteren Verlauf konkrete Regeln und Techniken des wissenschaftlichen Arbeitens erläutert werden. In unseren Überlegungen beziehen wir uns in erster Linie auf die Sphäre der Hochschule, weil sie die für Studierende relevante Arbeitsumgebung darstellt; d. h. wir lassen dabei außer Acht, dass wissenschaftliches Arbeiten im Sinne von Forschung auch außerhalb hochschulischer Institutionen stattfindet.

1.1 Wissenschaft als Erkenntnismodus

Wissenschaftlichkeit gilt als zentrale Eigenschaft sowohl der idealtypischen Arbeitsprozesse als auch der Arbeitsergebnisse, die an einer Hochschule erbracht werden. Sie stellt ein in der wissenschaftlichen Gemeinschaft[1] allgemein akzeptiertes Qualitätsmerkmal dar, das die Arbeit der in Lehre und Forschung tätigen Menschen bestimmt. Dabei kann es – je nach Wissenschaftsdisziplin oder Forschungstradition – durchaus kontroverse Auffassungen darüber geben, was als wissenschaftlich gelten darf bzw. welche Maßstäbe zur Beurteilung von Wissenschaftlichkeit überhaupt angelegt

---

1 Der Begriff der wissenschaftlichen Gemeinschaft *scientific community* hat sich spätestens seit dem Erscheinen von Thomas Kuhns „The Structure of Scientific Revolutions“ 1962 in der Wissenschaft etabliert; wir werden in Kapitel 1.2.2 auf dieses berühmte Werk zurückkommen.

werden sollen. Dennoch lassen sich wissenschaftliche Erkenntnis, wissenschaftliche Methoden und Wissensbestände anhand bestimmter Kriterien von Alltagserkenntnis, Alltagshandeln und Alltagswissen unterscheiden.

Die Frage, was eine spezifisch wissenschaftliche Rationalität ausmacht und anhand welcher Kriterien sie sich beurteilen lässt, führt uns zunächst in die Wissenschaftstheorie. Die „klassische" Wissenschaftstheorie ist eine Teildisziplin der Philosophie und beschäftigt sich mit grundsätzlichen Fragen wissenschaftlicher Erkenntnis über alle Disziplinen hinweg. Nach Schurz (2008: 11 f.) ist es die Aufgabe der Wissenschaftstheorie, die Funktionsweise, die Zielsetzungen, die Methoden, Leistungen und Grenzen wissenschaftlicher Erkenntnis zu untersuchen. Dabei wird bspw. gefragt, welche Arten von wissenschaftlichen Aussagen es gibt, wann ein Argument gültig ist, mit welchen Methoden man zu wissenschaftlichen Theorien gelangt und wie sie sich empirisch überprüfen lassen, was überhaupt unter einer wissenschaftlichen Theorie zu verstehen ist usw.

Dahinter stehen weitere, grundsätzliche Fragen menschlicher Erkenntnis: Gibt es überhaupt eine objektive Wahrheit oder Wirklichkeit; wie kann der Mensch mit seinem begrenzten Wahrnehmungsvermögen die Wirklichkeit erfassen und zwischen wahr und falsch unterscheiden; welche Rolle innerhalb des Erkenntnisprozesses spielen menschliche Vernunft einerseits und konkrete Erfahrung andererseits? Hier zeigen sich enge Zusammenhänge der Wissenschaftstheorie mit weiteren philosophischen Disziplinen wie z. B. der Erkenntnistheorie oder der Logik.

Der Beginn eines solchen Fragens und Denkens, das sich zunehmend von den ursprünglichen, bildhaften Mythen von der Entstehung und Ordnung der Welt distanziert, tritt in der griechischen Philosophie der Antike erstmals deutlich zutage und ist in systematischer Hinsicht eng mit Aristoteles verknüpft. Den mythisch und religiös geprägten Vorstellungen von Erkenntnis als göttlicher Erleuchtung stellt er ein Denkmodell zur logischen Erfassung der Welt gegenüber. Begriffe, Urteile und Schlüsse als Kernelemente des Denkens werden hier systematisch entwickelt und bilden fortan die Basis weiterer erkenntnistheoretischer Überlegungen.

In Anlehnung an Kants berühmte *Kritik der reinen Vernunft* kann die erste Grundfrage der Erkenntnistheorie folgendermaßen formuliert werden: **Was können wir wissen?** In diesem Zusammenhang soll nun ein erkenntnistheoretisches Grundproblem angesprochen werden, das die abendländische Wissenschaft seit jeher begleitet und eine grundlegende Einstellung des wissenschaftlichen Denkens charakterisiert: Die Skepsis.

1.1.1 Die wissenschaftliche Skepsis

Die Antwort radikaler Skeptiker:innen auf die Frage, was wir sicher wissen können, lautet: nichts. Zwei bekannte erkenntnistheoretische Gedankenspiele illustrieren eine solche skeptische Position (Ernst 2010: 16–20): Im 17. Jahrhundert entwirft René Descartes ein Szenario, nach dem ein bösartiger Dämon von uns allen unbemerkt ein Spiel absoluter Täuschung mit uns treiben könnte. Alle unsere Sinneseindrücke entbehrten jeglicher Realität, da uns die vermeintliche Welt nur vorgegaukelt würde. Eine moderne Variante dieses Themas ist Hilary Putnams Idee vom Gehirn im Tank, nach der Wissenschaftler unsere Gehirne entfernt und in eine Nährlösung gelegt haben könnten, um fortan alle unsere Bewusstseinsinhalte über einen angeschlossenen Supercomputer zu erzeugen.[2]

Solche Szenarien kommen uns äußerst unwahrscheinlich vor, aber wie können wir wirklich sicher sein, dass es sich nicht so verhält bzw. wie können wir eine entsprechende Überzeugung hieb- und stichfest begründen oder gar beweisen? Wir können offenbar nicht hinter die Kulissen unserer Wahrnehmung schauen. Die Wissenschaftsgeschichte ist voll von Versuchen, diesem hartnäckigen Problem beizukommen, und die Antworten, die dabei gefunden wurden, sind zum Teil sehr unterschiedlich ausgefallen.

Auch Descartes und Putnam selbst sind keine radikalen Skeptiker. Vielmehr dienten ihnen diese Gedankenexperimente als Ausgangspunkte philosophischer Überlegungen, mit denen sie zeigen wollten, dass der Mensch in der Wissenschaft und im Alltag grundsätzlich doch über ausreichend sicheres Wissen verfügen kann. So hat bspw. Descartes seine Auffassung von einem sicheren Fundament des Wissens mit der Existenz Gottes begründet, einem aus heutiger Sicht wissenschaftlich höchst fragwürdigen Argument.

Hans Albert hat die skeptische Herausforderung in die Gestalt des sogenannten **Münchhausen-Trilemmas** gefasst (1991: 15). Demnach muss jeder Versuch scheitern, eine gültige Letztbegründung für eine Behauptung zu finden und damit kann es auch kein gesichertes Fundament der Erkenntnis geben. Denn erstens führt der konsequente Versuch einer Letztbegründung zwangsläufig in einen *infiniten Regress*, d. h. jede Begründung einer Aussage muss wieder mit einer anderen Aussage begründet werden, die wiederum begründet werden muss usw. Dass dies nicht praktikabel ist, wissen bereits

2 Solche Ideen wurden auch vielfach künstlerisch umgesetzt wie bspw. in der *Matrix*-Filmreihe der Geschwister Wachowski.

kleine Kinder, die gerne mit insistierenden Warum-Fragen die Contenance ihrer Gesprächspartner testen. Zweitens könnte man versuchen, die Argumentationskette zu schließen, indem man an einem scheinbar geeigneten Punkt wieder zu einer bereits vorgebrachten Begründung zurückkehrt. Ein solcher logischer *Zirkelschluss* (petitio principii), bei dem eine vorherige, letztlich unbewiesene Behauptung als Begründung herangezogen wird, ist aber als Beweisgrund unhaltbar. Eine dritte Möglichkeit bestünde darin, die Begründungsfolge an einer Stelle abzubrechen, die so augenfällig evident und rational erscheint, dass sie sich als fundierendes Argument bestimmen lässt. Angesichts der fehlenden Begründung erhält dieses bestimmte Argument dann allerdings den Charakter eines *Dogmas* und eignet sich damit ebenfalls nicht als Beweis.

Die Möglichkeit bzw. die Unmöglichkeit, etwas wirklich zu erkennen und tatsächlich sicher zu wissen, stellt also ein wissenschaftliches Grundproblem dar, auf das sich letztlich fast alle erkenntnistheoretischen Fragen und Kontroversen zurückführen lassen. Einen letztbegründeten und damit irrtumssicheren Ausgangspunkt der Erkenntnis, den sogenannten **archimedischen Punkt der Erkenntnis**, gibt es nicht. Der Mensch als Erkenntnissubjekt kann sich zwar selbst zum Erkenntnisobjekt, also zum Gegenstand seiner Fragen und Untersuchungen machen, aber er bleibt dabei stets an seine leiblich-sinnliche Ausstattung gebunden. Er kann nicht aus sich selbst heraustreten und einen objektiven wissenschaftlichen Außenstandpunkt einnehmen bzw. sich wie Münchhausen an den eigenen Haaren aus dem Sumpf der Ungewissheit ziehen.

„Jeder Versuch, eine unüberholbare Sicherheit der Erkenntnis durch den Rückgang auf ein für allemal gesichertes Fundament zu gewinnen, hat sich endgültig als aussichtslos erwiesen. (...) Bedeutet das, daß wir damit auf jede Sicherheit der Erkenntnis verzichten müssen? Nein, sondern es bedeutet, daß wir uns bewußt in dies Ganze des uns überlieferten Welt- und Lebensverständnisses hineinstellen müssen, um in ihr nicht in einmaligem Neuanfang, sondern in immer erneuter schrittweiser Erhellung und ständigen Überprüfung jedes einzelne Wissen immer fester zu begründen“ (Bollnow 1964: 7 f.).

Welche Konsequenzen hat nun die skeptische Herausforderung für das konkrete wissenschaftliche Arbeiten in Gesundheits- und Pflegestudiengängen? Wir können an dieser Stelle die **Skepsis** nicht nur als Grundproblem, sondern auch als **Basistugend des wissenschaftlichen Arbeitens** festhalten. Damit ist nicht die ausweglose Suche nach dem archimedischen Punkt der Erkenntnis gemeint, sondern ein begründeter Zweifel als Fähigkeit, Dinge in Frage zu stellen und ihnen auf den Grund gehen zu wollen. Insbesondere die Bereitschaft zu kritischer Reflexion sowohl eigener als auch fremder Aussagen und Auffassungen ist zentraler Bestandteil einer solchen wissenschaftlichen Skepsis. Somit sind Sie aufgefordert, sich eine kritisch-fragende Denkhaltung anzueignen, die über eine herkömmliche Alltagsskepsis hinausgeht. Dazu ein Beispiel aus den ethnomethodologischen Krisenexperimenten von Garfinkel (1973: 206 f., zit. in Kruse 2010: 31).

Beispiel | „Freitagabend saßen mein Mann und ich gerade vor dem Fernseher. Mein Mann bemerkte, er sei müde. Ich fragte:

S: In welcher Hinsicht bist du müde? Körperlich, geistig oder nur gelangweilt?

P: Ich weiß es nicht genau. Ich nehme an, hauptsächlich körperlich.

S: Meinst du, dass deine Muskeln schmerzen bzw. deine Knochen wehtun?

P: Ich nehme an... Sei nicht so spitzfindig. (nach weiterem Zuschauen)

P: In all diesen alten Filmen gibt es dieselbe Art von Eisenbettgestell.

S: Woran denkst du dabei? Meinst du alle alten Filme, oder einige von ihnen, oder gerade nur diejenigen, die du selbst gesehen hast?

P: Was ist mit dir los? Du weißt was ich meine.

S: Ich wünschte, du würdest mehr ins Einzelne gehen.

P: Du weißt was ich meine. Hör bloß auf!"

Solche Krisen- oder Brechungsexperimente wurden von Garfinkel zur Erforschung der Alltagskommunikation eingesetzt. An dieser Stelle sollen sie illustrieren, wie sich eine wissenschaftlich-skeptische Haltung von einer alltäglichen unterscheidet. Scheinbare Gewissheiten, z. B. über die Bedeutung von Begriffen, werden in der Wissenschaft mit einer Penetranz hinterfragt, die im Alltag irritierend wirken und zum Zusammenbruch der Kommunikation bis hin zur Handlungsunfähigkeit führen würde. Wir können damit die Skepsis im Sinne einer **kritisch-distanzierten, fragenden Grundhaltung** als ein Kriterium von Wissenschaftlichkeit bestimmen. Weitere Bezugspunkte für das wissenschaftliche Arbeiten als Erkenntnismodus werden im folgenden Abschnitt anhand eines erkenntnistheoretischen Basismodells der Wissenschaft erläutert.

1.1.2 Erkenntnistheoretisches Wissenschaftsmodell

In den sogenannten Einzelwissenschaften außerhalb der eigentlichen, philosophischen Wissenschaftstheorie herrscht ein wesentlich pragmatischerer Umgang mit den oben skizzierten Fragen. Erkenntnistheoretische Grundprobleme werden hier in der Regel nicht verhandelt; vielmehr stehen Fragen nach der Güte und Reichweite bestimmter Theorien oder der Auswahl spezieller Forschungsmethoden im Vordergrund. Dies ist durchaus vernünftig, denn um in einem bestimmten wissenschaftlichen Gebiet überhaupt handlungsfähig zu bleiben, müssen wir offene wissenschaftstheoretische Probleme vorläufig suspendieren und an die zuständige Wissenschaftstheorie delegieren. Für eine Studentin der Logopädie ist es beispielsweise nicht zweckdienlich, mit dem Schreiben einer Hausarbeit über Aphasiediagnostik so lange zu warten, bis die Wissenschaftstheorie alle Herausforderungen des radikalen Skeptizismus gelöst hat.

Andererseits müssen wir in den gesundheits- und pflegebezogenen Disziplinen einen Begriff von „Wissenschaftlichkeit" gewinnen, der die wissenschaftliche Tätigkeit leitet und die Überprüfung wissenschaftlicher Prozesse und Ergebnisse anhand bestimmter Gütekriterien ermöglicht. In dieser Hinsicht gibt es zum Teil erhebliche Kontroversen, bspw. über die Relevanz von Forschungsproblemen oder den Einsatz geeigneter Forschungsmethoden. So kommen in der *qualitativen* und in der *quantitativen Forschung* jeweils unterschiedliche wissenschaftstheoretische Grundpositionen zum Tragen; beide Forschungsansätze werden wir in Kapitel 2.3 kurz vorstellen. Insgesamt kann und muss es bei aller Differenz aber einen wissenschaftstheoretischen Minimalkonsens geben, auf dessen Basis kommuniziert und gehandelt werden kann.

Zur Darstellung zentraler **Kriterien wissenschaftlicher Rationalität** greifen wir auf ein von Schurz (2008: 24–32) vorgeschlagenes allgemeines erkenntnistheoretisches Modell der Wissenschaften zurück, das disziplinübergreifend für alle **Realwissenschaften** gelten kann (Abbildung 1).

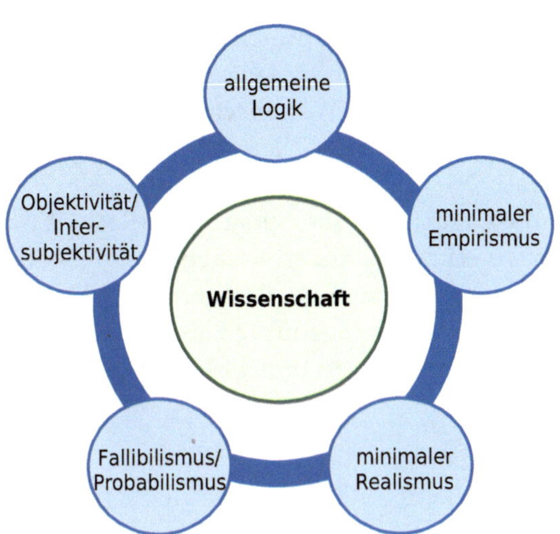

Abbildung 1: Erkenntnistheoretisches Wissenschaftsmodell nach Schurz (eigene Darstellung)

Unter Realwissenschaften sind dabei diejenigen Wissenschaften zu verstehen, die einen in der Wirklichkeit tatsächlich gegebenen Gegenstandsbereich untersuchen.[3] So beschäftigt sich bspw. die Pflegepädagogik/Pflegedidaktik mit pflegeberuflichen Lehr-Lernprozessen in institutionalisierten Kontexten (Ertl-Schmuck/Fichtmüller 2009), und solche Lehr-Lernprozesse finden in unzähligen Pflegebildungsstätten tagtäglich real statt. Realwissenschaftliche Untersuchungsgegenstände können nicht nur theoretisch durchdacht werden, sondern sie sind auch der Erfahrung bzw. Beobachtung zugänglich, weshalb die Realwissenschaften von manchen Autor:innen auch mit den empirischen bzw. Erfahrungswissenschaften gleichgesetzt werden. So ist konkreter Unterricht in Pflegeschulen der Erfahrung zugänglich, da er bspw. von pflegedidaktischen Forscher:innen beobachtet werden kann. Damit sind Pflegepädagogik und Pflegedidaktik als wissenschaftliche Disziplinen den Realwissenschaften zuzuordnen. Entsprechendes gilt für alle Pflege-, Therapie- und Gesundheitswissenschaften: Man kann das

3 Den *Realwissenschaften* stehen die *Formalwissenschaften* wie die reine Mathematik oder die formale Logik gegenüber. Für diese kann das hier vorgestellte Wissenschaftsmodell keine Gültigkeit beanspruchen, weil sie sich nicht mit realen Untersuchungsgegenständen befassen.

Sprachvermögen testen, das Dekubitusrisiko untersuchen, die Wirksamkeit von Therapieprogrammen messen, Menschen zu ihrem Krankheitserleben befragen usw. Damit kann das Wissenschaftsmodell aus Abbildung 1 für alle Studiengänge mit gesundheits-, therapie- und pflegewissenschaftlichem Bezug als eine erste Orientierung dienen.

Das Modell soll zeigen, dass die Sphäre der (Real-)Wissenschaften von einigen allgemeinen erkenntnistheoretischen Grundannahmen zusammengehalten wird, die ihr Gestalt und Bestimmung verleihen und in ihrer Gesamtheit eine Abgrenzung gegenüber außerwissenschaftlichen Sphären ermöglichen. Wissenschaftliche Rationalität lässt sich damit anhand folgender Kriterien beschreiben:

- **Minimaler Realismus**
  Die Grundannahme des Realismus ist die, dass es die Welt als eine objektiv vorhandene Wirklichkeit gibt. Diese existiert unabhängig von unseren Erfahrungen, Sinneseindrücken und Denkoperationen. Als Erkenntnissubjekte sind wir auch prinzipiell in der Lage, wissenschaftliche, d. h. wahrheitsgemäße und gehaltvolle, Aussagen über die Realität zu treffen. Wo die absoluten Grenzen unserer Erkenntnis liegen, kann aber nicht genau festgemacht werden (Schurz 2008: 26). Eine solche Auffassung der Welt und unseres Zugangs zu ihr mag zunächst banal klingen, da sie unserem Alltagsverständnis entspricht:
  Wenn wir uns das Phänomen *Krankheit* vergegenwärtigen, dann glauben wir, dass es bestimmte Krankheiten (z. B. Cholelithiasis) und zugrundeliegende Pathomechanismen (kristalliner Ausfall von Gallenstoffen etc.) in dieser Form tatsächlich gibt. Wir gehen davon aus, durch intensive Forschungsbemühungen die *wirkliche* Funktionsweise des Körpers im Sinne einer objektiven Wahrheit zumindest annäherungsweise entdecken zu können. In Abgrenzung zu einem solchen, weitgehend ungebrochenen Alltagsrealismus können wir einen minimalen, d. h. gemäßigten *wissenschaftlichen Realismus* auffassen als „Prinzip, nach dem wir unsere Erfahrungen als Erfahrungen einer gegenständlichen Welt auslegen“ (Kutschera 1992: 39).
  Aus wissenschaftstheoretischer Perspektive sind solche Annahmen aber keinesfalls selbstverständlich. Es gibt auch *antirealistische Positionen*, die bspw. in verschiedenen Spielarten des *Konstruktivismus* anzutreffen sind. Von einem antirealistischen Standpunkt aus betrachtet ist es sinn- und zwecklos, von einer objektiven Realität auszugehen und diese

ergründen zu wollen, da diese sich ja außerhalb unserer subjektiven Erkenntnisgrenzen befindet. Die Güte einer wissenschaftlichen Theorie liegt dann vorrangig darin, in sich stimmig und in ihrer Anwendung erfolgreich zu sein; sie bemisst sich aber nicht mehr an ihrem Wahrheitswert im Sinne einer Übereinstimmung mit der objektiven Wirklichkeit. Ein:e antirealistische:r Wissenschaftler:in will bspw. gar nicht wissen, ob das schulmedizinische oder das homöopathische Behandlungsmodell die Realität wahrheitsgemäß abbilden. Wenn beide Erklärungsansätze in sich stimmig und die daraus abgeleiteten Therapiemaßnahmen jeweils wirksam sind, dann sind beide Theorien gleich erfolgreich und akzeptabel, auch wenn sie sich gegenseitig widersprechen. Wissen bzw. Wissenschaft hätte also nichts mehr mit der Existenz und Erkenntnis von Wahrheit zu tun. Die Frage: „Wie ist es denn nun wirklich?" wird im Antirealismus bzw. radikalen Konstruktivismus nicht mehr gestellt.

- **Minimaler Empirismus**
  Aus der obigen realistischen bzw. realwissenschaftlichen Auffassung ergibt sich, dass wissenschaftliche Aussagen und Aussagensysteme, wie sie z. B. in Form von Theorien vorliegen, in ihrem Wahrheitsgehalt prinzipiell und zumindest teilweise an der Realität überprüfbar sein müssen. Empirie (griech. empeiria) heißt Erfahrung und bezeichnet in der Wissenschaft den Prozess und die Ergebnisse von systematischer Tatsachenbeobachtung.[4] Welchen Stellenwert die **Empirie** gegenüber der **Ratio** (als „reinem", vernünftigem Denken) einnimmt, ist seit der Antike Gegenstand unzähliger wissenschaftstheoretischer Auseinandersetzungen zwischen Empirist:innen und Rationalist:innen, wobei sich die Positionen in der jüngeren Entwicklung gemäßigt und angenähert haben.
  Der hier vertretene minimale Empirismus behauptet nicht, „dass sich alle wissenschaftlichen Begriffe bzw. Sätze durch Definitionsketten auf Beobachtungen zurückführen lassen müssen oder gar durch sie beweisbar sind. Wissenschaftliche Theorien dürfen und sollen auch über das sprechen, was der Beobachtung nicht unmittelbar zugänglich ist (...)." (Schurz 2008: 27) Allerdings sollten die Wissensbestände einer Disziplin auch empirische Bezugspunkte bieten. In Bezug auf unser

4 Der Begriff der Beobachtung ist hier in einem weiteren Sinn zu verstehen. Neben dem Beobachten im eigentlichen Sinn bedient sich die empirische Forschung einer Vielzahl weiterer Zugänge zur Wirklichkeit, z. B. der Befragung oder des Experimentierens.

obiges Beispiel von der Pflegedidaktik als Realwissenschaft bedeutet dies: Sie dürfen durchaus eine theoretisch angelegte Masterarbeit über Lernprozesse in der Pflegeausbildung schreiben, ohne gleichzeitig eine empirische Untersuchung dazu durchführen zu müssen. Trotzdem muss der wissenschaftliche Theoriebestand der Pflegedidaktik insgesamt einen potenziellen empirischen Gehalt besitzen; d. h. es lassen sich daraus empirische Konsequenzen ableiten, anhand derer theoretische Aussagen überprüft bzw. weiterentwickelt werden können. Ein solcher empirischer Anschluss könnte dann etwa in einer Befragung von Auszubildenden oder Lehrer:innen zu bestimmten theoretischen Aspekten bestehen, Unterrichtsbeobachtungen enthalten, die Analyse von Lehr- und Lerndokumenten ermöglichen etc.

- **Logik**
  Die allgemeinen logischen Anforderungen an das wissenschaftliche Arbeiten bestehen hier weniger in der Anwendung einer speziellen mathematischen Logik im engeren Sinn, sondern beziehen sich auf eine vernünftige, nachvollziehbare Darstellung von Sachverhalten mit adäquater Begründung und stringenter Argumentation. Grundprinzipien der formalen Logik als der Lehre von Begriff, Urteil und Schluss müssen aber auch in den Realwissenschaften beachtet werden. In allgemeiner logischer Hinsicht ist insbesondere auf die Widerspruchsfreiheit der getroffenen Aussagen und die Zulässigkeit von Schlüssen, die Unterscheidung relevanter Aussagetypen sowie begriffliche Klarheit und sprachliche Präzision zu achten.
  Eine elementare Regel in Bezug auf **Widerspruchsfreiheit** ist das aussagenlogische Gesetz vom ausgeschlossenen Widerspruch (Kutschera/Breitkopf 1985: 24). Es besagt, dass eine Aussage A niemals zugleich zutreffen und nicht zutreffen kann.[5] Verallgemeinert ergibt sich für Sie daraus die Verpflichtung, beim Anfertigen einer wissenschaftlichen Arbeit oder eines Vortrags sehr genau darauf zu achten, Ihren Argumentationsgang insgesamt konsistent und logisch widerspruchsfrei anzulegen.

---

5 Dieses Gesetz findet sich bereits bei Aristoteles als dem Begründer der Logik und wird formallogisch folgendermaßen ausgedrückt: $\neg (A \wedge \neg A)$. Dabei steht das Negationszeichen $\neg$ für „nicht" und das Konjunktionszeichen $\wedge$ für „und", wobei für A eine beliebige Aussage eingesetzt werden kann; z. B.: Es trifft nicht zu, dass alle Raucher:innen ein erhöhtes Lungenkrebsrisiko haben und zugleich, dass alle Raucher:innen kein erhöhtes Lungenkrebsrisiko haben.

Des Weiteren ist es zur Überprüfung eines wissenschaftlichen Argumentationsgangs unerlässlich, verschiedene **Inhaltstypen von Aussagen** zu unterscheiden (Schurz 2008: 78–83):

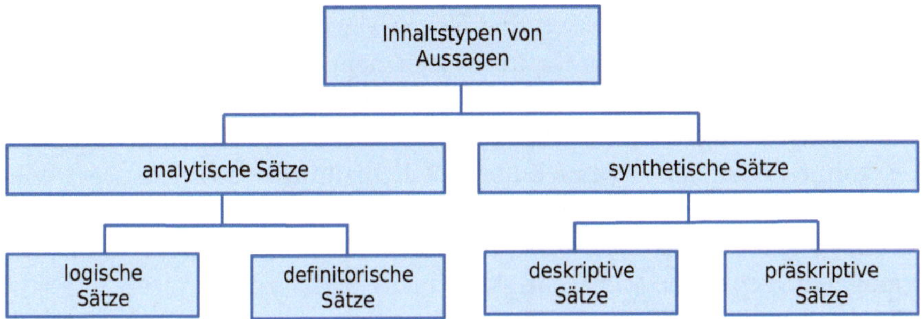

Abbildung 2: Inhaltstypen von Aussagen nach Schurz (eigene Darstellung)

In einem ersten Schritt können wir zunächst analytische von synthetischen Sätzen abgrenzen. **Analytische Sätze** treten in Form von *logischen Sätzen* oder *Definitionen* auf und haben keinen empirischen Gehalt. Die Wahrheit bzw. wissenschaftliche Gültigkeit von logischen Sätzen liegt allein in ihrer logisch korrekten Form. Das o. g. Gesetz vom ausgeschlossenen Widerspruch ist ein Beispiel für einen logisch wahren Satz. Die Gültigkeit einer Definition beruht ebenfalls nicht auf empirisch feststellbarem Realitätsgehalt, sondern auf sprachlicher Konvention; also einer möglichst zweckmäßigen Festlegung dessen, was mit einem bestimmten Begriff gemeint sein soll. So haben sich bspw. im Lauf der jüngeren Medizingeschichte die Definitionen von Normal- und Übergewicht einschließlich ihrer Berechnungsformeln mehrfach geändert.

Im Gegensatz zu den analytischen Sätzen kann die Gültigkeit **synthetischer Sätze** empirisch überprüft werden. *Deskriptive* Sätze beschreiben wirkliche Sachverhalte, die als Singuläraussagen (z. B. „Berta und Karel Bobath haben ein nach ihnen benanntes neurologisches Therapiekonzept entwickelt") oder als Zusammenhangsbehauptungen (z. B. „regelmäßiges Laufbandtraining erhöht die Gangsicherheit nach Schlaganfall") vorliegen können. Der Wahrheitsgehalt deskriptiver Sätze bemisst sich an ihrer Übereinstimmung mit der Realität. *Präskriptive* Sätze enthalten Normen oder Wertungen (z. B. „Pflegefachkräfte müssen besser bezahlt werden"), denen man zustimmend oder ablehnend gegenüberstehen kann, die aber nicht beweisbar sind. Präskriptive Sätze sind also lediglich *konsensfähig* und nicht *wahrheitsfähig*, weshalb sie nicht als wissenschaftlich im engeren Sinn akzeptiert werden. An dieser Stelle kommt die **Werturteilsfreiheit** als wichtiges Kriterium für eine Standardvorstellung von Wissenschaftlichkeit zum Tragen. Auf die Bedeutung von Werten und Normen in der Wissenschaft kommen wir im weiteren Verlauf von Kapitel 1 noch mehrmals zu sprechen.

Schließlich sei als weiteres Kriterium für eine allgemeine wissenschaftliche Logik die **begriffliche Klarheit** genannt. Dies meint in erster Linie, Leser:innen oder Zuhörer:innen über die Bedeutung der verwendeten wissenschaftlichen Schlüsselbegriffe aufzuklären. Insbesondere außerhalb der formalen und der Naturwissenschaften haben wir es mit einer mehr oder weniger ausgeprägten Mehrdeutigkeit von Begriffen zu tun. Wenn Sie bspw. an relevanter Stelle einer therapie- oder pflegewissenschaftlichen Arbeit von „Patient:innenorientierung" sprechen, dann müssen Sie nachvollziehbar darlegen, was darunter verstanden werden soll: In welchen wissenschaftlichen Zusammenhängen sind Sie dem Begriff begegnet? Gibt es unterschiedliche oder gar widersprüchliche Verwendungsweisen? Welche konkreten Theorien verbergen sich jeweils dahinter? Dabei besteht kein Anspruch auf vollständige Rezeption aller bisherigen Verwendungsweisen oder die Erstellung einer allgemeingültigen Definition; beides ist in der Regel nicht möglich. Vielmehr soll ersichtlich werden, mit welchen Konzepten Sie sich warum auseinandergesetzt haben, wie Sie diese vergleichend beurteilen und auf welchen Begriffsgebrauch Sie sich in Ihrer Arbeit stützen.

- **Objektivität/Intersubjektivität**
  Objektivität kann allgemein bestimmt werden als Anspruch auf eine vorurteils- und wertfreie Erfassung der Wirklichkeit, also auf Realitätstreue und Sachlichkeit als Maß und Ziel wissenschaftlichen Arbeitens. Objektivität als ein zentrales wissenschaftliches Erkenntnisideal steht in engem Zusammenhang mit der Idee der Wahrheitssuche. Wissenschaft soll also möglichst unabhängig von den individuellen Besonderheiten der untersuchenden Subjekte betrieben werden. Da subjektive Faktoren störend und potenziell ergebnisverfälschend wirken können, müssen sie so gut wie möglich kontrolliert werden. Das zu untersuchende Objekt soll gleichsam für sich selbst sprechen.
  Es sind aber menschliche Subjekte, die Wissenschaft betreiben und die darüber urteilen, ob das Zustandekommen einer Aussage dem Anspruch an Objektivität genügt. Daher kann die Auffassung von

absoluter Objektivität, in der sich die Forschungssubjekte weitgehend neutralisieren, selbst als sachlich inadäquat und wenig zweckdienlich kritisiert werden. Angemessener lassen sich Objektivitätsansprüche im Kriterium der **Intersubjektivität** fassen. Intersubjektivität wird über Kommunikation hergestellt, d. h. wissenschaftliche Aussagen müssen für andere nachvollziehbar dargelegt werden und einer Überprüfung seitens weiterer Personen genügen.

- **Fallibilismus/Probabilismus**
  Fallibilismus bezeichnet die erkenntnistheoretische Auffassung von der grundsätzlichen Irrtumsanfälligkeit und Fehlbarkeit des Wissens (lat. fallere: sich irren, sich täuschen). Wissenschaftliche Beobachtungen oder Theorien können demnach sehr gut bestätigt und bewährt sein; sie sind aber nicht davor gefeit, sich irgendwann doch als fehlerhaft herauszustellen. Vom fallibilistischen Standpunkt aus hat wissenschaftliches Wissen also immer nur den Charakter des Vorläufigen und kann nie als endgültig gesichert gelten.
  Damit verbunden ist in der Regel eine **probabilistische** Wissenschafts auffassung (lat. probabilitas: Wahrscheinlichkeit, Glaubwürdigkeit), wonach eine Aussage über einen Sachverhalt nicht absolut wahr, sondern immer nur zu einem gewissen Grad wahrscheinlich sein kann (vgl. Schurz 2008: 26 f.).

Zwischenfazit | Unserem hier vorgestellten Modell mit seiner gemäßigt realistischen und empiristischen Grundauffassung, Logik und Objektivität sowie fallibilistischen Bescheidenheit liegt **eine** bestimmte erkenntnistheoretische Auffassung von Wissenschaft zugrunde: „Das oberste Erkenntnisziel (Z) der Wissenschaft besteht in der Findung von möglichst wahren und gehaltvollen Aussagen, Gesetzen oder Theorien, über einen bestimmten Gegenstandsbereich“ (Schurz 2008: 23). An dieser Aussage können wir nun sowohl einen deskriptiven als auch einen präskriptiven Gehalt erkennen, denn sie drückt nicht nur aus, was das Ziel der Wissenschaft *ist*, sondern auch, was das Ziel von Wissenschaft *sein soll*. Die Elemente des Modells stellen damit auch wissenschaftliche Gütekriterien mit normativer Funktion dar. Mit Hilfe dieses Modells kann wissenschaftliches Arbeiten als bestimmter Erkenntnismodus aufgefasst werden, mit dem das Erkenntnissubjekt zu möglichst wahrheitsnahen Aussagen über seinen Gegenstand kommt.

Neben einem solchen klassischen erkenntnistheoretischen Standpunkt gibt es aber noch andere Möglichkeiten, das wissenschaftliche Arbeiten in den Blick zu nehmen. Historische und soziologische Perspektiven lenken die Aufmerksamkeit auf Aspekte, in denen sich das wissenschaftliche Arbeiten als gesellschaftlich bestimmte und geschichtlich geformte Praxis zeigt. Davon soll, anhand der Wissenschaftsmodelle von Ludwik Fleck, Thomas Kuhn und Robert Merton, in den folgenden Abschnitten die Rede sein.

1.2 Wissenschaft als soziale Praxis

1.2.1 Denkstil und Denkkollektiv: Ludwik Fleck

In seinem erstmals 1935 erschienenen Werk „Entstehung und Entwicklung einer wissenschaftlichen Tatsache" startet der polnische Mediziner Ludwik Fleck einen Generalangriff auf die traditionelle Wissenschaftstheorie. Diese Erkenntnistheorie, die die soziale Bedingtheit des Erkennens außer Acht lässt und den Erkenntnisakt innerhalb einer dyadischen Subjekt-Objekt-Beziehung verortet, bezeichnet Fleck als unnütze Spielerei (2012: 59). Sachliche Beweisführung und Logik seien zwar unerlässlich, um die Gültigkeit von Aussagen wissenschaftlich zu legitimieren. Dennoch stellten die aktuell gültigen Theorien und Begriffe der Wissenschaften nicht in erster Linie die jeweils objektiv beste Möglichkeit zur Lösung eines wissenschaftlichen Problems dar. Vielmehr seien wissenschaftliche Erkenntnisse zum größten Teil Ergebnisse von vorausgegangenen denkgeschichtlichen Entwicklungen. Da jede einzelne Erkenntnisleistung auf überlieferten Wissensbeständen und Traditionen fußt, könne sich auch niemand diesen Bindungen entziehen. Problematisch werde dies dann, wenn die Wissenschaftler:innen sich diese gesellschaftlichen und geschichtlichen Verwicklungen nicht vergegenwärtigen und sich unbewusst von ihnen beeinflussen lassen (ebd.: 31–35). Genau diese soziokulturelle Blindheit wirft Fleck der klassischen Wissenschaftstheorie vor.

Angemessener sei eine neuartige, vergleichende Wissenschaftstheorie, die den historisch gewachsenen Wissensbestand und die sozialen Beziehungen des Erkenntnissubjekts mit ins Kalkül zieht. Den Ort dieses Erfahrungs- und Wissensbestands bezeichnet Fleck als *Denkkollektiv* (ebd.: 54f.). Erkennen vollzieht sich hier in der Triade Erkenntnissubjekt – Erkenntnisobjekt – Denkkollektiv. Die historischen Voraussetzungen und sozialen

Bedingungen bilden den kollektiven Anteil des Erkennens; Fleck nennt sie auch *aktive Kopplungen*. Die hieraus zwangsläufigen Ergebnisse werden vom Erkenntnissubjekt im Akt des Feststellens als objektive Wirklichkeit empfunden: *passive Kopplungen*. Erkennen heißt demnach, bei gegebenen Voraussetzungen zwangsläufige Ergebnisse festzustellen (vgl. ebd.: 56). Die verengte Perspektive auf die passiven Kopplungen, mit denen sich die Erkenntnistheorie traditionell begnügt, dehnt Fleck nun auf die aktiven Kopplungen aus. Dabei greift er auf soziologische und historische Wissensbestände zurück und entwickelt ein neues Begriffsinstrumentarium, in dessen Zentrum die Bezeichnungen *Denkstil* und *Denkkollektiv* stehen.

Denkkollektiv

Fleck charakterisiert das Denkkollektiv als Gemeinschaft der Menschen, die im Gedankenaustausch stehen; es ist Träger der geschichtlichen Entwicklung eines Denkgebiets, eines Wissens- bzw. Kulturstands, also eines *Denkstils* (Fleck 2012: 54 f.).

Jede wissenschaftliche Arbeit ist **Kollektivarbeit**, weil sie auf dem bestehenden, kollektiv erzeugten Wissen gründet. Zudem zeigt die Wissenschaftsgeschichte, dass viele bedeutende Erkenntnisse das Ergebnis kollektiver wissenschaftlicher Arbeit sind. Die soziale Struktur des Wissenschaftsbetriebs ist arbeitsteilig-interaktiv, insbesondere in den Naturwissenschaften. Das Erkennen ist also kein individueller Prozess, sondern „stellt die am stärksten sozialbedingte Tätigkeit des Menschen vor und die Erkenntnis ist das soziale Gebilde katexochen“ (ebd.: 58). Streng genommen gibt es nicht einmal individuelle, sondern nur Kollektivgedanken, da jeder Gedankeninhalt im kollektiven Gedankenaustausch permanent umgearbeitet wird. Mit Gumplowicz: „was im Menschen denkt, das ist gar nicht er, sondern seine soziale Gemeinschaft“ (zit. in Fleck 2012: 63). Auch bedürfen große wissenschaftliche Einzelleistungen des *sozialen Augenblicks* (ebd.: 61), um sich Gehör und Geltung zu verschaffen.[6]

Fleck entfaltet sein Wissenschaftsmodell anhand medizinischer Entwicklungen, speziell in der Syphilisforschung. Seine Analyse eines medizinischen

---

6 Wie wichtig die soziale Anschlussfähigkeit wissenschaftlicher Arbeiten ist, zeigt das Schicksal von Flecks Werk selbst. Als gegen den wissenschaftstheoretischen Mainstream ausgerichtete Publikation eines polnischen Juden in der Vorkriegszeit des dritten Reichs wurde das Buch zu seinen Lebzeiten kaum rezipiert (Schäfer/Schnelle 2012).

Lehrbuchausschnitts über Immunität und Antikörper (ebd.: 74ff.) zeigt, dass die damals aktuellen serologischen Begriffe (Antikörper, Immunität, Infektionskrankheit etc.) teilweise immer noch althergebrachte Kollektivvorstellungen, sogenannte **Urideen** enthalten. „Die Urideen sind als entwicklungsgeschichtliche Anlagen neuzeitiger Theorien zu betrachten und ihr Entstehen ist denksozial zu begründen" (ebd.: 37). Die Syphilis als dämonische Lustseuche ist so eine Uridee; die moderne Vorstellung von Krankheitserregern, die den Körper von außen befallen, enthält noch Anteile dieser alten Krankheitsdämonen.

Der untersuchte Lehrbuchtext enthält zudem methodische Regeln für die Arbeit im Labor, die eine spezielle Forschungstradition und praktische Erfahrungen widerspiegeln, ohne dass jede dieser Regeln im Einzelnen streng logisch begründet werden könnte. Damit werden die Leser:innen als wissenschaftliche Noviz:innen von Beginn an in einen spezifischen **Denkstil** eingeführt, der die jeweilige Disziplin bis ins Detail prägt und als Denkzwang wirkt. Die didaktische Einführung in einen Denkstil entspricht einer Art Weihe und hat auch dogmatische Anteile. Diese werden mit zunehmender wissenschaftlicher Reife nicht etwa abgestreift, sondern wirken noch in fortgeschrittenen Wissenschaftler:innen und Spezialist:innen fort, und damit sind wissenschaftliche Tatsachen vom Denkstil abhängig (ebd.: 85).

Weitere soziale Phänomene zeigt Fleck anhand der Entwicklung der sogenannten Wassermann-Reaktion (ebd.: 86–104): Für die Syphilisdiagnostik wollte Wassermann einen spezifischen Antigen-Antikörpernachweis erbringen. Beides gelang nicht wie geplant, führte aber nach langwierigen Verwicklungen dazu, dass schließlich eine brauchbare serologische Reaktion gefunden werden konnte. Allerdings verschwiegen die beteiligten Forscher in späteren Publikationen die unzähligen Irrungen und Umwege, die zu den Ergebnissen geführt haben. In der kollektiven Erinnerung wird aus dem verwickelten Erkenntnisprozess ein geradlinig entwickeltes Forschungsergebnis.

Dieses Phänomen beruht nicht auf einer bewussten Täuschungsabsicht, sondern ist als nachträgliche Rationalisierung des nur unvollkommen durchschaubaren und beherrschbaren Forschungsprozesses zu verstehen. Solch eine verkürzte, geradezu verklärende Darstellung im Vergleich zum tatsächlichen Forschungsverlauf ist für die Wissenschaft typisch und ebenfalls sozial motiviert. Die Produkte wissenschaftlichen Arbeitens sind stets auf ihre Veröffentlichung und damit auf Publikumswirksamkeit ausgelegt.

Aus Gründen der Nachvollziehbarkeit und Verständlichkeit bedarf die öffentliche Darstellung der Ergebnisse in Gestalt von Forschungsartikeln, Vorlesungen oder anderen Publikationsformen einer Vereinfachung (siehe auch Kapitel 1.3).

Wissenschaftliche Entwicklung ist noch in weiterer Hinsicht gesellschaftlich geprägt. Die öffentliche Meinung maß der Syphilisforschung zu Zeiten Wassermanns große Bedeutung bei, die Unterstützung mit staatlichen Forschungsmitteln galt dementsprechend als politisch opportun. Gemäß der Uridee von der Lustseuche war der Syphilisbegriff auch damals noch stark moralisch aufgeladen. Dies erklärt, warum andere Bereiche wie bspw. die Tuberkuloseforschung vergleichsweise wenig staatliche Unterstützung erhielten, obwohl die Tuberkulose aus epidemiologischer Perspektive mindestens ebenso relevant war wie die Syphilis.

Kollektive Momente der Wissenschaft zeigen sich also in der Arbeitsteilung, im Fortbestehen der Urideen, in der Einweihung der Noviz:innen, in der Darstellung von Forschungsergebnissen und im gesellschaftlich-politischen Einfluss auf Forschungsvorhaben.

Denkstil und Meinungssystem

Der kollektive Gedankenaustausch über ein bestimmtes Wissensgebiet ist denkstilgebunden. Fleck definiert den **Denkstil** als „gerichtetes Wahrnehmen, mit entsprechendem gedanklichen und sachlichen Verarbeiten des Wahrgenommenen“ (Fleck 2012: 130). Der Denkstil legt fest, welche wissenschaftlichen Probleme als relevant erachtet werden, welche Methoden zulässig sind, welche Ergebnisse als evident gelten usw. Der kollektive Denkstil wird sozial verstärkt und dadurch für das Individuum zum Denkzwang; er bestimmt, „was nicht anders gedacht werden kann“(ebd.). Damit ist ein Denkstil die geistige Bereitschaft für ein ganz bestimmtes wissenschaftliches Denken und Handeln, die über denkkollektive Bindungen als *sozialer Denkzwang* wirkt.

Wissenschaftliche Theorien und Begriffe werden also auf der Basis des Denkstils entwickelt; gleichzeitig wirken sie wieder verstärkend auf ihn zurück (ebd.: 143). Ist eine Theorie einmal ausreichend akzeptiert, so manifestiert sich die entsprechende wissenschaftliche Anschauung in einem elaborierten und geschlossenen **Meinungssystem** mit starkem Beharrungsvermögen. Dabei wirken mehrere Anpassungsmechanismen (ebd.: 40–53) wie z. B.:

- **Ausblenden von Widersprüchen**
  Als Beispiel kann hier die klassische Infektionslehre dienen, die das Eindringen eines Erregers in den Körper und das Auftreten von Krankheitssymptomen lange Zeit als starren Ursache-Wirkungsmechanismus aufgefasst hat. Dabei wurde die Ubiquität vieler potenzieller Krankheitserreger bei Gesunden einfach übersehen.
- **Schöpferische Dichtung**
  In einem geistigen Schöpfungsakt werden Ideen versachlicht d. h. sprachliche oder bildhafte Ausdrücke, die der zeitgenössischen Kultur entsprechen, werden als Naturgesetzlichkeiten ausgegeben. So sind bspw. anatomische Abbildungen weniger naturgetreue Wiedergaben der Wirklichkeit, sondern vielmehr Ideogramme, d. h. kulturell geprägte Sinnbilder. Skelettsysteme in Anatomiebüchern vermitteln noch bis ins 18. Jahrhundert hinein den Eindruck von Vanitas-Symbolen, während heutige Darstellungen in erster Linie auf eine funktionale Bedeutung verweisen. „In der Naturwissenschaft gibt es gleich wie in der Kunst und im Leben keine andere Naturtreue als die Kulturtreue“ (ebd.: 48).

Meinungssysteme sind damit denkstilistisch geschlossene Gebilde, die die Erkenntnis lenken. Sie werden durch einen Dreiklang der Wechselwirkungen stabilisiert: das zu Erkennende (Erkenntnisobjekt), der:die Erkennende (Erkenntnissubjekt) und das bereits Erkannte (Erkenntnistradition). Auf der begrifflichen Basis des Denkkollektivs, des Denkstils und des Meinungssystems soll nun die Flecksche Auffassung der Wissenschaften anhand eines denkkollektivistischen Wissenschaftsmodells skizziert werden.

Ein denkkollektivistisches Wissenschaftsmodell

In seinem denkkollektivistischen Modell analysiert Fleck die Wissenschaft, indem er vier Wissenschaftsbereiche voneinander unterscheidet (ebd.: 146–164): Zeitschriftwissenschaft, Handbuchwissenschaft, Lehrbuchwissenschaft und Populäre Wissenschaft.

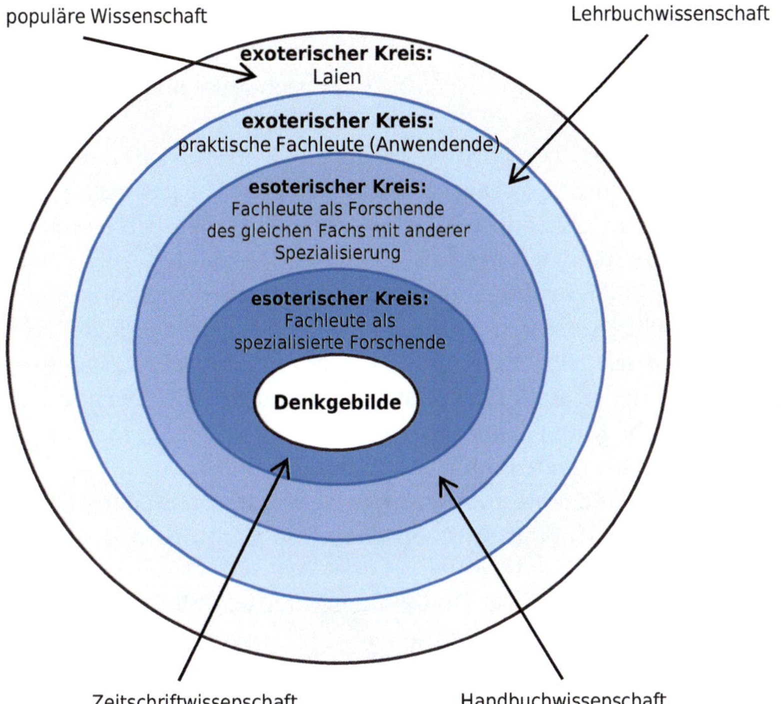

Abbildung 3: Denkkollektivistisches Wissenschaftsmodell nach Fleck (eigene Darstellung)

- **Zeitschriftwissenschaft**
  Die Zeitschriftwissenschaft entsteht im inneren Zirkel des sogenannten esoterischen Bereichs der Wissenschaft. Der Begriff „esoterisch" bedeutet hier wissenschaftsintern (griech. esoterikos = innerlich) und ist nicht – wie im alltäglichen Sprachgebrauch üblich – spirituell oder mystisch gemeint. Diese innerste Sphäre der Wissenschaft wird von hoch spezialisierten Forscher:innen eines bestimmten Fachgebiets bevölkert, die die Ergebnisse ihrer aktuellen Arbeiten bevorzugt in wissenschaftlichen Zeitschriften veröffentlichen. Dementsprechend ist die Zeitschriftwissenschaft der am stärksten ausdifferenzierte Wissenschaftsbereich mit eher fragmentarischem und unübersichtlichem Charakter. Dies zeigt sich auch in der Vielzahl der zum Teil hoch spezialisierten Zeitschriften und ihren Titeln. So gibt es beispielsweise die Zeitschrift „Footwear Science" als spezielles Publikationsorgan für Studien, in denen

verschiedene Zusammenhänge zwischen Schuhwerk und Gesundheit untersucht werden.
In der Zeitschriftwissenschaft finden sich auch noch am ehesten subjektive Bezüge auf die individuellen Forscher:innenpersönlichkeiten. Dennoch ist die Zeitschriftwissenschaft keine lose Ansammlung persönlicher Forschungs-Vorlieben, sondern sie ist auf das wissenschaftliche Kollektiv ausgerichtet und orientiert sich an den bereits anerkannten Wissensbeständen einer bzw. mehrerer Disziplinen. Dies zeigt sich in der typischen Struktur und den sprachlichen Formulierungen wissenschaftlicher Aufsätze: Man nimmt Bezug auf den bisherigen Forschungsstand, zitiert etablierte Größen, demonstriert Bescheidenheit durch selbstkritische Reflexion und entpersönlicht die Darstellung durch sprachliche Mittel (siehe auch Kapitel 6.4).

- **Handbuchwissenschaft**
  Im erweiterten esoterischen Kreis eines Fachgebiets oder einer Disziplin entsteht die Handbuchwissenschaft. Sie wird im Lauf der „intrakollektiven Gedankenwanderung" als kritische Zusammenfassung von Beständen der Zeitschriftwissenschaft entwickelt und in ein geordnetes System gefasst. Randständige Themen und Fragestellungen oder unorthodoxe Forschungsmethoden haben hier in der Regel keinen Platz mehr. Hier wird die Wirkmächtigkeit des Denkkollektivs besonders deutlich, denn es handelt sich nicht um einen Vorgang bloßer Addition, sondern um eine selektive, denkstilgemäße Ordnung. Nur was in diesem erweiterten Kreis von Wissenschaftler:innen über verschiedene Spezialgebiete hinweg als relevant erachtet wird, findet Eingang in die Handbuchwissenschaft einer Disziplin. Im esoterischen Denkverkehr werden die denkstilgemäßen Anteile der persönlichen und vorläufigen Zeitschriftwissenschaft der kollektiven und allgemeingültigen Handbuchwissenschaft einverleibt. So entstehen Grundbegriffe einer Disziplin, methodische Standards und gängige Forschungsrichtungen. Wissenschaftliche Handbücher sind also schriftlich fixierte Formen des jeweils herrschenden Denkstils mit hohem Verbindlichkeitsgrad und Geltungsanspruch.
- **Lehrbuchwissenschaft**
  Die Lehrbuchwissenschaft ist in einem exoterischen Kreis um die esoterischen Sphären der Zeitschrift- und Handbuchwissenschaft angesiedelt. Von außen betrachtet bildet sie eine Eintrittspforte in die esoterische Welt der Wissenschaft, die Ihnen den Einstieg in Ihr Studium

und den Zugang zu bestimmten wissenschaftlichen Gegenständen erleichtern will. So haben auch wir in didaktischer Absicht die Inhalte dieses Lehrbuchs teilweise sehr vereinfacht und uns um möglichst anschauliche Darstellung bemüht. Die Abbildungen der wissenschaftlichen Modelle sind ein Beispiel dafür.

An dieser Stelle sollte auch deutlich werden, dass die Lektüre von Einführungstexten und Lehrbüchern im Rahmen einer fundierten wissenschaftlichen Ausbildung nur den Anfang machen bzw. eine Begleitung darstellen kann. Darüber hinaus besteht für Sie die Herausforderung, im Lauf des Studiums weiter in die Sphären der Handbuch- und der Zeitschriftwissenschaft einzutauchen.

In diesem Kreis versammeln sich auch die wissenschaftlich ausgebildeten, praktischen Fachleute als Anwender:innen eines wissenschaftlichen Fachgebiets. Nach Abschluss Ihres gesundheits- oder pflegebezogenen Studiums werden Sie mit einiger Wahrscheinlichkeit hier tätig werden. Als hochschulisch ausgebildete Logopäd:innen hätten Sie dann beispielsweise die Aufgabe, zwischen Ihrem im Studium angeeigneten wissenschaftlichen Wissen und dem populären (Alltags-) Wissen Ihrer Klient:innen zu vermitteln. Im Rahmen von Patient:innenanleitung und Beratung *übersetzen* Sie lehrbuchwissenschaftlich vorstrukturiertes wissenschaftliches Wissen durch weitere Veranschaulichung und Vereinfachung ins Populärwissenschaftliche.

- **Populäre Wissenschaft**

  Die populäre Wissenschaft ist die Sphäre der mehr oder weniger gut informierten Laien, von Fleck als „allgemein gebildete Dilettanten“ bezeichnet. Sie speist sich aus den verschiedensten Gebieten wissenschaftlichen Wissens. Ihre Kennzeichen sind weitere Vereinfachung und Anschaulichkeit, wodurch sie für die Öffentlichkeit überhaupt erst verstehbar wird. Die populäre Wissenschaft vermittelt einen Eindruck von Gewissheit und mitunter apodiktischer Wertung; so trägt sie zur öffentlichen Meinung und zur Weltanschauung bei. Populäres Wissen wirkt aber gleichzeitig auch auf die Wissenschaftler:innen zurück. So entstammt beispielsweise auch die Idee von Wahrheit oder Richtigkeit als objektiv feststellbare Qualität einem allgemeinen, lebensweltlichen Bedürfnis nach Vereinfachung und Gewissheit.

  Das Verlangen nach Anschaulichkeit in der populären Wissenschaft wertet auch die Bedeutung von Bildern auf: „Das Bild gewinnt Oberhand über die spezifischen Beweise und kehrt in dieser neuen Rolle vielfach zum Fachmann zurück“ (ebd.: 155). Mit Bildern sind hier nicht nur Abbildungen im engeren Sinn, sondern auch Sprachbilder gemeint. Manch bildhafter Begriff ist aufgrund seiner Anschaulichkeit so allgemeingängig, dass er sich sowohl in den Populär- als auch in vielen Einzelwissenschaften wiederfindet. So bezeichnet der Körperbegriff in Biologie, Staatslehre, Mathematik oder Physik jeweils etwas anderes, und trotzdem beeinflussen sich diese unterschiedlichen Bedeutungen gegenseitig.

1.2.2 Paradigmen und wissenschaftliche Revolution: Thomas Kuhn

1962, ein Jahr nach dem Tod von Ludwik Fleck, erschien Thomas Kuhns „Struktur wissenschaftlicher Revolutionen“. Obwohl sich Kuhn mit Ausnahme einer Erwähnung im Vorwort an keiner Stelle explizit auf Fleck bezieht, lassen sich gleichwohl gedankliche Anknüpfungspunkte erkennen. Anders als Flecks wissenschaftstheoretische Arbeiten, die zu dessen Lebzeiten nur wenig Beachtung gefunden hatten, rief diese Veröffentlichung einigen Tumult in der wissenschaftlichen Gemeinschaft hervor.

Heftig diskutiert wurde insbesondere Kuhns Vorstellung vom Ablauf wissenschaftlicher Revolutionen. Gegen die weit verbreitete Auffassung einer linearen und kumulativen Wissenschaftsentwicklung vertritt Kuhn ein Phasenmodell. Hier wechseln sich Stadien der normalen Wissenschaft mit Stadien wissenschaftlicher Revolutionen ab.

In der Phase der **normalen Wissenschaft** arbeitet die wissenschaftliche Gemeinschaft mehr oder weniger kontinuierlich an etablierten Theorien. Die als relevant erachteten Forschungsprobleme werden unter Zuhilfenahme anerkannter Methoden bearbeitet. Normale Wissenschaft strebt nicht nach unerwarteten Beobachtungen und völlig neuen Entdeckungen, sondern nach größerer Reichweite und Genauigkeit bereits bestehender Ansätze. Normale Wissenschaft zeichnet sich durch eine effiziente Arbeitsweise und kumulative Entwicklung der Erkenntnis unter einem allgemein anerkannten **Paradigma** aus. Ein Paradigma kann als eine wissenschaftliche Grundauffassung oder Sichtweise aufgefasst werden, die für eine bestimmte Forschungstradition steht und die konkrete wissenschaftliche Praxis leitet (vgl. Kuhn 2012: 25–56).

Wenn nun ein herrschendes Paradigma aus unterschiedlichen Gründen seine Leistungsfähigkeit einbüßt, kann es zu zunehmenden Turbulenzen in der wissenschaftlichen Gemeinschaft kommen. Es bricht eine Phase der außerordentlichen Forschung an, in der sich die paradigmatischen Bindungen auflösen. Wenn die Zeit reif ist und ein geeignetes neues Paradigma zur Verfügung steht, übernimmt dieses die Leitfunktion der wissenschaftlichen Praxis. Ein solcher Paradigmenwechsel wird von Kuhn als **wissenschaftliche Revolution** bezeichnet und bedeutet einen echten Bruch mit der bisherigen Forschungstradition (ebd.: 65–103).

Demzufolge kann eine wirklich neue, auf einem Paradigmenwechsel beruhende Theorie nicht einfach als ein weiterer Baustein angesehen werden, der einem bestehenden Wissensgebäude zugefügt wird. Vielmehr führt die Annahme dieser neuen Theorie dazu, dass traditionelle Wissensbestandteile umgearbeitet, verschoben oder ausgetauscht werden müssen. Damit verändert sich die Gesamtarchitektur des Wissens einer Disziplin. Dieser Vorgang stellt das umstürzlerische, revolutionäre Element der Wissenschaftsentwicklung dar: Der Erkenntniszuwachs durch eine echte Neuentdeckung macht es erforderlich, alte Gewissheiten vom Sockel zu stoßen.

Nun vertrat Kuhn die Auffassung, die Durchsetzungskraft einer wissenschaftlichen Leistung fuße nicht allein auf deren wissenschaftlicher Güte, sondern werde von historischen Konstellationen und weltanschaulichen Überzeugungen mitbestimmt. So müsse ein neues Paradigma zwar über eine ausreichende Leistungsfähigkeit verfügen, könne seine Überlegenheit aber nicht im eigentlichen Sinne beweisen (2012: 155–170). Insbesondere diese herausgestellten Momente des Zufälligen oder vermeintlich Irrationalen in der Wissenschaftsentwicklung lösten eine heftige Debatte aus und veranlassten Kuhn bereits wenige Jahre nach Erscheinen des Buches, mit einem Postskriptum auf die Einwände seiner Kritiker zu antworten (ebd.: 186–221).

Rückblickend kann Thomas Kuhn als einer der einflussreichsten Wissenschaftstheoretiker des 20. Jahrhunderts gelten. Seine *Struktur wissenschaftlicher Revolutionen*, obgleich ausschließlich auf die Entwicklung der Naturwissenschaften bezogen, wurde in weiten Teilen der Wissenschaft rezipiert. Der sicherlich prominenteste Begriff seines Werks, das **Paradigma**, hat in allen Disziplinen Einzug gehalten und ist in gewisser Hinsicht stilbildend geworden. Daher wollen wir nun noch auf einige Aspekte des Paradigmenbegriffs eingehen.

In einem seiner späteren Aufsätze stellt Kuhn mit Blick auf seine inzwischen berühmte Publikation bestürzt fest, „daß fast jeder alles herauslesen kann, was er will. An dieser übermäßigen Formbarkeit ist nichts an dem Buch so stark verantwortlich wie die Einführung des Ausdrucks ‚Paradigma' (...)" (Kuhn 1978: 389). Tatsächlich bleibt, vor allem in der ersten Veröffentlichung, der Paradigmenbegriff diffus und veranlasst Kuhn in der Folge zu etlichen Überarbeitungen. Wir skizzieren an dieser Stelle zwei Bedeutungsebenen: Das Paradigma als disziplinäre Matrix und als Musterbeispiel.

Das **Paradigma als disziplinäre Matrix** stellt die Gesamtheit der wissenschaftlichen Positionen dar, die von einer wissenschaftlichen Gemeinschaft geteilt werden (Kuhn 1978: 392). Im Paradigma sind zentrale Elemente des disziplinären Systems miteinander verwoben. Dazu gehören u. a. bestimmte wissenschaftliche Problemkonstellationen, Begriffe und Theorien, Modelle, Forschungsmethoden sowie grundlegende wissenschaftliche Werte bzw. Gütekriterien.

Beispiel | So sind bspw. für die phänomenologische Pflegewissenschaft Probleme des Erlebens, Leibbegriffe, Lebensweltheorien und die Methode der eidetischen Reduktion paradigmatisch relevant. Die evidenzbasierte Pflegewissenschaft arbeitet dagegen unter grundlegend anderen paradigmatischen Voraussetzungen wie z. B. dem Risikofaktorenmodell und der Anwendbarkeit statistischer Methoden (siehe hierzu auch Kapitel 2.3).

Mit dem **Paradigma als Musterbeispiel** stellt Kuhn in erster Linie auf Lern- und Sozialisationsprozesse ab, mit denen ein Neuling in eine wissenschaftliche Gemeinschaft hineinwächst. Durch die Auseinandersetzung mit mustergültigen Problemlösungen in unterschiedlichen Anwendungssituationen machen sich die Anfänger:innen Schritt für Schritt die typische Sichtweise ihrer wissenschaftlichen Gemeinschaft zu Eigen. Die auf solche Weise angeeigneten Paradigmata formen gewissermaßen eine Brille, mit der die Wissenschaftler:innen auf ihre Untersuchungsgegenstände blicken (vgl. Kuhn 1978: 397–414).

Beispiel | So werden bspw. Bewegungsstörungen mit Schmerzproblematik in einem traditionellen physiotherapeutischen oder medizinischen Paradigma noch überwiegend als Störung von Organstrukturen und -funktionen betrachtet. Vom ergotherapeutischen Paradigma geprägte Therapiewissenschaftler:innen dagegen haben gelernt, darin eher ein Problem der Alltagsaktivität und Teilhabe zu sehen.

Diese beiden Beispiele zeigen, dass unterschiedliche Paradigmen im Prinzip miteinander unvereinbare Sichtweisen darstellen, da ihre Vertreter gewissermaßen in verschiedenen wissenschaftlichen Welten leben. Dieses Phänomen wird von Kuhn als **Inkommensurabilität** bezeichnet – ein Begriff, der übrigens bereits bei Fleck vorkommt. Das Phänomen der Inkommensurabilität ist jedoch für Handlungswissenschaften wie bspw. die Pflegewissenschaft typisch, da im pflegeberuflichen Handeln, als zentralem Gegenstand der Pflegewissenschaft, unterschiedliche paradigmatische Denkweisen miteinander verschränkt werden (vgl. Kapitel 2.1).

Eine weitere typische Verwendungsweise des Paradigmenbegriffs soll in Anbetracht ihrer Popularität abschließend erwähnt werden. Im forschungsmethodologischen Diskurs hat es sich eingebürgert, vom quantitativen und qualitativen Paradigma zu sprechen, womit zwei unterschiedliche Forschungsrichtungen bezeichnet werden. Diese fußen wiederum auf verschiedenen Wissenschaftstraditionen und Disziplinen, nämlich dem naturwissenschaftlichen Paradigma einerseits und dem geisteswissenschaftlichen andererseits. Auf diese Unterscheidung gehen wir in Kapitel 2.3 noch näher ein.

1.2.3 Ethos der Wissenschaft: Robert Merton

Robert Merton, einer der bekanntesten US-amerikanischen Soziologen des letzten Jahrhunderts, beschäftigte sich seit den Dreißigerjahren mit den sozialen und normativen Strukturen der Wissenschaft. Er beschreibt Wissenschaft als einen Komplex spezifischer Methoden und akkumulierten Wissens sowie insbesondere kultureller Werte und Normen, die das Ethos der Wissenschaft bilden. Das wissenschaftliche Ethos dient letztlich dem übergeordneten Ziel der Wissenschaft, nämlich logisch und empirisch abgesichertes Wissen zu erweitern (Merton 1985: 88 f.). Der ethische Komplex wird mit Hilfe von Vorschriften und Beispielen vermittelt, durch Werte legitimiert und angesichts von Sanktionen stabilisiert. Er hat eine affektive

Komponente und schlägt sich als moralischer Konsens im Handeln der Wissenschaftler:innen nieder. Wissenschaftliches Ethos zeichnet sich nach Merton durch vier institutionelle Imperative aus: *Universalismus, „Kommunismus", Uneigennützigkeit und institutionalisierten Skeptizismus* (ebd.: 90–99):

Universalismus

Nach dem universalistischen Imperativ wird eine wissenschaftliche Leistung ausschließlich anhand objektiver Gütekriterien bewertet, die für alle wissenschaftlich Tätigen gleichermaßen gelten. Personenbezogene Merkmale wie z. B. Alter, Geschlecht oder Nationalität dürfen keine Rolle spielen; von daher ist der Charakter der Wissenschaft unpersönlich.

Nun hat es in der Geschichte vielfach Missachtungen der universalistischen Norm gegeben, etwa antisemitischer oder frauenfeindlicher Art. Dabei mussten aber immer entsprechende Ideologien konstruiert werden, um solche Normverletzungen zu rechtfertigen. Als bspw. gegen Ende des neunzehnten Jahrhunderts die Forderungen nach der Zulassung von Frauen zum Universitätsstudium lauter wurden, waren es vor allem Mediziner, die mit Hilfe eigens zurechtgezimmerter physiologischer Theoriegebäude versuchten, den Ausschluss der Frauen aus der Wissenschaft zu verteidigen: „Aus dieser Verschiedenartigkeit der Geschlechter in körperlicher und geistiger Hinsicht geht unwiderleglich hervor, daß das weibliche Geschlecht für das Studium und die Pflege der Wissenschaften und insbesondere der Medicin nicht geeignet ist" (Bischoff 1872: 20, zit. in Glaser 1996: 301). Die moderne empirische Sozialwissenschaft zeigt immer wieder, dass geschlechtsbezogene und andere Stereotype unser Denken und Handeln nach wie vor beeinflussen.

Um dem universalistischen Imperativ dennoch folgen zu können, hat man bestimmte Verfahren etabliert, die eine möglichst unpersönliche Bewertung wissenschaftlicher Leistungen ermöglichen sollen. Wenn bspw. jemand einen Aufsatz in einer wissenschaftlichen Zeitschrift einreicht, durchläuft dieser zunächst ein Peer-review-Verfahren, in dem eine Gruppe anerkannter Wissenschaftler:innen den Beitrag begutachtet. Dabei wird das eingereichte Papier idealerweise anonymisiert, so dass die Gutachter:innen nicht wissen, von wem es stammt und daher personenunabhängig urteilen können, ob der Beitrag aufgenommen werden soll oder nicht.

„Kommunismus“

Die individuelle Belohnung für eine wissenschaftliche Leistung besteht vorrangig im Erwerb wissenschaftlicher Reputation, darüber hinaus sind die „substantiellen Erkenntnisse der Wissenschaft (...) Produkt gesellschaftlicher Zusammenarbeit und werden der Gemeinschaft überantwortet“ (Merton 1985: 93). Dies geschieht über bestimmte Wege der Publikation, wodurch die Ergebnisse wissenschaftlicher Arbeit der breiteren und der Fach-Öffentlichkeit zugänglich gemacht werden. Darüber hinaus kommt der gemeinschaftliche Imperativ sehr deutlich in der typisch wissenschaftlichen Arbeitsweise zum Ausdruck. Ein erheblicher Teil der wissenschaftlichen Tätigkeit besteht in der gründlichen Recherche, Rezeption und Zitation von vorangegangenen Arbeiten, worüber sich die Wissenschaftler:innen explizit in der wissenschaftlichen Gemeinschaft verankern. Um mit Newton zu sprechen: „Wenn ich weiter gesehen habe als andere, so deshalb, weil ich auf den Schultern von Riesen stehe“ (zit. in Merton 1985: 95). Dieses gemeinschaftliche Ethos lässt sich nach Auffassung von Merton auch nicht damit vereinbaren, wissenschaftliche Leistungen zu privatisieren und kapitalistischen Verwertungsinteressen zuzuführen.

Der kommunitaristische Charakter der Wissenschaft ist allerdings umso stärker gefährdet, je weiter Kapitalisierung und Privatisierung der Gesellschaft voranschreiten. Viele wissenschaftliche Untersuchungen werden als Auftragsforschung durchgeführt, wobei die Auftraggeber:innen mehr oder weniger über Themenbereich und Zielstellung mitbestimmen. Damit können Forscher:innen unter Druck geraten, bevorzugt erwünschte Ergebnisse zu produzieren und zu publizieren. So haben bspw. Turner et al. 2008 in einer Untersuchung zur Arzneimittelforschung ein selektives Publikationsverhalten festgestellt: Studien, die negative oder fragwürdige Ergebnisse über die Wirksamkeit von Antidepressiva zutage gefördert hatten, wurden mehrheitlich nicht publiziert oder beschönigend dargestellt.

Uneigennützigkeit

Unter Uneigennützigkeit ist hier zu verstehen, dass Wissenschaftler:innen sich jeglicher Methoden unerlaubter Vorteilsnahme enthalten, also z. B. auf das Plagiieren fremder Leistungen oder das Fälschen von Forschungsdaten verzichten. Diese Art von wissenschaftlicher Redlichkeit wird von Merton auch als „sozialisierter Anstand“ bezeichnet (1985: 97). Kontrolliert wird die

Norm durch den Öffentlichkeitscharakter der Wissenschaft, da die Arbeitsergebnisse von Wissenschaftler:innen über ihre Publikationen überprüft werden können. Damit sind Täuschungs- und Betrugsmöglichkeiten zwar nicht ausgeschlossen, aber doch erschwert.

Die weitgehende Empörung über die Plagiatsaffären deutscher Politiker:innen in den 2010er-Jahren zeigt, dass wissenschaftliche Redlichkeit nach wie vor einen hohen ethischen Stellenwert besitzt. Dementsprechend hat die wissenschaftliche Gemeinschaft den Betreffenden bei nachgewiesener unerlaubter Vorteilsnahme den Doktortitel wieder aberkannt.

Skeptizismus

Organisierter Skeptizismus als wissenschaftsethischer Imperativ bedeutet ein radikales in Frage stellen und gründliches Überprüfen von Aussagen (siehe auch Kapitel 1.1). Wenn herrschende Lehrmeinungen ohne Rücksicht auf Glaubens- oder Machtinteressen einer wissenschaftlichen Betrachtung unterzogen werden, kann dies mitunter zu gesellschaftlichen Konflikten, z. B. mit religiösen oder politischen Institutionen, aber auch innerhalb der Wissenschaft selbst, führen. Dessen ungeachtet ist es gerade die Aufgabe der Wissenschaft, scheinbar unumstößliche Auffassungen distanziert und kritisch zu beleuchten

Zwischenfazit | Die Wissenschaftsmodelle von Fleck, Kuhn und Merton stellen nur einen kleinen Ausschnitt wissenschaftstheoretischer Arbeiten dar. Alle drei können als Klassiker der Wissenschaftsgeschichte gelten. Insbesondere Fleck und Kuhn haben dem gesellschaftlichen Moment in der Wissenschaftsentwicklung die ihm gebührende Geltung verschafft und damit die Perspektive nachhaltig erweitert. Hier stehen Kuhns Paradigmen und seine wissenschaftliche Gemeinschaft in der Tradition von Flecks Denkstil und Denkkollektiv. Mertons Ethos der Wissenschaft kann auch heute noch als Reflexionsfolie zur Beurteilung wissenschaftlicher Werte und Normen dienen.

Um den Wesenszügen der Wissenschaft weiter auf die Spur zu kommen, folgen im nächsten Teil dieses Kapitels noch einige Überlegungen zum Prozesscharakter der Wissenschaft.

1.3 Wissenschaft als Prozess

Der Mythos von der Wissenschaft

Die moderne Wissenschaft erscheint als von Einzelfällen und individuellen Besonderheiten abstrahierter Bestand an Wissen, der methodisch kontrolliert gewonnen wurde, logisch aufgebaut ist und in systematisch geordneter Form vorliegt. Die Ergebnisse wissenschaftlicher Tätigkeit sind sprachlich, d. h. verbal oder formalsprachlich, fixiert und bilden dadurch einen allgemein zugänglichen Pool an explizitem Wissen. Über die Beschreibung und Kontrolle des methodischen Vorgehens wird auch der Prozess der Wissensproduktion nachvollziehbar dargelegt. Diesem Idealbild entspricht bereits der antike griechische Mythos von der Entstehung der Wissenschaft:

Dem alten Göttergeschlecht der Titanen entstammt Metis (griech. metis = der kluge Rat), die „alle Weisheit der Götter und der Menschen vereinte" (Servi 2011: 27). Nach ihr gelüstet es Zeus, dessen Nachstellungen sie sich zunächst mit Hilfe ihrer Fähigkeit zur Metamorphose entziehen kann. Schließlich gelingt es Zeus, sie zu überlisten und zu schwängern. Als ihm geweissagt wird, die aus dieser Verbindung stammenden Kinder könnten ihm gefährlich werden, verschlingt er die schwangere Metis. Diese wandert daraufhin von seinem Bauch in den Kopf und bereitet ihm dort rasende Schmerzen. Um ihn von seiner Pein zu erlösen, greift Hephaistos, der göttliche Schmied, zur Axt und spaltet Zeus den Schädel. Aus seiner klaffenden Stirn entspringt Athene, Göttin der Wissenschaft: geharnischt, waffenstarrend und mit einem Schlachtruf, der den Olymp erzittern lässt – eine buchstäbliche Kopfgeburt.

Dazu konstatiert Wagner (1997: 79): „Die um ihren Entstehungsprozeß bereinigte Wissenschaft gleicht dieser mythischen Vorlage aufs Haar: die Weisheit als eine unsystematische Summe von Kenntnissen, die Bilder, unlogische Schlüsse, diffuse Ahnungen und wenig bewußtes Wissen umfaßt, muß vergewaltigt und zum Verschwinden gebracht werden, damit schließlich allein die gegen jeden Angriff gefeite, jungfräulich reine, jedoch sterile Wissenschaft triumphieren kann."

Solche der Metis zugesprochenen Wissensanteile, die nicht dem streng rationalen wissenschaftlichen Kalkül entsprechen, lassen sich aber nicht eliminieren, sondern durchdringen unweigerlich den gesamten wissenschaftlichen Produktionsprozess. Bereits die antike griechische Philosophie ging von verschiedenen Wissensformen aus, von denen *episteme* als abstraktes, verallgemeinertes Wissen am ehesten dem expliziten wissenschaftlichen Wissen entspricht, während *metis* ein komplexes, implizites Wissen bezeichnet, welches auf Erfahrung und Scharfsinn gründet und nur begrenzt kommuniziert werden kann (Renzl 2004).

Wie wir schon in den Modellen von Fleck und Kuhn gesehen haben, spielen im Prozess des wissenschaftlichen Arbeitens unterschiedliche Wissensformen eine Rolle. Auch neuere wissenstheoretische Arbeiten betonen die Relevanz impliziten Erfahrungswissens, ohne das eine erfolgreiche Wissenschaftsentwicklung überhaupt nicht denkbar wäre (Schülein/Reitze 2012: 164–177). Der typische Charakter des wissenschaftlichen Wissens resultiert also auch aus einer ganz bestimmten Art und Weise der Ergebnisdarstellung, die den tatsächlichen Entstehungsprozess mehr oder weniger idealisiert. Zur weiteren Erhellung dieses Phänomens lohnt zuletzt ein Blick auf die vielzitierte Unterscheidung von Entdeckungs-, Begründungs- und Verwertungszusammenhang.

Entdeckungs-, Begründungs- und Verwertungszusammenhang

Am Beispiel der empirischen Sozialforschung analysiert Friedrichs (1990: 50–59) den Forschungsprozess als Entdeckungs-, Begründungs- und Verwertungszusammenhang. Diese Zusammenhänge können als Phasenstruktur im Sinne eines chronologischen Ablaufs dargestellt werden, wobei alle drei Phasen zusammen eine sich gegenseitig durchdringende forschungslogische Einheit bilden.

Der **Entdeckungszusammenhang** bezeichnet den konkreten Anlass einer wissenschaftlichen Untersuchung sowie alle mit deren Initiierung verbundenen weiteren Umstände. So kann eine Forschungsarbeit bspw. von Erkenntnis- und Sachinteressen, Karrierebestrebungen, Profiterwartungen oder dem Wunsch nach gesellschaftlichen Veränderungen motiviert sein. Welchem konkreten Forschungsproblem sich Wissenschaftler:innen mit welchen Methoden widmen, hängt nicht allein vom theoretischen Entwicklungsstand ihres Fachgebiets ab, sondern auch von ihren individuellen Forschungskompetenzen und den zur Verfügung stehenden Mitteln. Da in den Hochschuletats in der Regel kaum Geld für Forschung zur Verfügung steht, müssen sich Wissenschaftler:innen in vielerlei Hinsicht nach den Vorstellungen externer Geldgeber:innen richten, um Forschungsmittel einwerben und überhaupt in nennenswerten Umfang forschen zu können.

Damit wirken individuell-biografische und gesellschaftlich-politische Faktoren direkt in den nachfolgenden Begründungszusammenhang hinein.

Unter dem **Begründungszusammenhang** versteht Friedrichs alle methodologischen Schritte eines Forschungsvorhabens wie z. B. die Bearbeitung bereits vorliegender Theorien, die Auswahl der Methoden, die Erhebung und Auswertung von Daten, die Interpretation von Forschungsergebnissen etc. Hier müssen die Forscher:innen all ihre methodologischen Einzelentscheidungen nachvollziehbar darlegen und unter Berücksichtigung wissenschaftlicher Gütekriterien begründen. Die Erarbeitung des Begründungszusammenhangs stellt also den Kernprozess einer Forschung dar und muss den Maßgaben wissenschaftlicher Rationalität folgen.

Dass die einzelnen Schritte jedoch auch von Traditionen, Zufällen und außerwissenschaftlichen Faktoren abhängen, hat sich bereits in den oben dargestellten Modellen von Fleck und Kuhn gezeigt. Auch die Umstände des Entdeckungs- und Verwertungszusammenhangs beeinflussen solche methodologischen Forschungsentscheidungen. In der zugehörigen Forschungspublikation werden solche Faktoren allerdings weitgehend eliminiert. Damit ergibt sich eine Differenz zwischen dem realen Zustandekommen von Forschungsentscheidungen und -ergebnissen und deren „offizieller" Begründung.

Der **Verwertungs- und Wirkungszusammenhang** bezeichnet alle Effekte, die mit einer Forschungsarbeit und insbesondere mit deren Publikation einhergehen und kann höchst unterschiedlich ausfallen. Bachelor- und Masterarbeiten werden bspw. nur in Ausnahmefällen veröffentlicht und von einem breiteren Publikum zur Kenntnis genommen, haben aber den wichtigen Effekt, ihre Verfasser:innen zum Studienabschluss zu führen. Andere Forschungen wie z. B. die Entdeckung des Penicillins haben bahnbrechende Wirkungen bis weit in andere gesellschaftliche Sphären entfaltet. Hier schließt sich der Kreis zum Entdeckungszusammenhang: Der konkrete Forschungsanlass und die zugehörigen Rahmenbedingungen verweisen bereits auf den möglichen Verwertungs- und Wirkungszusammenhang der Forschungsergebnisse. Damit zeigen sich Entdeckungs-, Begründungs- und Verwertungszusammenhang des Forschungsprozesses als untrennbar zusammenhängendes Geflecht.

Mit unseren bisherigen Ausführungen zum prozesshaften und zum sozialen Charakter der Wissenschaft haben wir bereits erste Verbindungen zwischen der Sphäre der Wissenschaft und anderen gesellschaftlichen Bereichen hergestellt. Abschließend möchten wir noch eine weitere Perspektive eröffnen: Die Rolle der Wissenschaft in der und für die Gesellschaft. Damit kommen nun noch einige weitere politische und ethische Aspekte in den Blick.

1.4 Wissenschaftskritik und Wissenschaftsakzeptanz

Zu Beginn dieses Kapitels haben wir uns mit der wissenschaftlichen Skepsis als Basistugend wissenschaftlichen Denkens und Arbeitens befasst: Skepsis als Fähigkeit, Gewissheiten in Frage zu stellen und als Bemühen, der Wahrheit oder Erkenntnis schrittweise immer näher kommen zu wollen. Diese innerhalb der Wissenschaft angelegte Skepsis kann also als Motor wissenschaftlicher Erkenntnis aufgefasst werden.

Umgekehrt wird Wissenschaft selbst in vielerlei Hinsicht skeptisch-distanziert betrachtet. In wissenschaftstheoretischen Arbeiten unterschiedlicher Disziplinen wie beispielsweise der Soziologie oder Philosophie wird Wissenschaft als eine bestimmte Form gesellschaftlicher Praxis zum Untersuchungsgegenstand. Hier wird Wissenschaft in ihrem Verhältnis zu außerwissenschaftlichen Sphären wie Politik, Medien, Religion und zur Gesellschaft insgesamt erforscht und kritisch reflektiert.

Auch in außerwissenschaftlichen Sphären wird über Wissenschaft diskutiert, und dies teilweise äußerst kontrovers. Das Spektrum reicht von fundiert begründeter Wissenschaftskritik, beispielsweise seitens zivilgesellschaftlicher Gruppen aus politischer oder ethischer Perspektive, bis hin zu bewusst manipulativer oder wahnhafter Wissenschaftsfeindlichkeit im Gewand alter und neuer Verschwörungstheorien. Solche gesellschaftlichen Debatten wirken selbst wieder in die Wissenschaft zurück, die sich ihrer als wissenschaftliche Untersuchungsgegenstände annimmt. Im Folgenden sollen daher einige grundlegende Aspekte von Wissenschaftskritik und Wissenschaftsakzeptanz bzw. -feindlichkeit aufgegriffen und schlaglichtartig beleuchtet werden.

Die Entzauberung der Welt

Wissenschaft als „Entzauberung der Welt“ ist wohl eine der prägnantesten und meistzitierten Formeln wenn es darum geht, gesellschaftliche Bedeutungen und Auswirkungen der Wissenschaft spätestens seit der Neuzeit zu charakterisieren. Sie geht zurück auf einen Vortrag des Soziologen Max

Weber von 1917, nach dessen Auffassung die mit der wissenschaftlichen Entwicklung zunehmende Intellektualisierung und Rationalisierung des Denkens die Menschen zu dem Wissen bzw. zu dem Glauben führe, „daß man alle Dinge – im Prinzip – durch Berechnen beherrschen könne. Das aber bedeutet: die Entzauberung der Welt“ (Weber 1919: 488).

Die Wissenschaft westlicher Prägung hat Mythen und Magie abgelöst und ins Reich des Irrationalen verbannt. Die so entstandene metaphysische Leerstelle vermag sie aber nicht zu füllen, denn der wissenschaftliche Fortschritt hat keinen über das Praktische und Technische hinausgehenden Sinn. Am Beispiel der Medizin veranschaulicht Weber: „Der Mediziner erhält mit seinen Mitteln den Todkranken (...). Ob das Leben lebenswert ist und wann? – danach fragt sie (die Medizin; Anm. d. Verf.) nicht. Alle Naturwissenschaften geben uns Antwort auf die Frage: Was sollen wir tun, wenn wir das Leben technisch beherrschen wollen? Ob wir es aber technisch beherrschen sollen und wollen, und ob das letztlich eigentlich Sinn hat: das lassen sie ganz dahingestellt oder setzen es für ihre Zwecke voraus“ (ebd.: 495).

So, wie es keine erkenntnistheoretische Letztbegründung, keinen endgültigen Beweis, keinen archimedischen Punkt der Erkenntnis geben kann (siehe Kapitel 1.1.1), so kann die Wissenschaft auch die Frage nach ihrem eigenen, grundlegenden Sinn nicht beantworten. Mit Weber: „Sie läßt sich nur auf ihren letzten Sinn deuten, den man dann ablehnen oder annehmen muß, je nach der eigenen letzten Stellungnahme zum Leben“ (ebd.: 494). Lediglich die Philosophie als Universalwissenschaft (und auch die Theologie, sofern man sie als Wissenschaft bezeichnen will) spielt hier gegenüber allen anderen, sogenannten Einzelwissenschaften, eine Sonderrolle, da sie sich ja explizit mit Sinn- und Seinsfragen beschäftigt.

Aus der Entzauberung der Welt ergeben sich nach Webers Auffassung einige ethische Verpflichtungen für diejenigen, die Wissenschaft als Beruf betreiben. Dazu gehört die strikte Trennung von wissenschaftlichen Wahrheitsfragen und Sinnfragen, nicht nur in der eigenen Forschung, sondern vor allem auch in der universitären Lehre. Zur intellektuellen Redlichkeit gehört es demnach zwar, über gesellschaftliche Folgen und Nebenfolgen aufzuklären, die sich aus der praktischen Anwendung wissenschaftlicher Erkenntnisse ergeben können. Einer expliziten, öffentlichen Bewertung hätte man sich in der Wissenschaft jedoch zu enthalten, wolle man „Lehrer bleiben und nicht Demagoge werden“ (ebd: 505).

Kritische Theorie

Obwohl Weber auch die schon zu seiner Zeit ausufernden bürokratischen Zwänge und die prekären Arbeitsbedingungen im Wissenschaftsbetrieb kritisch betrachtet, unternimmt er dennoch keine Fundamentalkritik an der Wissenschaft. Anders verhält es sich bei Max Horkheimer und Theodor W. Adorno, den beiden Hauptvertretern der Kritischen Theorie. In ihrer **Dialektik der Aufklärung** bezeichnen auch sie das Programm der Aufklärung als Entzauberung der Welt. Sie unterziehen aber nicht nur den modernen Wissenschaftsbetrieb und seine Methoden, sondern die Aufklärung selbst einer radikalen Kritik, die über die soziologischen Auffassungen Max Webers weit hinausgeht.

Die Kritische Theorie entwickelte sich im 1923 an der Frankfurter Universität gegründeten Institut für Sozialforschung und ist daher auch als *Frankfurter Schule* geläufig. Der Begriff *Kritische Theorie* verweist zum einen auf deren wissenschaftliche Grundorientierung an der „Kritik der politischen Ökonomie“ von Karl Marx. Zum anderen bezeichnet er eine Vorstellung von Theorie, die sich nicht mit der Produktion von wissenschaftlichen Erkenntnissen zufrieden gibt, sondern als gesellschaftliche Praxis auf Veränderungen hin zu einer besseren Welt abzielt: „Eine Wissenschaft, die (...) sich bei der Trennung von Denken und Handeln bescheidet, hat auf die Humanität schon verzichtet“ (Horkheimer 1937, zit. in Walter-Busch 2010: 69). Programmatisch meint Kritische Theorie die ideologiekritische Analyse der herrschenden Verhältnisse, also das Durchdringen gesellschaftlicher Zusammenhänge, auf denen Macht, Herrschaft, Ausbeutung und Gewalt beruhen und das Aufdecken der Ideologien, mit denen diese verschleiert bzw. legitimiert werden. Historisch geprägt wurde die erste Generation von Wissenschaftlern der Frankfurter Schule durch die Erfahrung des deutschen Faschismus. Unmittelbar nach der nationalsozialistischen Machtergreifung wurde das Institut in Frankfurt geschlossen, die zum großen Teil aus jüdischen Familien stammenden Dozenten wurden entlassen und konnten ihrer Vernichtung durch Flucht in die USA entgehen.

„Aber die vollends aufgeklärte Erde strahlt im Zeichen triumphalen Unheils“ lautet angesichts des Zivilisationsbruchs der Shoa der zweite Satz in der *Dialektik der Aufklärung*, die Horkheimer und Adorno 1944 im amerikanischen Exil verfassten (2002: 9). Die Aufklärung war angetreten, die Menschen von Herrschaft und aus ihrer Unmündigkeit zu befreien. Menschliche Freiheit ist nur in einer aufgeklärten Gesellschaft möglich, davon sind auch Adorno und Horkheimer überzeugt. Aber wie kann es sein, dass eine aufgeklärte Gesellschaft ein solches Menschheitsverbrechen ins Werk gesetzt hat, dass Aufklärung in solchen Widerspruch zu sich selbst geraten ist, sich gleichsam selbst zerstört hat? Die Antwort finden Horkheimer und Adorno im dialektischen, also widersprüchlichen Charakter der Aufklärung selbst: Das Umschlagen der bürgerlichen Aufklärung in die faschistische Barbarei ist als Möglichkeit in der Aufklärung selbst von vornherein angelegt.

Aufklärendes Denken entwickelt sich demnach bereits in der Antike, und zwar nicht erst in den sich herausbildenden Wissenschaften, sondern bereits in den Mythen von den olympischen Göttern. Zentrale Aspekte aufklärenden Denkens sind die zunehmende Naturbeherrschung zum Zweck der Selbsterhaltung und die sich herausbildenden Gesellschaftsordnungen nach der Sesshaftwerdung der Menschen.

Spätestens seit der Epoche der Aufklärung im eigentlichen Sinn treten Subjekt und Objekt jedoch radikal auseinander. Die Entwicklung wissenschaftlicher Begriffe und Ordnungssysteme, die Untersuchung naturwissenschaftlicher Gesetzmäßigkeiten schreitet voran, die Natur wird erklärt und geordnet. Damit wird Natur aber nicht nur zum Objekt der Erkenntnis, sondern zugleich zum Objekt der Ausbeutung. Mit der Subjektwerdung des Menschen geht die Natur in bloße Objektivität über, sie wird menschlichen Zwecken unterworfen. Der Mensch macht sich die Erde untertan. Das in der Subjekt-Objekt-Beziehung angelegte Moment der Herrschaft prägt jedoch nicht nur die Mensch-Natur-Beziehung, sondern auch die Beziehung der Menschen untereinander: In der aufgeklärten Wissenschaft vollzieht sich auch die totale Objektivierung des Menschen. Die empirischen Wissenschaften betrachten den Menschen als bloßen Träger von Eigenschaften und Merkmalen, anhand derer jede individuelle Person als ein bestimmter Typus identifiziert und eingeordnet werden kann. Nahezu alle Wissenschaften, sogar manche Bereiche der Philosophie, werden der Logik der Zahl unterworfen, „Aufklärung setzt Denken und Mathematik in eins“ (ebd.: 31).

Weiterführend untersucht Horkheimer in seiner **Kritik der instrumentellen Vernunft** die wissenschaftlichen und gesellschaftlichen Auffassungen von Rationalität und Vernunft. Demnach hat sich in der Wissenschaft eine Vorstellung von Vernunft durchgesetzt, die gegenüber menschlichen Zielen und Zwecken blind geworden ist. Wissenschaftliches Denken hat sich selbst von der Idee verabschiedet, auch für die Bestimmung und Verfolgung allgemeiner menschlicher Ziele wie Freiheit oder Gerechtigkeit zuständig zu sein. Die instrumentelle Vernunft hat sich selbst zum bloßen Mittel degradiert, das der Erfüllung jeglicher vorgegebener Zwecke unkritisch dient: „Die Feststellung, daß Gerechtigkeit und Freiheit an sich besser sind als Ungerechtigkeit und Unterdrückung, ist wissenschaftlich nicht verifizierbar und nutzlos“ (Horkheimer 1990: 33).

Die Kritische Theorie als vom wissenschaftlichen Marxismus geprägtes Gegenprogramm beleuchtet vor allem auch den Zusammenhang zwischen Vernunft und kapitalistischer Gesellschaft. Die instrumentelle Vernunft ist aufs Engste mit der gesellschaftlichen Arbeitsteilung und mit den Zwecken des kapitalistischen Wettbewerbs verwoben, da sie die Idee von Ausbeutung und Herrschaft grundsätzlich nicht mehr hinterfragt. Angesichts der heute bestehenden und sich weiter verschärfenden Probleme nicht nur im Gesundheits- und Bildungswesen hätte Kritische Theorie also wesentliche Erkenntnisse beizutragen, ist aber gerade wegen ihres kritischen und damit auch den Wissenschaftsbetrieb potenziell störenden Potenzials weitgehend marginalisiert.

Wissenschaftsakzeptanz und Wissenschaftsfeindlichkeit

„Aluhüte unter zehn Prozent“ titelte Anfang 2023 die Zeitung nd mit Blick auf die Ergebnisse des Wissenschaftsbarometers 2022. Das Wissenschaftsbarometer ist eine repräsentative Meinungsumfrage, die seit 2014 regelmäßig die Einstellung der Bevölkerung zu Wissenschaft und Forschung erhebt. Sie wird von der Initiative „Wissenschaft im Dialog“, einer gemeinnützigen Organisation für Wissenschaftskommunikation in Deutschland, durchgeführt. Im Vordergrund stehen Fragen nach dem gesellschaftlichen Vertrauen in Wissenschaft und Forschung, nach den Forschungsbereichen, die von den Bürger:innen als besonders wichtig erachtet werden und nach der Rolle, die Wissenschaftler:innen in öffentlichen Debatten spielen sollten. Durch die fortlaufende Erhebung gibt das Wissenschaftsbarometer nicht nur Aufschluss über die jeweils aktuellen Meinungen, sondern kann auch gesellschaftliche Veränderungen und Entwicklungen sichtbar machen.

Die oben zitierte Schlagzeile verdeutlicht, dass spätestens im Zuge der Corona-Pandemie gesellschaftliche Debatten über die Rolle der Wissenschaft in Politik und Gesellschaft sichtbarer und auch lauter geworden sind. Fake News, Alternative Fakten, Verschwörungstheorien und weitere Begriffe sind entstanden bzw. weithin geläufig geworden und erwecken den Eindruck, dass Wissenschaft und Forschung trotz oder gerade wegen ihres Einflusses auf die Politik in die Defensive geraten sind. Angesichts der Irrationalität und Menschenverachtung, denen zu Hochzeiten der Pandemie nicht nur Politiker:innen, sondern auch Wissenschaftler:innen ausgesetzt waren, ließ die gesellschaftliche Gemengelage eine neue qualitative und quantitative Dimension von Wissenschaftsfeindlichkeit vermuten.

Die Ergebnisse des Wissenschaftsbarometers relativieren diesen Eindruck. Das Vertrauen der Bevölkerung in Wissenschaft und Forschung scheint relativ stabil zu sein; 62 Prozent der Befragten gaben an, dass sie Wissenschaft und Forschung eher oder voll und ganz vertrauen. Zu Beginn der Coronapandemie im Frühjahr 2020 war die Zustimmung – von vorherigen 54 Prozent im Jahr 2019 – sogar sprunghaft auf 73 Prozent angestiegen. Trotz der aktuell wieder rückläufigen Tendenz liegt der Vertrauenswert also auch 3 Jahre nach Pandemiebeginn immer noch deutlich höher als vor der Pandemie (WiD 2023: 8). Kein oder eher kein Vertrauen hatten nur 8 Prozent, auch hier liegen die Werte über die Jahre stabil bei meist unter 10 Prozent.

Die bisherigen Erhebungen zeigen durchgehend, dass die Einstellungen zur Wissenschaft sehr deutlich vom Bildungsniveau der Befragten abhängen. Je höher der formale Bildungsgrad in Form von Qualifikationen und Abschlüssen ist, umso mehr Vertrauen und Interesse wird der Wissenschaft entgegengebracht. Das Wissenschaftsbarometer erhebt auch einige mögliche Misstrauensgründe, unter denen die Abhängigkeit der Wissenschaft von ihren Geldgebern die größte Rolle spielt (ebd.: 14). Das Verhältnis von Wissenschaft und Politik erscheint zwiespältig: Einerseits meinen fast 80 Prozent, dass Wissenschaftler:innen sich öffentlich äußern sollten, wenn Forschungsergebnisse in politischen Entscheidungen nicht berücksichtigt werden. Andererseits vertritt die Hälfte der Befragten die Auffassung, dass es nicht Aufgabe von Wissenschaftler:innen sei, sich in die Politik einzumischen (ebd.: 22).

Angesichts der aktuellen und der wissenschaftlich prognostizierten globalen Katastrophen stellt sich allerdings die Frage, wie lange es sich große Teile der wissenschaftlichen Gemeinschaft noch leisten möchten, sich nicht aktiv in Politik einzumischen. Einige Wissenschaftler:innen wie beispielsweise die „Scientists für Future" haben sich bereits auf den Weg gemacht und kommunizieren ihre politischen Anliegen auch öffentlich. Dabei argumentieren sie nicht nur wissenschaftlich „neutral", sondern auch explizit ethisch und politisch: „Unser Antrieb ist das Verantwortungsgefühl gegenüber künftigen Generationen und einer demokratischen Gesellschaft" (S4F o. J.).

Zwischenfazit | Was lässt sich nun aus der Gesamtbetrachtung unserer erkenntnistheoretischen, sozialwissenschaftlichen und kritischen Aspekte von Wissenschaft festhalten?

Objektive Beweisführung und Logik sind konstitutive Gütekriterien wissenschaftlichen Arbeitens, spielen im Wissenschaftsbetrieb aber eine geringere Rolle als häufig nach außen postuliert. Wissenschaftliche Arbeit gründet auch auf außerwissenschaftlichen Traditionen und hängt von gesellschaftlichen Rahmenbedingungen ab. Individuelle Lebenserfahrung, implizites Wissen und gefühlsbezogene Motive durchdringen sie wie jede andere berufliche Sphäre. Dennoch ist der spezifisch wissenschaftliche Arbeits- und Erkenntnismodus unverzichtbar – andernfalls handelt es sich nicht um Wissenschaft, wie auch Fleck oder Kuhn betonen. Die typisch wissenschaftliche Rationalität kommt aber vor allem während der Überprüfung und Begründung von Aussagen sowie in der sprachlichen Darstellung von Forschungsergebnissen zum Tragen.

Im Vergleich zur klassischen Wissenschaftstheorie und manchen wissenschaftssoziologischen Ansätzen geht Kritische Theorie aufs Ganze: Sie erschöpft sich nicht in Wissenschaftskritik, sondern sie ist immer zugleich auch Herrschafts- und Gesellschaftskritik.

Literaturempfehlung

Ernst, G. (2010): Einführung in die Erkenntnistheorie. 2. Auflage, Darmstadt: WBG.

Fleck, L. (2012): Entstehung und Entwicklung einer wissenschaftlichen Tatsache. Einführung in die Lehre vom Denkstil und Denkkollektiv. 9. Auflage, Frankfurt am Main: Suhrkamp.

Schülein, J. A./Reitze, S. (2012): Wissenschaftstheorie für Einsteiger. 3. Auflage, Wien: WUV Facultas.

2 Gesundheit und Pflege als Gegenstand der Wissenschaft

2.1 Die disziplinäre Gestalt

Die wissenschaftlichen Denkstile und Arbeitsweisen spiegeln sich auch in den gesundheits- und pflegebezogenen Studiengängen. Gesundheit und Pflege als Gegenstand der Wissenschaft darzulegen ist ein schwieriges Unterfangen, denn dazu gibt es keine einheitliche Disziplin mit langer Tradition. Angesichts globaler Transformationsprozesse und komplexer gesellschaftlicher Problemlagen ist im wissenschaftlichen Diskurs eine zunehmende Ausdifferenzierung von Wissen und pluralen Wissensformen sowie Diskursarten erkennbar, die auch die Entwicklung neuer Wissenschaften bzw. Disziplinen bedingen. Diese Entwicklung betrifft ebenso die Gesundheitsberufe, in denen sich in den letzten drei Jahrzehnten neue Wissenschaften an den Hochschulen etabliert haben. Hier stellt sich zunächst die Frage, was eine Disziplin im Allgemeinen ausmacht, um in der Weiterführung auf Herausforderungen in der Disziplinentwicklung von Gesundheit und Pflege einzugehen.

Stichweh (1993) kennzeichnet eine *Disziplin* als eine wissenschaftliche Gemeinschaft (*scientific community*) und einen Kommunikationszusammenhang von Wissenschaftler:innen, „der durch gemeinsame Problemstellungen und Forschungsmethoden (…) zusammengehalten wird." (Stichweh 1993: 241) Dazu gehört die Einbettung von Disziplinen in stabile Strukturen innerhalb und außerhalb der Hochschulen, die der Wissenschaft ihre institutionelle Gestalt verleihen können. Auch außerhalb der Hochschulen müssen Disziplinen anerkannt werden und benötigen eine gewisse Struktur z. B. in Form von Diskussionsforen, in denen ein Austausch über Begriffe, Theorien und Modelle, relevante Forschungsfragen und Forschungsmethoden sowie Forschungsergebnisse erfolgt. Ebenso bilden spezifische Karrierestrukturen ein identitätsstiftendes Element einer Disziplin (vgl. Remmers 2014: 6). Zudem ist eine nachhaltige Forschungsstruktur notwendig, damit Wissenschaftler:innen Forschungsgelder über Drittmittel einwerben können. Hier spielt die gesellschaftliche Vernetzung in Politik und Wirtschaft eine entscheidende Rolle.

Grundlegend ist für eine Disziplin ein spezifisches Wissensgebiet, das sich von anderen wissenschaftlichen Disziplinen abgrenzt und das Eigene über Forschung und Lehre zum Ausdruck bringt. Über Begriffs- und Theorienentwicklung erhalten die Gegenstände ihre inhaltliche Gestalt. Bei der Bearbeitung der spezifischen Gegenstände werden Regeln für wissenschaftliches Arbeiten festgelegt, die ethischen Standards folgen. Nachwuchswissenschaftler:innen werden so in eine spezifische wissenschaftliche Gemeinschaft einsozialisiert. Die wissenschaftlichen Erkenntnisse werden über Publikationen und Vorträge einem inneren und äußeren Diskurs zugänglich gemacht. Inwieweit ein Gegenstand „Disziplinen konstituierende Bedeutung" hat, ist allerdings umstritten (Remmers 2014: 6). Dies zeigt der Gegenstand Gesundheit und Pflege, mit dem sich bislang verschiedene Wissenschaften unter spezifischen Fragestellungen beschäftigt haben (z. B. Gesundheitspsychologie, Medizinsoziologie, etc.). Um den Gegenstand Gesundheit und Pflege zu charakterisieren, wird zunächst der Blick auf die Vielfalt der Gesundheitsberufe mit ihren unterschiedlichen Wissenszugängen und Disziplinen gerichtet.

Wir beziehen uns dabei auf die Gesundheitsberufe,[7] in denen sich in den letzten drei Jahrzehnten Studiengänge im Gesundheits- und Pflegemanagement, in der hochschulischen Lehrer:innenbildung für Gesundheit und Pflege sowie in der grundständigen Hochschulausbildung der Pflege- und Therapieberufe sowie der Hebammen und Entbindungspfleger an etlichen Hochschulen etabliert haben. Das wissenschaftliche Feld, das sich hier abzeichnet ist selbst höchst indifferent und kann als diffuses Lehr- und Forschungsgebiet betrachtet werden. Die Studienstrukturen in diesen Studiengängen sind uneinheitlich und die Wissenszugänge sind ein buntes Nebeneinander ohne transparente Struktur. Historisch betrachtet wurden die Gesundheitsberufe durch die Diskurshegemonie medizinischer Wissensordnungen geprägt. Lange Zeit war für viele Gesundheitsberufe die Medizin, die sich selbst wiederum als ein Gefüge von Einzelwissenschaften darstellt, die Basiswissenschaft.

7 Zur Einteilung der Gesundheitsberufe vgl. Wissenschaftsrat (WR) 2012: 22.

Das Problem der Basiswissenschaft

Mit der Etablierung der unterschiedlichen Studiengänge ist die grundlegende Frage nach einer eigenständigen Basiswissenschaft bzw. „Mutterwissenschaft" dieser Studiengänge verbunden (Grottker 2010: 19). Vor dem Hintergrund globaler, demografischer, sozialer und kultureller Entwicklungen sowie epidemiologischer Veränderungen und den rasanten Entwicklungen von neuem Wissen, von eHealth-Technologien und Künstlicher Intelligenz sind tief greifende Veränderungen in der Gesundheitsversorgung zu erwarten. Zurzeit befindet sich das gesamte gesundheitliche Versorgungssystem in einem bislang noch nicht absehbaren Strukturwandel (vgl. Remmers 2011: 8). Angesichts komplexer Transformationsprozesse reichen die Erkenntnisse der Medizin für die komplexe gesundheitliche Versorgung nicht mehr aus (vgl. Robert Bosch Stiftung 2013). Eine Schlüsselrolle nimmt vielmehr die interprofessionelle Versorgung an den Schnittstellen der unterschiedlichen Gesundheitsberufe ein (vgl. Wissenschaftsrat 2012: 7). Diese Entwicklung bedingt eine gesundheitsberufliche Differenzierung und Spezialisierung, die sich mit erweiterten und differenzierten Aufgabenbereichen in den Gesundheitsberufen festmachen lässt und verlangt nach eigenständigen Wissenschaften, in denen das Spezifische dieser Aufgabenbereiche in den Blick genommen und erforscht wird. Darüber lassen sich die komplexen gesundheitlichen Problemlagen aus unterschiedlichen Perspektiven in Forschungsverbünden bearbeiten (vgl. Arbeitsgruppe Gesundheitsfachberufe des Gesundheitsforschungsrates 2012).

Da die Gesundheitsberufe in ihren Arbeits- und Interaktionsprozessen so unterschiedlich sind, erfordern sie differenzierte Wissenszugänge und somit auch unterschiedliche disziplinäre Zugänge. Eine Einheitswissenschaft als Basiswissenschaft kann es somit für die Gesundheitsberufe nicht geben. Wie sollte diese auch aussehen? So haben sich in den vergangenen drei Jahrzehnten neue Wissenschaften und damit verbunden vielfältige Lehr- und Forschungsgebiete entwickelt, die im Wissenschaftsgefüge um Anerkennung ringen. Für die Gesundheitsberufe sind zu nennen: Gesundheitswissenschaften, Pflegewissenschaft, Hebammenwissenschaft und Therapiewissenschaften, die im Kontext der Teil- bzw. Vollakademisierung[8] der grundständigen Ausbildungen in den Pflege- und Therapieberufen sowie

8 Eine Vollakademisierung gelang bisher nur für die Hebammen und Entbindungspfleger. Das Gesetz über das Studium und den Beruf der Hebammen (HebG) wurde 2019 erlas-

der Hebammen/Entbindungspfleger als Basiswissenschaften die curriculare Ausgestaltung dieser Studiengänge bestimmen. Diese für die jeweiligen Berufe relevanten Wissenschaften können als Handlungswissenschaften[9] bezeichnet werden, da sie auf das jeweilige berufliche Handeln ausgerichtet sind, welches mehrdimensionale Phänomene und auch „organisationale Bezüge“ (formales Recht und ökonomische Steuerungsmedien) umfasst (Remmers 2011: 16). Die Komplexität beruflichen Handelns erfordert die Integration von Wissensbeständen aus unterschiedlichen Disziplinen wie beispielsweise der Medizin, Biochemie, Bewegungswissenschaft, Psychologie etc. Damit sind Handlungswissenschaften per se interdisziplinär angelegt. Welche Relevanzkriterien bei der Integration von Wissensbeständen aus benachbarten Disziplinen herangezogen werden und welches „innere Eigenleben“ die integrierten Erkenntnisse führen (Grottker 2010: 26) bedarf eines Diskurses, über den der jeweilige disziplinäre bzw. interdisziplinäre Gegenstand offengelegt werden kann. Darüber lassen sich Grenzdynamiken zu den benachbarten Disziplinen kategorial wie empirisch bearbeiten.

Die Begriffe Gesundheit und Pflege sind zunächst Konstrukte und begründen noch keinen eigenständigen Wissenskorpus einer Disziplin. Den eigenen Gegenstand, und damit auch die inhaltliche Gestalt von Handlungswissenschaften zu bestimmen, ist Aufgabe der entsprechenden Basiswissenschaften.

Basiswissenschaften für die Gesundheitsberufe – ein facettenreiches Feld

Bei dieser Forderung ergeben sich allerdings Probleme, da eine Basiswissenschaft für die Gesundheitsberufe nicht existiert. Wir werden hier exemplarisch zeigen, welche Herausforderungen sich für die Gesundheitsberufe ergeben, bei denen die Bestimmung einer eindeutigen Basiswissenschaft kaum möglich ist. Am Exempel der lehrer:innenbildenden Studiengänge der Beruflichen Fachrichtung Gesundheit[10] lässt sich dieses Problemfeld

---

sen (🔗 https://www.gesetze-im-internet.de/hebg_2020/BJNR175910019.html), Stand 10.02.2023.

9 Der Begriff Handlungswissenschaft ist nicht eindeutig definiert. Zentrales Merkmal ist jedoch, dass diese Wissenschaften neben einem Wissenschaftsbezug auch auf das jeweilige berufliche Handeln und per se interdisziplinär ausgerichtet sind.

10 Gemäß der Rahmenvereinbarung der Kultusministerkonferenz (KMK 2007) sind Berufliche Fachrichtungen Organisationsformen, in denen die Ausbildung der Lehrer:innen für berufliche Schulen erfolgt. In der Systematik der KMK sind u. a. die Berufliche

entfalten. Neben den oben erwähnten Berufen gibt es noch weitere Gesundheitsberufe, für die eine sogenannte Basiswissenschaft kaum entwickelt werden kann. Zu nennen sind hierbei u. a. die Notfallsanitäter:innen, Medizinischen/Zahnmedizinischen Fachangestellten, Zahntechniker:innen, Medizinische Technolog:innen, pharmazeutisch-technischen Assistent:innen, deren Tätigkeiten von kaufmännisch-verwaltenden und medizinisch assistierenden und/oder selbstständig präventiven, diagnostischen und therapeutischen sowie handwerklich-kreativen Aufgaben bestimmt werden. Bei diesen genannten Berufen fällt es schwer, gemeinsame berufliche Merkmale zu bestimmen und diese in ein Berufsfeld zu überführen. Somit ist es nachvollziehbar, dass bislang nicht geklärt ist, welche Berufe ggf. zu einem Berufsfeld[11] gehören und welche Fachwissenschaften mit diesen korrespondieren. Ein multipler Gegenstandsbezug ist für diese Gesundheitsberufe kennzeichnend und die Bestimmung einer eindeutigen Basiswissenschaft wird damit zu einem schwierigen Unterfangen. Für die Ausbildung in diesen Berufen sowie für die Lehrer:innenbildung der Fachrichtung Gesundheit stellt sich somit das Problem, unterschiedliche disziplinär überaus verstreute Wissensbestände zu systematisieren und diese „lehrbar und studierbar zu machen, […] um überhaupt eine professionelle Ausbildung zu ermöglichen." (Becker 1998: 47, zit. in Remmers 2014: 7)

Für die o. g. genannten Berufe wird die relativ junge Disziplin *Gesundheitswissenschaften* als eine relevante Bezugswissenschaft gesetzt. Der Begriff Gesundheit wird dabei als gemeinsames Merkmal dieser Berufe gesehen, wobei hier pragmatische Erwägungen im Vordergrund stehen und empirische Studien zu den Schnittmengen sowie der beruflichen Expertise der jeweiligen Berufe bislang fehlen. Welche Konkretisierung das Konstrukt Gesundheit im jeweiligen beruflichen Handeln dieser Berufe aufweist, wird bislang kaum diskutiert. Die Disziplin *Gesundheitswissenschaften* bildet zwar eine wesentliche Bezugsdisziplin für die Bildungsinhalte dieser Berufe, jedoch kann dabei nicht von einer eindeutigen Basiswissenschaft für die o. g. Gesundheitsberufe gesprochen werden, da für diese Berufe auch andere Disziplinen von Bedeutung sind wie beispielsweise Medizin, Zahnmedizin, Mikrobiologie, Pharmakologie, Gesundheitsökonomie etc.

Fachrichtung Gesundheit und Körperpflege sowie die Berufliche Fachrichtung Pflege ausgewiesen (KMK 2007, Beilage).

11 Mit dem Begriff „Berufsfeld" beziehen wir uns auf die Definition von Pahl, der unter diesem eine bestimmte Gruppe von Ausbildungsberufen versteht, die in ihren Anforderungen Gemeinsamkeiten und Ähnlichkeiten aufweisen (Pahl 2003: 8).

Der Gegenstandsbereich der *Gesundheitswissenschaften* ist selbst interdisziplinär angelegt. Nach Hurrelmann, Laaser und Razum (2012: 40f.) bilden die Gesundheitswissenschaften eine Plattform für Forschung und Lehre, in der eine „salutogenetische" Perspektive im Unterschied zu einer „pathogenetischen" eingenommen wird. Um diesen neuen Wissenschaftsbereich zu konstituieren bedarf es einer interdisziplinären Ausrichtung, in der eine Kooperation von Medizin, Biologie, Psychologie, Pädagogik, Soziologie und Ökonomie sowie Gesundheitspolitik notwendig erscheint. Der Schwerpunkt des Erkenntnisinteresses liegt auf ganzen Bevölkerungsgruppen und ihren gesundheitsrelevanten Lebensbedingungen, um darüber Versorgungsbedarfe bestimmen und Versorgungsstrukturen im medizinischen und psychosozialen Bereich herausarbeiten zu können (ebd.: 40). Damit rücken versorgungsbezogene und systemanalytische Fragestellungen in den Mittelpunkt des Erkenntnisinteresses und die Patient:innenperspektive wird eher in Richtung Versorgungssystem verschoben (vgl. Schaeffer 2002: 20f.). Die Patient:innenperspektive ist jedoch für das Handeln in den o. g. Gesundheitsberufen von entscheidender Bedeutung und bedarf einer Konkretisierung für das jeweilige berufliche Handeln.

Kritisch anzumerken ist zudem, ob die salutogenetische Perspektive tatsächlich eingehalten wird, wenn Studiendesigns von Risikofaktorenmodellen in den Fokus von Forschung rücken. Die von Antonovsky[12] gestellte Frage „Wie verarbeitet ein Individuum Spannungszustände und was erhält Menschen gesund?" kann kaum über Risikofaktorenmodelle erforscht werden. Bengel et al. konstatieren, dass gesundheitswissenschaftliche Studien, „trotz eines oft propagierten Perspektivwechsels (teilweise wird sogar von einem Paradigmenwechsel gesprochen) weiterhin ein pathogenetisches und am Defizit- bzw. Risikomodell orientiertes Studiendesign bevorzugen." (Bengel et al. 1998: 42, zit. in Kolip/Wydler/Abel 2002: 12).

---

12 Der amerikanisch-israelische Medizinsoziologe Aaron Antonovsky entwickelte das Konzept der Salutogenese, in dem nicht die Frage nach den krankmachenden Faktoren im Mittelpunkt des Interesses steht, sondern vielmehr jene nach den Ressourcen und Potenzialen (vgl. dazu Kolip/Wydler/Abel 2002: 11–14; Antonovsky 1993).

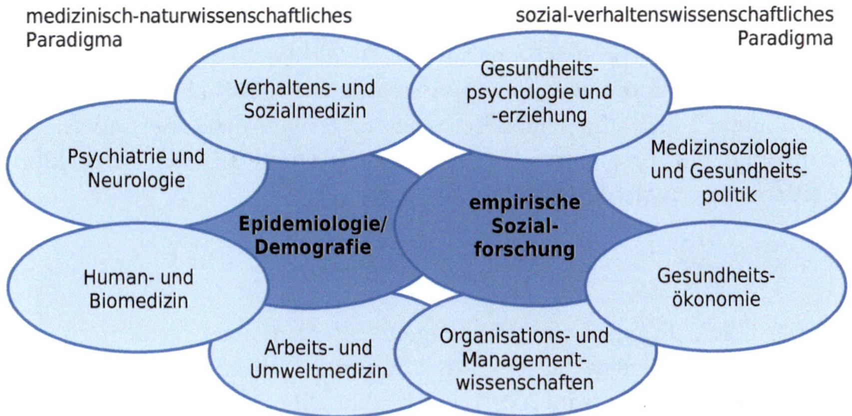

Abbildung 4: Übersicht über die Subdisziplinen der Gesundheitswissenschaften[13]

Festzuhalten bleibt, dass die Erkenntnisse der *Gesundheitswissenschaften* für die Gesundheitsberufe zwar wesentlich sind, dennoch kann darüber eine eigenständige disziplinäre Gestalt nur bedingt bestimmt werden. Es fehlt der Bezug zur Spezifik des jeweiligen beruflichen Handelns. Hier geht es nicht nur um eine Ordnung theoretischen Wissens, sondern vielmehr um Wissen, das an den beruflichen Kontext und an die Lebenswelt der zu versorgenden Menschen gebunden ist, wie z. B. Erfahrungswissen, das im beruflichen Handeln erworben wird und sowohl explizites wie auch implizites Wissen[14] integriert. Hier wird die Notwendigkeit der Entwicklung von Berufsfeldwissenschaften deutlich, um die Spezifik der jeweiligen Berufe bzw. des Berufsfeldes in den Blick zu bekommen und darüber verschiedene Wissenszugänge und Handlungsverständnisse zu erschließen, zu systematisieren und eine professionelle Ausbildung zu ermöglichen.[15] Für die Lehrer:innenbildung der Fachrichtung Gesundheit ergibt sich eine weitere Schwierigkeit, denn in dieser fehlt nicht nur eine Berufsfeld- bzw.

---

13 Nach den Konventionen wissenschaftlichen Arbeitens erhalten Tabellen eine Überschrift und Abbildungen eine Unterschrift. Aus Gründen der Übersichtlichkeit verwenden wir in dieser Publikation an einigen Textstellen für Abbildungen eine Überschrift.

14 Explizites Wissen ist bewusstes, systematisch erworbenes Wissen, während implizites Wissen unbewusst, erfahrungsgebunden ist und unbewusst Verhalten steuert.

15 Berufsfeldanalysen gibt es für das Handlungsfeld der Medizinischen Fachangestellten (Dietzen et al. 2015), die wesentliche Impulse für die Entwicklung einer Berufsfeldwissenschaft in diesem Bereich geben.

Handlungswissenschaft, die auf das Handeln dieser Berufe ausgerichtet ist, es fehlen auch spezifische berufliche Didaktiken, in denen das Lehren und Lernen in diesen Berufen fokussiert wird. Berufliche Didaktiken – auch anderer – naheliegender Berufsfelder fangen diese Besonderheiten nur bedingt ein. Erst allmählich beginnen Diskurse für die Entwicklung spezifischer Berufsfelddidaktiken.[16]

Die Basiswissenschaft für das Berufsfeld Pflege

Das Berufsfeld Pflege scheint hingegen einfacher einzugrenzen zu sein, denn der Pflegeberuf weist zwar viele unterschiedliche Settings auf (z. B. ambulante Pflege, Pflege im Akutklinikbereich, Neugeborenenpflege, Pflege in Reha-Einrichtungen, Pflege im sozialen Raum etc.), dennoch gibt es viele gemeinsame Merkmale im jeweiligen Handeln. Die relativ junge Disziplin Pflegewissenschaft konnte sich inzwischen an etlichen Hochschulen etablieren und bildet die Basiswissenschaft für die berufsfachschulischen, die grundständigen Pflegeausbildungen auf Hochschulniveau und die Lehrer:innenbildung für Pflege. Der pflegewissenschaftliche Diskurs nimmt einen breiten Raum ein und die zahlreichen wissenschaftlich fundierten Veröffentlichungen verweisen auf eine sich stetig entwickelnde Disziplin. Die Relevanz dieser Entwicklung wird auch durch normative Vorgaben des Pflegeberufegesetzes (2017) und der Pflegeberufe-Ausbildungs- und Prüfungsverordnung (2018) sowie der Rahmenpläne der Fachkommission nach § 53 PflBG gestärkt, das pflegeberufliche Handeln an pflegewissenschaftlichen Erkenntnissen auszurichten (vgl. Fachkommission 2020).

Da deren Entwicklung und Etablierung innerhalb der Basiswissenschaften der Gesundheitsberufe am weitesten fortgeschritten ist, werden im Folgenden einige zentrale Merkmale und Herausforderungen herausgestellt. Pflegewissenschaft ist eine interdisziplinäre Wissenschaft, in der Erkenntnisse aus anderen Wissenschaften aufgenommen werden. Diese können auf der Theorieebene im Kontext pflegespezifischer Fragestellungen miteinander verschränkt werden, um darüber eine eigenständige Wissensbasis und

16 Erste Ansätze gibt es in der Ergo- und Physiotherapie sowie bei den Notfallsanitäter:innen (vgl. u. a. Gädtke 2018; Hahnen 2021; Loos 2022, Walkenhorst/Nauerth 2021). Die 2019 gegründete Interdisziplinäre Fachgesellschaft für Didaktik Gesundheit verfolgt das Ziel, „die interdisziplinär-didaktische Theoriebildung anzustoßen und dafür notwendige Forschungsvorhaben durchzuführen." (https://www.didaktik-gesundheit.de/ueber-uns/), Stand 14.01.2023.

eine Ordnung von Wissen entwickeln zu können. Mit diesen Verschränkungen gehen allerdings auch Klärungsprozesse über unterschiedliche wissenschafts- und handlungstheoretische Auffassungen einher, die mit Fragen verknüpft sind, wie das Wissen aus anderen Disziplinen[17] aufgenommen und eine eigenständige Wissensbasis entwickelt werden kann (vgl. u. a. Remmers 2000, 2014; Friesacher 2008; Hülsken-Giesler 2008). Dazu sind Bündelungsprinzipen erforderlich, um „das Profil der eigenen Disziplin zu schärfen“ und darüber, „den konkreten und unverwechselbaren Beitrag einer professionalisierten Pflege für das Gesundheitssystem zu verdeutlichen und weiterzuentwickeln.“ (Hülsken-Giesler et al. 2010: 222).

Innerhalb der Pflegewissenschaft besteht weitgehend Einigkeit darin, dass der identitätsstiftende Kern pflegerischer Arbeitsprozesse in der Beziehungsarbeit besteht. „Beziehungsarbeit auf der Grundlage eines mimetischen, in körperlich-leibliche Ausdrucksschichten des Gegenüber eingelassenen Wahrnehmungsvermögen mit spezifischen Informationsgehalten, an denen gemessen alle ebenso formalisierten wie formelhaften Prozeduren etwas lediglich Äußerliches darstellen.“ (Remmers 2014: 15)

Demnach erfordert die Spezifik pflegerischen Handelns zum einen wissenschaftliches Wissen, das explizierbar und systematisch zum Ausdruck gebracht werden kann. Zum anderen „hermeneutisches Deutungswissen“ (ebd.: 11), in dem es um die Deutung der individuellen Situation und Befindlichkeit des zu pflegenden Menschen und seiner Bezugspersonen geht. In dieser *doppelten Handlungslogik* (Remmers 2000) wird im konkreten pflegerischen Handeln die individuelle Situation und Befindlichkeit des zu pflegenden Menschen nicht unter das Fachwissen subsumiert, denn das erforderliche Wissen ist als relationales Wissen zu verstehen und mit ethischen Ansprüchen verbunden. Beide Logiken sind zwar „inkommensurabel, aber praktisch untrennbar.“ (Remmers 2014: 11) Diese differenten Sphären vermischen sich im konkreten Handeln in einer eigenartigen Weise, die an die Urteilskraft der professionellen Akteur:innen gebunden ist.

Die Komplexität steigert sich noch einmal angesichts der Tatsache, dass sich pflegerisches Handeln zumeist in multiprofessionellen Kontexten abspielt. Hier bringen beispielsweise Ergotherapeut:innen und Ärzt:innen etc.

---

17 Zu den wesentlichen Nachbardisziplinen zählt Remmers: Medizin, Gesundheitswissenschaften, Soziologie, Sozialpädagogik/Sozialarbeitswissenschaft, Behindertenpädagogik, Psychologie (vgl. Remmers 1999: 370 ff.). Welche Wissensbestände aus benachbarten Disziplinen tatsächlich dazu gehören und wie diese im Verhältnis zueinander stehen, wird im pflegewissenschaftlichen Diskurs marginal diskutiert.

ihre jeweiligen professionellen Perspektiven und spezifischen Paradigmen mit ein, z. B. den Blick auf den funktionalen Körper im medizinisch-naturwissenschaftlichen Paradigma oder den Lebensweltbezug im ergotherapeutisch-sozialwissenschaftlichen Paradigma der Betätigung und Teilhabe.

Remmers bezeichnet Pflegewissenschaft als transdisziplinäre Handlungswissenschaft, die in der *doppelten Handlungslogik* pflegerischer Arbeitsprozesse begründet ist, da im Handeln selbst multiparadigmatische Perspektiven miteinander verwoben sind. Beispielsweise lässt sich Pflegehandeln nicht ausschließlich mit dem Einsatz hochwertiger evidenzbasierter klinischer Studien bemessen, sondern hier sind auch situativ aufscheinende Phänomene, das individuelle Erleben und die Selbstbestimmung der zu pflegenden Menschen sowie das Erfahrungswissen der Pflegenden in die Urteilsbildung einzubeziehen.

Im aktuellen pflegewissenschaftlichen Diskurs werden derartige Grundsatzfragen, wie sie Remmers mit seiner Bestimmung von Pflegewissenschaft aufgeworfen hat, eher randständig aufgenommen. Der Schwerpunkt liegt vielmehr in einer anwendungsorientierten Forschung.

Welche pflegewissenschaftliche Systematik in die Lehre einschlägiger Studiengänge eingeht und wie das Verhältnis zu den relevanten Nachbarwissenschaften mit ihren unterschiedlichen Paradigmen rekonstruiert wird, ist ein Desiderat, das sich in der Konzeption der Studiengänge widerspiegelt.[18] In der Lehre stellt sich zudem das Problem, wie sich die Vielfalt der Paradigmen hochschuldidaktisch gestaltet. Damit diese reflexiv mit den Studierenden diskutiert werden kann, bedarf es Hochschullehrender, die sich auf eine multiparadigmatische Reflexion einlassen können und wollen. Die Bildungsbiografie und wissenschaftstheoretische Sozialisation der Disziplinvertreter:innen der jeweiligen Studiengänge haben sicherlich Einfluss darauf, inwieweit eine multiparadigmatische Metareflexion Eingang findet und die Studierenden nicht mit einem Nebeneinander der oftmals undurchschaubaren Paradigmen allein gelassen werden. So kann es sein, dass in einem pflegewissenschaftlichen Studiengang der Schwerpunkt auf klinischen Studien liegt, in denen der statistisch erbrachte Nachweis der Wirksamkeit von Einzelinterventionen (externe Evidence) fokussiert wird.

18 Inwieweit das „Kerncurriculum Pflegewissenschaft für pflegebezogene Studiengänge" bei der Konzeption pflegebezogener Studiengänge Eingang findet, wäre zu prüfen. Bislang liegen dazu keine Ergebnisse vor. Im Kerncurriculum sind grundlegende Aspekte der hochschulischen Pflegebildung in inhaltlicher wie kompetenzorientierter Perspektive abgebildet (vgl. Hülsken-Giesler et al. 2010).

Das Konzept Evidence-based Nursing (EbN) ist im pflegewissenschaftlichen Diskurs aufgenommen und wird vielfach publiziert (vgl. u. a. Moers/Schaeffer/Schnepp 2011: 351 f.; Behrens/Langer 2022). Behrens und Langer (2022) betonen, dass bei diesem Konzept nicht ausschließlich die Ergebnisse der Wirksamkeitsforschung im Vordergrund stehen, sondern vielmehr die Verknüpfung von externer und interner Evidence im Kontext des pflegerischen Arbeitsbündnisses. Externe Evidence bezieht sich auf die erwiesene Wirksamkeit von Interventionen oder diagnostischen Verfahren (quantitative Verfahren), die weitgehend in Studien mit Kontroll- und Interventionsgruppen durchgeführt werden.[19] Interne Evidence richtet sich auf das situative individuelle Erleben des zu versorgenden Menschen, auf seine individuellen Bedarfe, seine Ressourcen und Bewältigungsmöglichkeiten sowie leiblichen Wahrnehmungen (vgl. ebd.: 33). Die beiden Forscher betonen, dass eine Unterscheidung zwischen quantitativen und qualitativen Verfahren missverständlich sei. Denn auch Daten der quantitativen Verfahren müssen interpretiert und reflektiert werden und der hermeneutische Zirkel kommt auch hier zum Einsatz. Sie stellen fest, dass es nicht darum geht, „eine Methode als ‚besser' herauszustellen – vielmehr hat jede Methode ihre Daseinsberechtigung, ihre Stärken und natürlich ihre Schwächen. Allerdings sind quantitative Designs nur sinnvoll, wenn ihre hermeneutisch-interpretativen Voraussetzungen geklärt sind." (Behrens/Langer 2022: 183) Wenngleich bei Behrens und Langer eine Verknüpfung von externer und interner Evidence erfolgt, so verweist Barre (2015) in ihrer Studie darauf, dass kategoriale Differenzen und Widersprüchlichkeiten zwischen den Positionen kaum reflektiert werden.[20]

Inwieweit unterschiedliche Positionen im Studium reflektiert und welche inhaltlichen Schwerpunkte in den einzelnen Studiengangskonzeptionen und der hochschuldidaktischen Gestaltung gesetzt werden, ist bislang kaum erforscht. Insbesondere in der Lehre sogenannter Handlungswissenschaften stellt sich das Problem der Multiparadigmatizität und -disziplinarität. Hinzu

---

19 In einer kontrollierten Interventionsstudie werden Studienteilnehmer:innen in eine Kontroll- und Interventionsgruppe eingeteilt. Vor der Zuweisung werden Ein- und Ausschlusskriterien festgelegt. Die Einteilung erfolgt dann über eine Zufallsauswahl. Darüber hat jeder:r Studienteilnehmer:in die gleiche Chance in eine Interventionsgruppe zu gelangen. Eine ausführliche Beschreibung dazu finden Sie bei Behrens/Langer 2022.

20 Kirsten Barre (2015: 72) stellt fest, dass „die gesellschaftliche Vermittlung von Bedürfnissen, Kommunikationsstilen, Phänomenen der Leibentfremdung oder Projektion zwar in Ansätzen reflektiert, methodisch jedoch nicht konsequent berücksichtigt" wird.

kommen aktuelle Entwicklungen des *Nachhaltigkeitsdiskurses,* die unter dem aktuellen Stichwort *Sustainability* und mit Blick auf die Medikalisierung der Alltagskultur und Robotisierung im Gesundheitswesen transdisziplinäre Probleme wie bspw. die Daseinsproblematik an die Wissenschaften herantragen. Stichweh (2021: 446f.) verweist darauf, „dass die Gesellschaft und ihre Funktionssysteme die Wissenschaft als ein System wahrnehmen, das nach innen mittels Prozessen der innersystemisch geordneten Arbeitsteilung mit der Problembearbeitung beginnt und irgendwie Lösungen rückkommuniziert. Das ist einer der eindrücklichsten Indikatoren der globalen Relevanz der Wissenschaft in der Weltgesellschaft des 21. Jahrhunderts."

Dieses Denken erfordert auch eine transdisziplinäre Hochschuldidaktik, in der die disziplinären Grenzdynamiken und gesellschaftlichen Problemlagen im Kontext der Daseinsvorsorge bearbeitet werden. Es stellt eine besondere Herausforderung für alle Beteiligten dar, denn „die Wissensordnungen sind nicht mehr isoliert voneinander zu denken: Sie bedingen sich wechselseitig und gehen jeweils dynamische Interaktionsbeziehungen ein" (Schmohl 2021: 402). Welche Denkhaltungen in das wissenschaftliche Studium eingehen, ist letztlich abhängig, inwieweit sich die Lehrenden für eine transdisziplinäre Kooperation öffnen können und wollen.

Dieser knappe Problemaufriss zeigt, dass das generelle Problem von Handlungswissenschaften – hier am Beispiel der Pflegewissenschaft dargelegt – die Bündelung der Vielfalt und die Erarbeitung einer eigenständigen (pflege)wissenschaftlichen Systematik ist, in der die Spezifik (pflege)beruflichen Handelns aufgenommen wird. Aufgrund der Spezifik (pflege)beruflichen Handelns kommt den Handlungswissenschaften eine „transdisziplinäre Verfasstheit" zu (Kondratjuk 2022: 41), die sich in einem multiparadigmatischen und -disziplinären Zugang und dessen Grenzbearbeitung widerspiegelt.

2.2 Wissenschaftstheoretische Grundpositionen

In Kapitel 2.1 haben wir schon verschiedene Denkhaltungen im Kontext von EbN gestreift. In diesem Kapitel wollen wir darauf näher eingehen. Wissenschaftsgeschichtlich haben sich im Zuge der Konstituierung der Einzelwissenschaften verschiedene Grundpositionen herausgebildet, die als Denktraditionen bezeichnet werden (Kron 1999: 158). Wissenschaftstheoretische Grundpositionen werden Sie in Ihrem Studium beim Lesen von relevanter wissenschaftlicher Literatur, in der Diskussion von Ergebnissen aus einschlägigen Forschungsstudien oder in Seminaren und Vorlesungen begleiten. In diesen wird eine gewisse Denkhaltung zum Ausdruck gebracht, die Einfluss auf das jeweilige Erkenntnisinteresse nimmt. Die Reflexion wissenschaftstheoretischer Positionen ist ein wesentlicher Bestandteil in Ihrem Studium. Darüber können Sie unterschiedliche Denkhaltungen in den zu bearbeitenden Theorien und Modellen erkennen, eigene Positionen begründen und Grenzen der jeweiligen Positionen in Ihre wissenschaftlichen Argumentationen einfließen lassen. Sie werden auch erkennen, „dass das Verständnis, was Wissen ist, wie es begründet und wie es verwendet wird, erheblich bestimmt wird von Prämissen, die wissenschaftspolitisch und indirekt auch gesellschaftspolitisch imprägniert sind." (Schülein/Reitze 2005: 28). Damit wird Wissenschaftstheorie auch von gesellschaftlichen, ökonomischen, politischen Entwicklungen und Denkhaltungen bestimmt (siehe auch Fleck, Kapitel 1.2.1).

Was heißt nun Wissenschaftstheorie konkret? Die Wissenschaftstheorie kann als „Theorie von der Wissenschaft überhaupt" bezeichnet werden (Seiffert 1983: 17). Mit anderen Worten, es ist die Theorie *über* die Theorie (meta = über). Hierbei werden Kriterien der Wissenschaftlichkeit, Begriffe, Theorien und Modelle der jeweiligen Disziplin, deren Zustandekommen, deren Forschungsmethoden und die Implikationen von Forschungsergebnissen sowie deren Ziele zum Gegenstand der Reflexion gemacht. Für die Reflexion sind übergeordnet philosophisch/anthropologische Annahmen leitend. Wissenschaftstheorie steht damit im „Begründungszusammenhang mit der ganzen Philosophie und ihrer geschichtlichen Entwicklung. Sie besitzt als Metatheorie der Einzelwissenschaften eine umfassende und allgemeine Aufgabe." (Tschamler 1983: 19) Hierbei geht es auch um Fragen menschlicher Erkenntnis: Wie kann ein Mensch Wirklichkeit erfassen, gibt es so etwas wie objektive Wahrheit? Ist eine gewisse Struktur der Wirklichkeit bereits vor der menschlichen Erkenntnis vorhanden und bedarf nur noch der forschenden Erschließung? Oder ist diese Struktur Ergebnis der menschlichen Erkenntnis? (siehe dazu auch Kapitel 1.1).

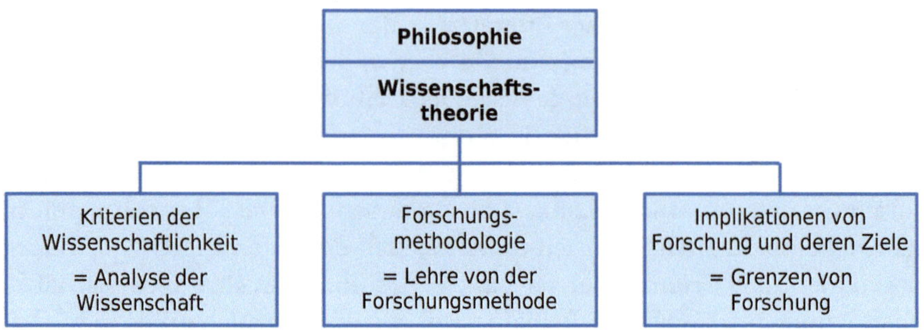

Abbildung 5: Elemente der Wissenschaftstheorie (eigene Darstellung)

Auch wenn hier keine ausführliche und differenzierte Beschreibung der wissenschaftstheoretischen Grundpositionen erfolgen kann, so werden dennoch zentrale Strömungen aufgenommen, da diese einen wesentlichen Einfluss auf die wissenschaftliche Sozialisation und das Denken der Wissenschaftler:innen, die Forschung und die Theoriebildung haben.

Im Kontext wissenschaftstheoretischer Diskurse lassen sich drei Hauptströmungen erkennen. Die empirisch-analytische in der Tradition der naturwissenschaftlichen Denkweise, die phänomenologische und hermeneutische in der Tradition der geisteswissenschaftlichen Denkweise und die gesellschaftskritische Denkweise im Kontext der Kritischen Theorie. Je nach wissenschaftstheoretischen Grundpositionen unterscheiden sich die Zielrichtungen der Erkenntnisgewinnung.

In der **naturwissenschaftlichen Denkweise** ist eine der Grundthesen des *klassischen Empirismus*, wie er z. B. von den Philosophen Comte oder Mill vertreten wurde, dass die Quelle der Erkenntnis ausschließlich die Erfahrung, die „Tatsachen" sein können. Es war eine Absage an jegliche Form von „Metaphysik", wobei darunter alles verstanden wurde, was empirisch nicht nachweisbar und nicht in Messwerten dokumentiert werden konnte. Die Grundposition dieser Denkweise ist, dass die Welt unabhängig von unserer Erkenntnis über sie existiert und Wissenschaft wahrheitsgemäße Aussagen über die Wirklichkeit zu treffen hat. Nach diesem Verständnis beginnen die Wissenschaftler:innen mit konkreten Beobachtungen bzw. Experimenten und leiten darüber Regelmäßigkeiten und kausale Zusammenhänge ab (vgl. Schülein/Reitze 2005: 112). In der Weiterführung des klassischen Empirismus sind insbesondere die Vertreter des sogenannten Wiener Kreises (Mach, Schlick, Feigl, Carnap, Neurath, Kraft) zu nennen, die sich in ihrem Vorgehen an den formalen Naturwissenschaften wie z. B. der Mathematik und Logik orientierten und dazu Verfahren der induktiven Logik entwickelten (vgl. Tschamler 1983: 41). Hier geht es darum, aus konkreten Beobachtungen oder Experimenten zu allgemeingültigen Aussagen und Theorien zu gelangen. Dabei stellt sich allerdings das Problem, wie aus konkreten Beobachtungen oder Experimenten allgemeingültige Aussagen entwickelt werden können. Dieses Problem wird durch die *Theorie des induktiven Schlusses,* die mit der Wahrscheinlichkeitstheorie und mit statistischen Verfahren verbunden ist, gelöst (ebd. 51 f.). Zentral steht die Kontrollierbarkeit, die Wertfreiheit, die Nachprüfbarkeit von Aussagen, wobei Theorien und Gesetzmäßigkeiten durch Induktion bestätigt (verifiziert) und nur derartige Verfahren anerkannt werden, die auf der Wahrscheinlichkeitstheorie beruhen. Naturwissenschaftliche Gesetzmäßigkeiten, wie z. B. der freie Fall, wurden über derartige Verfahren aufgedeckt und begründet.

Das Verfahren des induktiven Schlusses wird jedoch von Vertretern des *Kritischen Rationalismus* angezweifelt. Insbesondere Popper (1966: 30) verweist darauf, dass Beobachtung stets Beobachtung im Lichte von Theorien sei und die induktivistische Vorgehensweise genau diesen Aspekt ausklammert. Denn was ein Beobachter sieht, hängt auch von seinen Vorerfahrungen und seinem theoretischen Wissen ab und beeinflusst sein methodisches Vorgehen und seine Erkenntnisgewinnung (siehe dazu auch Fleck, Kapitel 1.2.1). Darüber hinaus wird grundsätzlich das Induktionsprinzip, aus der Beobachtung von Fällen logische Schlussfolgerungen auf Gesetzmäßigkeiten abzuleiten, in Frage gestellt. Popper setzt auf das *Deduktionsprinzip,* für ihn sind wissenschaftliche Theorien allgemeine Sätze, aus denen Hypothesen gebildet und über genau definierte Verfahren empirisch überprüft werden: „Die Theorie ist das Netz, das wir auswerfen, um »die Welt« einzufangen, – sie zu rationalisieren, zu erklären und sie zu beherrschen. Wir arbeiten daran, die Maschen des Netzes immer enger zu machen." (Popper 1966: 31, Hervorhebung im Original). Für Popper hat Wissenschaft nur mit vorläufigen Hypothesen zu tun und diese gelten solange, bis andere Hypothesen sich besser bewährt haben. Fortschritt ergibt sich dann, wenn Theorien falsifiziert (verworfen) und neue Erkenntnisse produziert werden und zur Lösung von Problemen beitragen. Damit werden bestehende Theorien immer wieder modifiziert und weiterentwickelt. Die wissenschaftliche Vorgehensweise der Falsifikation setzt voraus, dass Theorien exakt und mathematisch-formal formuliert sind sowie keine Werturteile beinhalten. Für Popper ist die Idee der **Annäherung an die Wahrheit** eine der wichtigsten in der Wissenschaftstheorie. Hierzu bedarf es jedoch regulativer Prinzipien, die für Popper als die „Idee der Wahrheit“, die „Idee des logischen und empirischen Gehalts einer Theorie“ und die „Idee des Wahrheitsgehalts“ und damit der Annäherung an die Wahrheit postuliert werden (Popper 2014: 39 f.).

Dennoch sind auch deduktive Verfahren kritisch zu bewerten, denn das Problem der Falsifikation besteht darin, dass alle Beobachtungsaussagen fehlbar sind, „auch die, die zur Falsifikation einer Theorie herangezogen werden sollen.“ (Friesacher 2008: 35) Darüber hinaus gehen in Anlehnung an Kuhn und Fleck (siehe dazu Kapitel 1.2) auch Denkhaltungen der jeweiligen wissenschaftlichen Gemeinschaft in den gesamten Forschungsprozess und damit auch in die Theoriebildung der Forscher:innengruppe ein, die nicht immer bewusst sind, dennoch die Wahrnehmungen im Forschungsprozess beeinflussen und die Idee des logischen und empirischen Gehalts einer Theorie verzerren können.

Damit ergeben sich auch bei derartigen Verfahren Widersprüche, die alles andere als gelöst sind. Zusammenfassend ist festzuhalten, dass für die naturwissenschaftliche Denkweise quantitativ methodische Vorgehensweisen grundlegend sind, dabei werden Phänomene kausal erklärt und Vorhersagen aufgestellt. Das Erkenntnisinteresse ist auf das **Erklären** der Wirklichkeit und auf die Entwicklung von instrumentellem Wissen gerichtet, das auf die Bereitstellung von Mitteln zur Erreichung bestimmter Ziele zielt, wobei Normen und Werte ausgeklammert bleiben. Dennoch sind auch hier interpretative Leistungen erforderlich, wie Behrens und Langer (2022) argumentieren, wenn es darum geht, Forschungsfragen zu begründen sowie die Ergebnisse in einen situativen Kontext und Sinnzusammenhang einzuordnen und ihre Folgen für das jeweilige berufliche Handeln zu bewerten. Beispielsweise wird die Entstehung eines Dekubitus über ein pathophysiologisch begründetes kausal-analytisches Modell (naturwissenschaftliches Paradigma) erklärt. Hier nimmt der Auflagedruck als physikalische Größe eine bedeutsame Rolle ein. Wird dieser durch bestimmte Positionierungen[21] gemindert, so scheint das Problem gelöst zu sein. Was jedoch unzureichend in den Blick kommt, ist die Frage nach dem Erleben des zu versorgenden Menschen, welchen psychischen Belastungen dieser ausgesetzt ist und die Frage, was ihn daran hindert, sich zu bewegen (Friesacher 2008: 389).

21 Beispielsweise dient eine 30-Grad Schräglagerung als Positionierungsmöglichkeit, um Druckschäden an bestimmten Körperstellen vorzubeugen.

Pflegerisches Handeln bedeutet in diesem Kontext Aufmerksamkeit, Zuwendung, Verständigung und bedarf einer hohen Deutungskompetenz der Pflegenden und nicht nur der alleinigen Anwendung einer ausgewählten Positionierung (geisteswissenschaftliches Paradigma). Wird der Blick nur auf die professionelle Positionierung gerichtet und der situative Kontext des zu Pflegenden vernachlässigt, so wird der:die Patient:in zum Objekt pflegerischer Bemühungen degradiert. Forschungsstudien, die einem naturwissenschaftlichen Paradigma folgen sind dringend notwendig, die erzielten Ergebnisse müssen jedoch in der Anwendung auf den situativen Kontext und auf den Einzelfall angepasst und fallbezogen gedeutet werden.

Die Grenzen der naturwissenschaftlichen Denkweise bestehen darin, dass die Vorgehensweise des Messens und der damit verbundenen standardisierten Verfahren sowie der exakten Wissenschaftsmethodologie sich nur bedingt für Forschungsfragen zur Lebenswelt, zu handlungsrelevanten Normen oder zum subjektiven Erleben eignen, da sie das Subjekt auf ein messbares Objekt reduzieren und individuelle Phänomene, die wiederum in eine Lebenswelt und Biographie eingebettet sind, kaum in den Blick kommen.

Anders in der **geisteswissenschaftlichen Denkweise**, in der sich eine eigene Methodologie entwickelte (vgl. Tschamler 1983: 34). Wissenschaftstheoretische Positionen beziehen sich hier auf phänomenologische und hermeneutische Ansätze.[22] In der Phänomenologie von Husserl geht es um Erfahrung der Lebenswelt, um die „Sachen selbst". Damit erhält der Begriff der Lebenswelt eine zentrale Bedeutung. In der Weiterentwicklung phänomenologischer Ansätze werden bisher vernachlässigte Phänomene der Forschung zugänglich gemacht, wie dies z. B. in der Leibphänomenologie durch Vertreter der Neueren Phänomenologie (u. a. Schmitz 2005, Waldenfels 2000) zum Ausdruck gebracht wird. Im pflegewissenschaftlichen und pflegedidaktischen Diskurs sowie in der Hebammenwissenschaft gibt es dazu bereits Anschlüsse (u. a. Böhnke 2011, Dörpinghaus 2013, Friesacher 2008, Greb 2003, Hülsken-Giesler 2008, Uzarewicz/Uzarewicz 2005, Walter

22 Es ist hier nicht der Ort, die unterschiedlichen Theorien innerhalb der Phänomenologie und Hermeneutik mit ihren jeweiligen Vertreter:innen zu explizieren und kritisch zu würdigen, es geht vielmehr darum, Kernpunkte der Denkweisen darzulegen (eine Übersicht zu den verschiedenen Grundlegungen der Phänomenologie und Hermeneutik innerhalb der Pädagogik bieten Kron 1999: 193–229 und Tschamler 1983; für die Pflegewissenschaft bieten Friesacher 2008 und Hülsken-Giesler 2008 eine Annäherung an diesen komplexen Gegenstand).

2022). Sie bilden „eine Art Gegendiskurs zum vorherrschenden naturwissenschaftlich geprägten Körperdiskurs“ (Friesacher 2008: 43), wonach die Spezifik pflegerischen Handelns „in einem besonderen, situativ gebundenen Körper- und Leibbezug zum erkrankten Gegenüber“ besteht (Hülsken-Giesler 2013: 73).

In der Hermeneutik (griech. hermeneutiké (téchne) = die Kunst der Auslegung), die u. a. mit den Namen Schleiermacher, Dilthey und Gadamer verbunden ist, geht es um Verstehen der Lebenswirklichkeit (Kron 1999: 298 f.). Das Handeln in den Berufsfeldern Gesundheit und Pflege ist in diesem Verständnis keine Anwendung von Regeln, sondern eine Fähigkeit des Verstehens, der Interpretation. Hermeneutik bezieht sich auf die Interpretation der Lebenswirklichkeit in der Zeit (Vergangenheit, Gegenwart, Zukunft). Dabei wird die Erfassung der Lebenswirklichkeit „über das Erleben, den Ausdruck und das Verstehen vermittelt (nach Dilthey). Diese Vermittlung geschieht in erster Linie über die Sprache als Ausdruck des Erlebens und des objektiven Geistes.“ (Tschamler 1983: 33)

Dilthey unterscheidet zwischen einem Alltagsverstehen (elementares Verstehen), das für ihn eine Art Vorstufe des wissenschaftlichen Verstehens ist, und dem höheren Verstehen (Kron 1999: 214 f.). Höheres Verstehen ist zentral für eine wissenschaftliche Hermeneutik und ist nicht auf Einzelheiten bezogen, sondern auf komplexe Zusammenhänge, die durch zirkuläre Reflexionen und wissenschaftliche Regeln allmählich aufgedeckt werden. Beispielsweise wird in einer hermeneutisch angelegten Forschungsstudie zum Krankheitsverlauf eines Menschen mit Multipler Sklerose der Verlauf nicht über pathophysiologische Fakten zugänglich gemacht, sondern vielmehr über einen Prozess des **Verstehens**, der sich durch die Interpretation des Untersuchungsmaterials (z. B. Interviewmaterial) in einer Art Zirkelbewegung, dem sogenannten hermeneutischen Zirkel, erschließt. Das Verstehen vollzieht sich von einem bestimmten Vorverständnis zu einer höheren Erkenntnis, die kognitiv und sprachlich objektiviert wird (ebd.: 217; siehe hierzu auch Kapitel 5.1.2).

Die Grenzen geisteswissenschaftlicher Denkweisen sind darin zu sehen, dass über hermeneutische Ansätze zwar subjektive Lebenswelten und Wirklichkeiten zu erschließen sind, jedoch keine kausal-analytischen Erklärungen, wie diese bspw. über klinische Studien zur Wirksamkeit von Interventionen möglich werden. Darüber hinaus können erforderliche Veränderungen spezifischer Lebenspraxen nicht begründet werden. Im Kontext der Kritischen Theorie fehlt der geisteswissenschaftlichen Denkweise ein kritisches Moment, in dem verschleierte Interessen sowie Macht- und Herrschaftsverhältnisse aufgedeckt werden können.

Diese Kritik richtet sich ebenso an die naturwissenschaftliche Denkweise. Die Vertreter:innen der **Kritischen Theorie** (Frankfurter Schule), zu nennen sind hier insbesondere Adorno, Horkheimer (Ältere Kritische Theorie) und z. B. Habermas, Honneth als jüngere Vertreter der Kritischen Theorie, wenden sich gegen das Wertfreiheitspostulat der empirisch-analytischen Richtung und das einseitige Bild von Wirklichkeit. Sie kritisieren, dass alles am Maßstab der Rationalität und Beherrschbarkeit ausgerichtet sei. Wissenschaft wird von gesellschaftlichen Interessen geleitet und ist somit nicht wertfrei. Drittmittel für Forschung sind häufig mit Auftraggeber:innen aus Politik und Wirtschaft verbunden, die bestimmte Interessen verfolgen und Forschungsstudien beeinflussen. Wissenschaftler:innen selbst sind eingebunden in institutionelle sowie gesellschaftliche Zwänge und Machtstrukturen, die im Handeln weitgehend implizit zur Geltung kommen. Somit ist die wissenschaftliche Arbeit auch soziales Handeln, wobei dieses u. a. auch von Werten und Normen der jeweiligen scientific community bestimmt wird. Die Vertreter:innen der Kritischen Theorie fordern eine wertorientierte Wissenschaft, in der die Motive, die subtilen Machtverhältnisse, repressive Strukturen sowie mögliche Folgen von Forschungsergebnissen offen gelegt werden. Ebenso lehnen sie einen Universalitätsanspruch der geisteswissenschaftlichen Denkweisen ab, da in dieser die gesellschaftlichen Herrschaftsverhältnisse zu wenig in den Blick kommen. Im Kontext der Kritischen Theorie steht das **emanzipatorische Erkenntnisinteresse**, in dem verschleierte Machtverhältnisse aufgedeckt (**Ideologiekritik**) und verändert werden. Letztendlich geht es um eine Verbesserung der gesellschaftlichen Bedingungen mit dem Ziel einer emanzipierten Gesellschaft (Tschamler 1983: 69–81).[23]

Diese Denkweise schließt an Diskussionen über eine wertorientierte Wissenschaft an. Kritisch merken Etzold und Fischbeck an, dass die viel gerühmte „wissenschaftliche Neugier“ allein wissenschaftliche Forschung heute nicht mehr legitimieren kann (2002: 176). „Die Erblindung unserer wissenschaftlich-technischen Zivilisation für die Beziehungswirklichkeiten, die das Leben erst lebendig machen, führen zur Verblendung durch das Machen des Machbaren.“ (ebd.: 177) Brisant wird es, wenn die mit höchster

---

23 Weiterführende Literatur zur Kritischen Theorie: Horkheimer, M./Adorno, Th. W. (2013): Dialektik der Aufklärung. Philosophische Fragmente. 21. Auflage, Frankfurt am Main: Fischer Taschenbuch Verlag.

Intensität betriebene neurobiologische Forschung den Menschen selbst zum Gegenstand von „Anthropotechnik“ macht. Robotik und Künstliche Intelligenz (KI) sind bereits in den Gesundheitsberufen als *„nichtmenschliche Akteure“* präsent (Gratzl/Rützel 2020: 601). Die Unterscheidung zwischen Mensch und KI wird immer schwieriger, Chatbots (ChatGPT) sind heute bereits auf dem Markt verfügbar. Die Reichweite einer allein am Gewinn orientierten Anwendung wissenschaftlicher Technologie gerät in den Gesundheitsberufen besonders in den Blick und erfordert eine explizite Wertediskussion (Etzold/Fischbeck 2002: 176).

Die Grundpositionen einer empirisch-analytischen, phänomenologischen und hermeneutischen Wissenschaftstheorie sowie Kritischen Theorie sind auch für Handlungswissenschaften relevant. Es ist jedoch kein Gegeneinander und auch keine Hierarchisierung, sondern vielmehr ein Paradigmenpluralismus, der zu einem differenzierten Wissenschaftsverständnis führt. Für die Pflegewissenschaft verweist Friesacher darauf, dass die ältere Debatte um Erklären und Verstehen eigentlich als überwunden anzusehen ist, denn der moderne Verstehensbegriff ist vom Erklärungsbegriff nicht zu trennen. Für ihn ist die gängige Gegenüberstellung von Natur- und Geisteswissenschaften „spätestens mit der antipositivistischen Wende in der Wissenschaftstheorie ins Wanken geraten. Die Theoriebildung ist sowohl in den Geistes- als auch in den Naturwissenschaften von Interpretationen abhängig, die eine Analyse im Sinne des Verstehensprozesses notwendig machen.“ (Friesacher 2008: 48) Zudem ist eine pauschale Etikettierung der Naturwissenschaften als positivistische Theorie nicht mehr haltbar. „Die enge Verflochtenheit von Gesellschaft und Natur als Umwelt des einzelnen Menschen ermöglicht Konzeptionen einer sozialen Naturwissenschaft (vgl. Böhme/Grebe 1993) und eine Theorie der gesellschaftlichen Naturverhältnisse (Becker/Jahn 2003), die als kritische Theorien der Natur und Technik ein Interesse an vernünftigen Zuständen nicht nur in der Gesellschaft, sondern auch in und mit der Natur haben.“ (Friesacher 2008: 320) Darüber hinaus gilt es, eine wertorientierte, gesellschaftskritische Perspektive zu fokussieren, denn empirische Forschung ist als ein gesellschaftlicher Prozess zu verstehen und wird von gesellschaftlichen Bedingungen und Machtverhältnissen beeinflusst. Demnach fassen „wissenschaftliche Erkenntnisse in allen bekannten Paradigmen eine vorgegebene immer auch gesellschaftlich vermittelte Wirklichkeit unter Kategorien, die ihrerseits historisch und gesellschaftlich vermittelt sind.“ (Benner 2022: 166)

Abschließend werden wir zu dieser klassischen Einteilung einer Natur-, Geistes- und Kritischen Wissenschaft (Kritische Theorie) neuere Poststrukturalistische (u. a. Foucault), Feministische (u. a. Butler, Haraway) und Dekonstruktivistische (u. a. Deleuze) Denkansätze aufnehmen, da diese insbesondere in der Pflegewissenschaft und Pflegedidaktik rezipiert werden. Bei aller Unterschiedlichkeit dieser Ansätze besteht das gemeinsame Erkenntnisinteresse darin, sich der sozialen Konstruiertheit von wissenschaftlichen Erkenntnissen und den mit diesen verbundenen Ausschlüssen bewusst zu werden. Implizit wirkende Praktiken werden fokussiert, die damit verbunden sind, Normen und Werte zu verändern oder zu verschieben. In diesem Verständnis stehen diese Ansätze der Kritischen Theorien nahe, da es um die Dekonstruktion verengenden Denkens geht. Zudem rückt die Dignität der Lebenspraxis mit den Konzepten der Performativität, Relationalität, Materialität stärker in den Blick, in denen es um ein erweitertes Verstehen sozialer Praxis geht. Hier sind Anschlüsse zum geisteswissenschaftlichen Paradigma erkennbar (Ertl-Schmuck/Hänel 2022: 372 f.). So lassen sich diese Ansätze nicht eindeutig einem Paradigma zuordnen; sie sind zwischen geisteswissenschaftlichen Denkansätzen und der Kritischen Theorie angesiedelt.

2.3 Forschungsansätze

Wissenschaftstheoretische Grundpositionen haben Einfluss auf die Zugangsweisen von Forschung. In der naturwissenschaftlichen Denkweise geht das Interesse auf die Erfassung von Kausalzusammenhängen, von Gesetzmäßigkeiten aus, in der geisteswissenschaftlichen Denkweise von individuellen und sozialen Strukturen sowie Sinnkonstruktionen. In der kritischen Denkweise werden die verwobenen Macht- und Herrschaftsstrukturen im Kontext gesellschaftlicher Wertediskussionen in den Blick genommen mit dem Ziel der Entfaltung von Mündigkeit und Emanzipation.

Grundlegend lassen sich in der Forschung empirisch-quantitative und empirisch-qualitative Forschungsansätze unterscheiden. Im Folgenden werden dazu zentrale Merkmale und Gütekriterien skizziert.

2.3.1 Empirisch-quantitative Forschung

Die Eigenlogik empirisch-quantitativer Forschung liegt darin, dass die Welt von der beobachtenden Person und ihrem Bewusstsein unabhängig existierende Wirklichkeit gesehen wird. Die zu untersuchenden Merkmale (z. B.

können dies Ereignisse, Verhalten, Problemsituationen sein) werden mit standardisierten Verfahren exakt und nachprüfbar erfasst, um so ein möglichst objektives Bild der Wirklichkeit zu erhalten und kausale Beziehungen zwischen den Merkmalen aufzudecken. Dem liegt die Prämisse zugrunde, dass alles, was wir wahrnehmen können, auf eine Ursache zurückgeführt werden kann. Die forschenden Fragestellungen werden in diesem Verständnis zu einem System von Hypothesen ausgearbeitet, diesem Variablen zugeordnet, um dann in einem weiteren Schritt standardisierte Instrumente (z. B. Fragebögen) zur Datenerhebung einzusetzen, die die jeweiligen Ausprägungen eines Merkmals quantitativ (numerisch) abbilden, um darüber objektive Daten zu erheben. Das so gewonnene Zahlenmaterial lässt sich dann wiederum statistisch auswerten. Darüber erfolgt eine Überprüfung der eingangs festgelegten Hypothesen, die schließlich widerlegt oder als vorläufig bestätigt werden. Dieses Verfahren wird als ein **deduktives Vorgehen** bezeichnet. Konkret: Aus Theorien werden Hypothesen aufgestellt, die dann empirisch mit standardisierten Methoden überprüft werden. Die Zielsetzungen bestehen in der empirischen Überprüfung von Hypothesen und Theorien sowie in den kausalen Erklärungen von Phänomenen und Problemlösungen (vgl. u. a. Mayer 2018).

Wie lassen sich quantitative Forschungsstudien beurteilen? Die klassischen **Gütekriterien für quantitative Forschung** sind Reliabilität, Validität und Objektivität.

Reliabilität/Zuverlässigkeit	Validität/Gültigkeit	Objektivität
Zuverlässigkeit, ein Maß für die Zuverlässigkeit und Stabilität von Daten und Ergebnissen bei empirischen Erhebungen. Wiederholte Messungen müssen zu gleichen Daten führen oder einander zumindest stark ähneln.	Das Ergebnis soll das messen, was der Forscher messen will. Ein Instrument, das bspw. die Hautdurchblutung messen soll, jedoch die Beweglichkeit misst, ist nicht valide.	Ein Messergebnis sollte unabhängig von der Person des Forschers sein. Konkret: Subjektive Werturteile und individuelle Beeinflussungen während des Forschungsprozesses und der Auswertung der Daten sind zu vermeiden.

Tabelle 1: Merkmale der drei Gütekriterien (eigene Darstellung in Anlehnung an Mayer (2018: 76)

Beispiel für eine quantitative Forschungsarbeit | Studie von Williamson, E. et al. (2022): Klinische Wirksamkeit einer durch Physiotherapeut:innen durchgeführten körperlichen und psychologischen Gruppenintervention für ältere Erwachsene mit Spinalkanalstenose.

In dieser randomisiert-kontrollierten Interventionsstudie ging es darum, die Wirksamkeit einer Intervention zu untersuchen. In der Interventionsgruppe erhielten die Teilnehmenden eine physiotherapeutisch-psychologische Gruppenintervention. In der Vergleichsgruppe wurde eine physiotherapeutische Untersuchung mit anschließender individueller Beratung durchgeführt. Es wurden verschiedene Daten zur Gehfähigkeit, Alltagsbewältigung und zum Sturzgeschehen erhoben, unter anderem mittels eines Fragebogens und Funktionstests. Die erhobenen Daten der beiden Gruppen wurden miteinander verglichen und es ergaben sich statistisch signifikante Unterschiede. Die Autor:innen konnten so zeigen, dass die Intervention zu einer Verbesserung der Gehfähigkeit und einem reduzierten Sturzrisiko führte. Die allgemeine Alltagsbewältigung unterschied sich jedoch nicht in den beiden untersuchten Gruppen.

Referenz: Williamson E, Boniface G, Marian IR, Dutton SJ, Garrett A, Morris A, Hansen Z, Ward L, Nicolson PJA, Rogers D, Barker KL, Fairbank JC, Fitch J, French DP, Comer C, Mallen CD, Lamb SE; BOOST Research Group. The Clinical Effectiveness of a Physiotherapy Delivered Physical and Psychological Group Intervention for Older Adults With Neurogenic Claudication: The BOOST Randomized Controlled Trial. [Klinische Wirksamkeit einer durch Physiotherapeuten durchgeführten körperlichen und psychologischen Gruppenintervention für ältere Erwachsene mit Spinalkanalstenose: Die randomisiert-kontrollierte BOOST-Studie.] Gerontol A Biol Sci Med Sci. 2022 Aug 12; 77 (8): 1654–1664. doi: 10.1093/gerona/glac063 [Abruf: 03.05.2023]

2.3.2 Empirisch-qualitative Forschung

Neben der quantitativen Forschung nimmt die empirisch-qualitative Forschung in den gesundheits- und pflegebezogenen Studiengängen eine bedeutsame Rolle ein. Mittlerweile haben sich in der qualitativen Forschung vielfältige Methoden entwickelt und etabliert. Die Eigenlogik qualitativer

Forschung zeichnet sich dadurch aus, dass insbesondere die subjektiven und biografisch entstandenen Wirklichkeiten der Adressat:innen und Akteur:innen pädagogischer bzw. pflegerischer/therapeutischer Arbeit in den Blick genommen werden. In den Fokus gelangen, je nach Erkenntnisinteresse, das Erleben, die sozialen Interaktionen, die damit verwobenen Sinn- und Bedeutungskonstruktionen sowie identitätsbildende Muster. Das Subjekt wird dabei nicht als Funktions- und Symptomträger oder Repräsentant eines Phänomens betrachtet, „denn Menschen geben ihrem Leben Sinn und Bedeutung, sie verhalten sich eigenwillig und spontan, lassen sich nicht in vorgestanzte Schubladen pressen, fordern stets wieder unsere Fähigkeit zur Neuinterpretation und Neubetrachtung heraus. Menschen verändern sich, ihr Leben, ihre Welten, darin liegt eine Herausforderung für jede Forschung, die damit nie an ihr Ende gelangt, sondern stets aufgerufen ist, ihre eigenen Konstrukte und Ergebnisse kritisch zu hinterfragen und über das Entdecken von Forschungslücken und blinden Flecken zu neuen Forschungsfragen zu gelangen." (Prengel/Friebertshäuser/Langer 2013: 35) Die Innenperspektive der Subjekte, ihr Eingebundensein in eine Lebenswelt und die damit verbundene Vielschichtigkeit und Besonderheit sind in qualitativen Studien zentral.

Qualitative Forschung ist in ihren Zugangsweisen offener und näher am Untersuchungsgegenstand als dies bei standardisierten Verfahren der Fall ist. Sie beinhaltet ein **induktives Vorgehen**, in dem Forschende vom Einzelfall ausgehen mit dem Ziel, Konzepte und Theorien zu entwickeln. Hier kommen offene, nicht standardisierte Erhebungs- und interpretative Auswertungsmethoden zum Einsatz.

Mit diesen offenen Verfahren können das Alltagsgeschehen, die Handlungs- und Interaktionsprozesse, die jeweiligen Perspektiven, Sinnzuschreibungen und das Erleben der Subjekte plastischer zum Ausdruck gebracht bzw. beschrieben werden, als dies bspw. mit standardisierten Befragungen mit numerischen Daten erreicht werden kann. Die Offenheit für Erfahrungswelten ist dabei zentral.[24]

24 Einen Einblick in die Geschichte, den Entwicklungsstand und die methodologischen Strategien qualitativer Gesundheits- und Pflegeforschung bieten Doris Schaeffer und Gabriele Müller-Mundt (2002).

Gütekriterien

Entsprechend der unterschiedlichen Forschungslogik können die klassischen Gütekriterien der quantitativen Forschung nicht auf qualitative Forschungsansätze übertragen werden. Quantitative Gütekriterien wurden für bestimmte Methoden wie z. B. Tests oder Experimente entwickelt, die wiederum auf bestimmten wissenschaftstheoretischen Positionen basieren. Kruse verweist darauf, dass in der qualitativen Sozialforschung „diese Gütekriterien aufgrund der erkenntnistheoretischen und methodologischen Grundannahmen nicht angewendet werden können." (Kruse 2015: 55) Qualitative Forschung ist wenig standardisiert und eine identische Wiederholung der Untersuchung aufgrund der geringen Standardisierung ist gar nicht möglich. Dies würde eher gegen die Qualität der Durchführung sprechen. Die Beurteilung qualitativer Forschung vollzieht sich an komplexeren Kriterien. Zur Bewertung **qualitativer Forschung** können folgende **Kernkriterien** herangezogen werden können:

- Anschlussfähigkeit der Forschungsfrage an den wissenschaftlichen Diskurs
- Relevanz bzw. Bedeutsamkeit des Forschungsvorhabens
- Gegenstandsangemessene Methodenwahl
- Intersubjektive Nachvollziehbarkeit des gesamten Forschungsprozesses: Dokumentation des Vorverständnisses der Forschenden sowie die Begründung der Wahl der einzelnen Erhebungsmethoden und des Erhebungskontextes. Dokumentation des Feldzugangs, der einzelnen Untersuchungs- und Auswertungsschritte, der Ergebnisse, der Deutungen, Annahmen, Beobachtungen der Forschenden, der Transkriptionsregeln und des verwendeten Datenmaterials
- Empirische Verankerung: Theoriebildung erfolgt dicht an den Daten, Neues in den Daten entdecken und kodifizierte Verfahren der Datenanalyse offenlegen
- Kohärenz: Stimmigkeit der Theorie, plausibler Argumentationsgang, Erkennen und Offenlegen von Widersprüchen
- Kommunikative Validierung: 1) Überprüfung der Ergebnisse im Forscher:innenteam 2) Diskussion der Ergebnisse mit den Beforschten
- Reflektierte Subjektivität der Forschenden im gesamten Forschungsprozess

- Limitation: Geltungsbereich und Grenzen der entwickelten Theorie (mod. n. Steinke 2007: 319–331)
- Forschungsethische Arbeitsweise.[25]

Beispiel für eine qualitative Forschungsarbeit | Studie von Ballmann, J. et al. (2021): Digitaler Unterricht während der Covid-19-Pandemie an Schulen des Gesundheitswesens. Eine qualitative Befragung von Lehrenden an Pflege- und Physiotherapieschulen. In: Pädagogik der Gesundheitsberufe. Die Zeitschrift für den interprofessionellen Bildungsdialog. (8) 1: 63–75

Ziel dieser Studie war der Umgang der Lehrenden mit der pandemiebedingten Umstellung des Präsenzunterrichts auf digitale Lehr- und Lernformate an Pflege- und Physiotherapieschulen. Um den Umgang der didaktischen Herausforderungen bei den Lehrenden zu beschreiben, wurde ein qualitativ-problemzentriertes teilstrukturiertes Interview gewählt. Das Datenmaterial wurde mittels MAXQDA einer computergestützten inhaltsanalytischen Auswertung unterzogen. Die Auswertung erfolgte deduktiv nach folgenden fünf Hauptkategorien: Unterricht, Erleben und Verhalten vor und während der Umstellung, digitale Kompetenzen, Rahmenbedingungen und Zukunftsaussicht. Diese stellten die Basis für die nachfolgenden Kodierprozesse dar. Es wurden unterschiedliche Bewältigungs- und Belastungsmuster herausgearbeitet, die im Kontext der Stresstheorie und beruflicher Entwicklungsaufgaben diskutiert werden.

Weiterführend wird zum Ausdruck gebracht, inwieweit die Anbahnung beruflicher Handlungskompetenz in den Ausbildungsgängen der Pflege- und Physiotherapie über digitale Medien erfolgen kann. Dies betrifft insbesondere körperlich-leibliche Lerngegenstände, die für diese Berufe eine zentrale Rolle einnehmen. Insgesamt zeigen die Ergebnisse, dass die Kompetenzfelder, die für das Arbeiten mit digitalen Lehr- und Lernformaten benötigt werden, weiterer Untersuchungen bedürfen, um die subjektiven Deutungen und Ausgangsniveaus der

---

25 Ergänzend dazu: Strübing; J./Hirschauer, St./Ayaß, R./Krähnke, U. & Scheffer, Th. (2018). Gütekriterien qualitativer Sozialforschung. Ein Diskussionsanstoß. Zeitschrift für Soziologie 47 (2), 83–100, https://www.degruyter.com/document/doi/10.1515/zfsoz-2018-1006/html [Abruf: 10.04.2023]

Lehrenden, aber auch die Potentiale digitaler Medien für das Lernen in diesen Berufen besser aufzuspüren. Diese Erkenntnisse können als Limitation der Studie gesehen werden.

2.3.3 Mixed-Methods Ansätze

Inzwischen gewinnen Mixed-Methods-Studies in den einschlägigen Wissenschaften von Gesundheit und Pflege zunehmend an Bedeutung. Dabei erfolgt eine Kombination von quantitativen und qualitativen Methoden in einem bestimmten Forschungskontext. Nach Kuckartz (2014: 33) handelt es sich um eine Forschung, „in der die Forschenden im Rahmen von ein- oder mehrphasig angelegten Designs sowohl quantitative als auch qualitative Daten sammeln. Die Integration beider Methodenstränge, d. h. von Daten, Ergebnissen und Schlussfolgerungen erfolgt je nach Design in der Schlussphase des Forschungsprojektes oder bereits in früheren Projektphasen." Ein Nutzen der Verwendung von Mixed-Methods Ansätzen wird darin gesehen, dass ein breiteres Spektrum von Perspektiven von komplexen zu untersuchenden Phänomenen abgebildet werden kann. Limitationen dieses Studiendesigns bestehen darin, dass die Ergebnisse der verschiedenen Teilstudien unzureichend miteinander verknüpft werden und eher nebeneinander stehen. Neben einer sorgfältigen Planung und der Herstellung einer größtmöglichen Transparenz des „Warum", „Wann" und „Wie" die Studienteile kombiniert werden (Mayer 2018: 101), spielt die Methodenkompetenz der Forschenden eine zentrale Rolle.

Fazit | Abschließend ist festzuhalten, dass die Notwendigkeit sowohl von quantitativer als auch von qualitativer Forschung unbestritten ist. Es geht dabei nicht um ein Gegeneinander, denn die Frage, welche Verfahren für den zu untersuchenden Gegenstandsbereich angemessen sind, lässt sich nur im Kontext mit dem jeweiligen Forschungsinteresse und den jeweiligen Fragestellungen bestimmen (Bennewitz 2013: 46). Inzwischen gewinnen auch „Mixed-Methods Ansätze" an Bedeutung (Mayer 2018: 98–101).

Für die jeweiligen Handlungswissenschaften in Gesundheit und Pflege fordern wir einen Methodenpluralismus, der sich aus der Mehrdimensionalität des jeweiligen beruflichen Handelns begründen lässt (u. a.

Ertl-Schmuck/Hänel 2022; Friesacher 2008; Remmers 2011: 15). In allen Forschungsansätzen geht es um wissenschaftliche Erkenntnisse. Die Gemeinsamkeiten bestehen darin, dass Forscher:innen Neugierde und Interesse für Unbekanntes, nicht Erforschtes entwickeln, den Gegenstandsbereich der jeweiligen Disziplin weiterentwickeln und ihren Forschungsprozess und ihre -ergebnisse offen legen, damit diese intersubjektiv nachvollziehbar sind. Die dabei erzielten wissenschaftlichen Erkenntnisse haben immer vorläufigen Charakter, auch das ist eine Gemeinsamkeit in allen Forschungsansätzen. Und wenn Forschung redlich sein soll, dann muss in jedem Forschungsansatz die ethische Dimension reflektiert werden.

Literaturempfehlung

Arbeitsgruppe Gesundheitsfachberufe des Gesundheitsforschungsrates (Hg.) (2012). In: Deutsche Medizinische Wochenschrift: Forschung in den Gesundheitsfachberufen. Potenziale für eine bedarfsgerechte Gesundheitsversorgung in Deutschland. 137. (8) 6 Online: *DMW_Supplement_Gesundheitsfachberufe_2012.pdf*

Behrens, J./Langer, G. (2022): Evidence-based Nursing and Caring. Methoden und Ethik der Pflegepraxis und Versorgungsforschung. 5., vollständig überarbeitete und erweiterte Auflage, Bern: Hogrefe.

Brandenburg, H./Panfil, E.-M./Meyer, H./Schrems, B. (Hg.) (2018): Pflegewissenschaft 2. Lehr- und Arbeitsbuch zur Einführung in die Pflegeforschung. 3., vollständig und erweiterte Auflage, Bern: Huber, Hogrefe AG.

Mayer, H. (2018): Pflegeforschung kennenlernen. Elemente und Basiswissen. 7., überarbeitete Auflage, Wien: Facultas Universitätsverlag.

Mayer, H./van Hilten, E. (2007): Einführung in die Physiotherapieforschung. Wien: Facultas Universitätsverlag.

3 Die wissenschaftliche Arbeit

3.1 Typen wissenschaftlicher Arbeiten

Die Wissenschafts- und Forschungsgeschichte hat unterschiedliche Typen von wissenschaftlichen Arbeiten hervorgebracht. Ihre Entwicklung war und ist abhängig vom jeweiligen disziplinären Hintergrund und der damit verbundenen Forschungstradition, von den Erkenntnisgegenständen und Forschungsinteressen, von publikationsbezogenen Erfordernissen und nicht zuletzt von den jeweiligen technischen Möglichkeiten. Weil diese Typen wissenschaftshistorisch auf dem Boden unterschiedlicher Forschungsfelder gewachsen sind, lässt sich ihre Vielfalt nicht in einer vollständigen und überschneidungsfreien Klassifizierung darstellen. Daher werden Sie in verschiedenen einschlägigen Texten zu diesem Thema Ordnungsversuche finden, die mehr oder weniger stark voneinander abweichen. Wir schlagen an dieser Stelle folgende Typisierung vor:

- theoretische Arbeiten
- empirische Arbeiten
- Literaturarbeiten = Übersichtsarbeiten
- weitere Typen

3.1.1 Theoretische Arbeiten

In einer theoretischen Arbeit setzen Sie sich auf theoretische Art und Weise mit einer oder mehreren Theorien auseinander. Die *theoretische Arbeitsweise* besteht darin, dass Sie diese Theorien ohne Rückgriff auf empirische Daten und Methoden ausschließlich nach logischen und rationalen Prinzipien wie begrifflicher Klarheit, Widerspruchsfreiheit, systematischer Ordnung, plausiblem Argumentationsgang etc. bearbeiten. Die herangezogenen **Theorien** über Ihren Untersuchungsgegenstand stammen aus der wissenschaftlichen Literatur und können vielgestaltig sein. In Frage kommen sowohl abstrakte Theorien großer Reichweite wie bspw. „klassische" Pflegetheorien (Stemmer 2003) als auch Theorien geringerer Reichweite, die häufig auf der Basis empirischer Untersuchungen gewonnen wurden. Weiterhin können Modelle wie etwa das medizinische Risikofaktorenmodell Gegenstand der Betrachtung werden oder Konzepte und theoretische Begriffe wie z. B. das Konzept der beruflichen Handlungskompetenz oder das Konzept Empowerment usw.

Prinzipiell gibt es zwei Zielperspektiven theoretischer Arbeiten: Man kann entweder bereits bestehende Theorien bzw. Modelle unter einem neuen Fokus untersuchen oder aber eine neue Theorie bzw. ein neues Modell auf nicht-empirischem Weg erarbeiten. Allerdings sind die Übergänge zwischen theoretischen Neuentwicklungen und Weiterentwicklungen in der Regel fließend, da in jedem Fall auf den bisherigen wissenschaftlichen Fundus zurückgegriffen wird. Die Entwicklung neuer Theorien ist zudem keine typische Studienleistung, da sie fortgeschrittene wissenschaftliche Kompetenzen und einen hohen zeitlichen Aufwand erfordert. Sie ist deshalb in der Regel der postgradualen Phase vorbehalten. Während des Studiums kommen also vorrangig Bearbeitungen bereits bestehender Theorien und Modelle in Betracht. Dazu gehören:

- **Die Erweiterung einer Theorie**
  Dies bedeutet, den Geltungs- oder Anwendungsbereich einer bereits vorhandenen Theorie unter einer bestimmten Zielstellung neu abzustecken. So untersuchte bspw. Kostrzewa (2002) in ihrer Studienabschlussarbeit, inwieweit die Theorie professionalisierten Handelns von Oevermann (1997) auf das physiotherapeutische Berufshandeln übertragen werden kann. Im Zuge dessen erweiterte sie die bestehende Theorie Oevermanns um die Konstruktion eines physiotherapeutischen Arbeitsbündnisses.
- **Der Theorienvergleich**
  Hier werden zwei oder einige wenige Theorien bzw. Modelle mit einem gemeinsamen Gegenstand miteinander in Beziehung gesetzt. Dies bedeutet, dass zunächst auf einer metatheoretischen Ebene Vergleichskriterien gefunden und formuliert werden müssen, anhand derer man die beiden Theorien dann vergleichend analysiert. Ein solches Vorgehen ist vor allem dann interessant, wenn es sich entweder um sehr unterschiedliche oder auf den ersten Blick sehr ähnliche Theorien handelt. So weist etwa das Modell der Interaktionistischen Pflegedidaktik von Ingrid Darmann-Finck oberflächlich betrachtet viele Gemeinsamkeiten

mit Ulrike Grebs Dialektisch-reflexiver Pflegedidaktik[26] auf. In einem ausführlichen Theorienvergleich lassen sich dann die Spezifika, etwa hinsichtlich der gesellschaftstheoretischen Prämissen, der bildungstheoretischen Basis, des methodischen Zugriffs und der bildungspraktischen Zielstellung herausarbeiten.

- **Die Systematisierung von Theorien**
  Hier werden ebenfalls mehrere Theorien aufeinander bezogen, allerdings in höherer Anzahl und mit ordnender Absicht. Ziel ist es, einen systematischen Überblick über die zentralen Theorien zu einem bestimmten Gegenstandsbereich zu erarbeiten. So führten Reiber/Remme (2009) eine vergleichende Untersuchung von pflegepädagogischen Dissertationen durch, um das wissenschaftliche Selbstverständnis dieser noch jungen Disziplin zu bestimmen. In dieser Arbeit wurden die untersuchten Dissertationen im Hinblick auf ihren theoretischen Kern und ihre wissenschaftstheoretische Ausrichtung systematisiert.
- **Sonstige theoretische Arbeiten**
  Kürzere theoretische Untersuchungen, die während des Studiums in Form von Seminar- oder Bachelorarbeiten angefertigt werden, sind zumeist Mischformen mit analytischen, zusammenfassenden und vergleichenden Anteilen. Als Publikationen treten sie typischerweise in Form von Zeitschriftenaufsätzen und Sammelbandbeiträgen auf. Exemplarisch sei an dieser Stelle eine theoretische Untersuchung zum Zusammenhang zwischen gesundheitsberuflicher Professionalität und Gesundheitsberufspolitik angeführt. Hier wurden aktuelle politische Entwicklungen in den Gesundheitsberufen anhand professionstheoretischer Kriterien untersucht und eingeordnet sowie einige weiterführende Überlegungen abgeleitet (vgl. Unger 2022).

Jede theoretische Arbeit, sei sie erweiternd, vergleichend, systematisierend oder anderweitig angelegt, erfordert vor allem eine gründliche Rezeption und kritische Interpretation der zu untersuchenden Theorien, Modelle und Konzepte. Daher sind theoretische Untersuchungen überwiegend von einer hermeneutischen Arbeitsweise geprägt (zur Hermeneutik siehe auch Kapitel 5.1.2).

---

26 Die beiden Beiträge sind in Band 2 *Theorien und Modelle der Pflegedidaktik* der vierbändigen Handbuchreihe *Pflegedidaktik als Disziplin* veröffentlicht. Siehe dazu Ertl-Schmuck, R./Hänel, J. (Hg.) (2022): Theorien und Modelle der Pflegedidaktik. Eine Einführung. 2., überarbeitete und erweiterte Auflage, Weinheim, Basel, Beltz Juventa

3.1.2 Empirische Arbeiten

Empirisch forschen heißt, „reale" Tatsachen bzw. Ausschnitte aus der Wirklichkeit systematisch zu erfassen und zu untersuchen (zum Empiriebegriff siehe auch Kapitel 1.1.2). Da die Realität nicht unmittelbar erforscht werden kann, erfolgt ihre Untersuchung mit Hilfe von Daten (lat. datum = das Gegebene).[27]

Von empirischen Arbeiten im engeren Sinn soll hier die Rede sein, wenn Sie im Rahmen Ihrer Untersuchung selbst neue Daten erheben oder bereits vorliegende Daten anhand der etablierten Forschungsmethodik auswerten. Dies bedeutet eine relativ strikte Anbindung an eine mehr oder weniger detailliert ausgearbeitete und forschungspraktisch bewährte Methode sowie die Anknüpfung an das zugehörige Forschungsparadigma. Der Standardisierungsgrad empirischer Methoden ist zwar unterschiedlich, dennoch ist das Vorgehen insgesamt erheblich stärker reglementiert und expliziert als bei theoretischen Arbeiten. Deshalb enthalten empirische Arbeiten im Gegensatz zu anderen Typen auch immer ein gesondertes Methodenkapitel, in dem das Untersuchungssample, die Prozesse der Datenerhebung und Auswertung ausführlich beschrieben und methodologisch reflektiert werden. Aufgrund des hohen Zeitaufwands und forschungsmethodischen Anspruchs finden komplexe empirische Arbeiten ebenfalls überwiegend in der postgradualen Phase oder frühestens am Ende des Studiums statt.

Auch empirische Untersuchungen benötigen einen gut fundierten theoretischen Rahmen; die Spezifik ihrer Arbeitsweise liegt aber in ihrem jeweiligen forschungsmethodischen Zugriff und den methodologischen Reflexionen.

Wir können die vielfältigen Möglichkeiten empirischer Arbeiten in gesundheitsbezogenen Forschungsfeldern hier nicht einmal ansatzweise darstellen. Für einen ersten Einblick in typische Forschungsansätze am Beispiel der Therapiewissenschaft und Gesundheits- und Pflegepädagogik sei an dieser Stelle auf Kapitel 2.3 verwiesen. Ein grundlegendes Verständnis

27 Ein Datum ist aber nicht an sich gegeben, d. h. es kann nicht einfach in der Wirklichkeit vorgefunden werden: Daten sind keine Wirklichkeitsausschnitte, sondern lediglich Informationsträger über die Wirklichkeit. Sie werden nicht eingesammelt, sondern erst im empirischen Forschungsprozess aktiv konstruiert. So betont Fleck (2012: 111–122), dass es auch in den Naturwissenschaften keine unmittelbaren Beobachtungen gebe. Vielmehr sei selbst die mikroskopische Beobachtung von Bakterienkolonien denkstilgebunden, da bspw. die Entscheidung, welche Bakterieneigenschaften überhaupt beobachtet werden sollen, sich nicht aus der Wirklichkeit selbst ergibt.

wird sich Ihnen über die Lektüre der einschlägigen Forschungsliteratur eröffnen. Zum Einstieg eignen sich entsprechende Lehrbücher der jeweiligen Fachgebiete. Für die Hebammenwissenschaft liegt bspw. das Lehrbuch „Hebammenforschung“ von Elizabeth Cluett und Rosalind Bluff (2003) in deutscher Übersetzung vor. Für die Physiotherapie sei exemplarisch die „Einführung in die Physiotherapieforschung“ von Hanna Mayer und Erik van Hilten (2007) genannt sowie „Forschung verstehen“ von Erwin Scherfer und Tanja Bossmann (2011). Für die Pflegeforschung bietet Hanna Mayer (2018) „Pflegeforschung kennenlernen“ einen Einblick.

3.1.3 Literaturarbeiten = Übersichtsarbeiten

Im geistes- und sozialwissenschaftlichen Sprachgebrauch und in Publikationen zum wissenschaftlichen Arbeiten wird die Literaturarbeit häufig mit der Theoriearbeit gleichgesetzt und bezeichnet in einem weiteren Sinn alle nicht-empirischen Arbeitsformen. In bestimmten Forschungsgebieten versteht man unter einer Literaturarbeit aber etwas grundlegend anderes: „In dieser besonderen Form der wissenschaftlichen Publikation wird der Stand der wissenschaftlichen Forschung zu einer bestimmten Fragestellung zusammengetragen und kritisch bewertet. Sie ist von den häufiger erscheinenden empirischen Originalarbeiten zu unterscheiden, in denen neue Forschungsfragen entwickelt und empirisch untersucht werden“ (Universität Zürich 2012). Diese Lesart von Literaturarbeiten in einem engeren Sinn ist inzwischen auch in gesundheits-, pflege- und therapiewissenschaftlichen Fächern weit verbreitet. Daher nehmen wir hier ebenfalls eine deutliche Abgrenzung von der Theoriearbeit vor und wollen die Literaturarbeit bzw. Übersichtsarbeit als eigenen Typ ausweisen.

Solche Literaturarbeiten haben immer Überblickscharakter und zielen darauf ab, wissenschaftliche Positionen in einem Gebiet bzw. den Forschungsstand zu einer Frage systematisch aufzubereiten. Hier kommt es also weniger darauf an, neue wissenschaftliche Phänomene zu entdecken; vielmehr besteht der Erkenntnisgewinn in einer systematischen Sammlung, Ordnung und (Neu-)Bewertung bereits bestehender wissenschaftlicher Befunde.

Literaturarbeiten in diesem Sinn werden auch als Übersichtsarbeiten oder Reviews bezeichnet. Je nach Zielstellung und Methode können sie wiederum in verschiedenen Formen auftreten (Becker 2012). So kann das Ziel entweder in einer vollständigen Erfassung und Auswertung der gesamten Forschungsliteratur zu einer eng gefassten Frage bestehen oder in einer begründeten Auswahl relevanter Literatur zu einem breiteren Thema. Dementsprechend variiert auch das methodische Vorgehen bei der Literaturrecherche und nicht zuletzt die Art der Ergebnisdarstellung. Mit dem systematischen Review und der Auswahlbibliografie möchten wir nun exemplarisch zwei kontrastierende Arten von Übersichtsarbeiten vorstellen:

Systematischer Literaturreview

Systematische Reviews eignen sich für relativ eng gefasste empirische Fragestellungen (Al-Nawas/Baulig/Krummenauer 2010). Im Vergleich zu anderen Arbeitstypen wird hier die Recherche der wissenschaftlichen Literatur besonders systematisch betrieben und akribisch dokumentiert. Alle Schritte und Zwischenergebnisse der Recherche (z. B. Suchwortkombinationen, Datenbanken, Trefferzahlen etc.) werden im Detail offengelegt. Die Selektion der gefundenen Literatur erfolgt anhand vorab definierter Ein- und Ausschlusskriterien. Dann werden die ausgewählten Publikationen in Bezug auf vorher festgelegte Qualitätskriterien bewertet und systematisierend dargestellt. Die Spezifik systematischer Reviews liegt also in ihrer besonders elaborierten und stark formalisierten Recherche- und Darstellungsmethode bezüglich einer eng gefassten Forschungsfrage. Die Zielsetzung besteht in einer Zusammenfassung des aktuellen Wissensstandes zu einem bestimmten Thema (Mayer 2018: 181).

In den Gesundheitswissenschaften haben systematische Reviews im Rahmen der evidenzbasierten Medizin, Pflege und Therapie zunehmend an Bedeutung gewonnen. Insbesondere der sogenannte **Cochrane Review** ist inzwischen als eigenständiger Typus einer wissenschaftlichen Arbeit etabliert (ebd.). Ein Cochrane Review überschreitet die Schwelle zur empirischen Arbeit, da hier die Daten vorliegender empirischer Studien in einem neuen und komplexeren Zusammenhang statistisch ausgewertet werden. Ein solches Vorgehen wird Metaanalyse genannt. Umfassende Informationen zu diesem Typ von wissenschaftlichen Arbeiten finden Sie über das deutsche Cochrane Zentrum unter www.cochrane.de/de.

Nach dem Vorbild der **Cochrane Collaboration** haben sich inzwischen weitere Forschungsinstitutionen etabliert, in denen die Prinzipien der Evidenzbasierung und die Methodik systematischer Reviews für andere Forschungsbereiche adaptiert und weiterentwickelt werden. So umfasst das an der Universität von London angesiedelte EPPI-Centre (Evidence for Policy and Practice Information and Co-ordinating Centre) mehrere sozialwissenschaftliche Arbeitsgebiete. Hier werden systematische Reviews u. a. im Bereich der Bildung, Sozialarbeit und Gesundheitsförderung erstellt: https://eppi.ioe.ac.uk/cms

Bibliografie

Eine Bibliografie ist ein Verzeichnis von veröffentlichten Schriften und kann vielfältige Formen annehmen. In einem allgemeinen Verständnis gehören dazu bspw. Bibliothekskataloge und Literaturdatenbanken, aber auch die Literaturverzeichnisse von einzelnen wissenschaftlichen Arbeiten. Unter einer Bibliografie im engeren Sinn ist hier aber die Zusammenstellung und Kommentierung von relevanter wissenschaftlicher Fachliteratur zu einem bestimmten Thema gemeint (Auswahlbibliografie). Im Gegensatz zum systematischen Review geht man bei solchen kommentierten Auswahlbibliografien nach weniger strengen Recherchemethoden vor und beansprucht auch keine lückenlose Erfassung der themenrelevanten Literatur. Die Auswertung ist ebenfalls weniger formal; sie kann von einer schlichten Kurzzusammenfassung bis hin zu einer fundierten Bewertung reichen. Als Beispiel für erstere sei die vom Bundesinstitut für Berufsbildung BIBB) herausgegebene Auswahlbibliografie „Gesundheits(fach)berufe“ genannt (Langenkamp/Linten 2020). Komplexer gestaltete Auswahlbibliografien haben dagegen eine gewisse Ähnlichkeit mit systematisierenden Theoriearbeiten oder Rezensionen.

3.1.4 Weitere Formen

Dokumentenanalyse

Hierbei handelt es sich um eine zielgerichtete Sammlung und Auswertung bereits vorhandener Dokumente. Anders als in Theorie- oder Literaturarbeiten liegt der Fokus aber *nicht* auf der Untersuchung *wissenschaftlicher* Literatur. Das zu analysierende Material besteht also nicht aus Forschungsberichten oder Theorieabhandlungen, sondern aus Dokumenten im Sinne alltagsweltlicher Äußerungen. Solche Dokumente können in Form von Texten vorliegen, z. B. als Patient:innenakten, Dokumente zur Gesundheitsgesetzgebung oder Lehrpläne für Bildungsgänge in den Gesundheitsfachberufen, wobei sowohl aktuelle als auch historische Quellen in Betracht kommen. Zu den Dokumenten im weiteren Sinn zählen auch Bilder, Filme, materiale Objekte etc. als dokumentierte menschliche Lebensäußerungen. Eine Dokumentenanalyse beinhaltet also die Sammlung geeigneter Dokumente, die theoriegeleitete Festlegung von Analysekriterien und die systematische Auswertung anhand dieser Kriterien. Bezüglich der Auswertung kommen unterschiedliche Verfahren in Frage, die sehr offen bis stark standardisiert gestaltet sein können.

Als Beispiel für eine relativ offene Dokumentenanalyse zur Akademisierung der Physiotherapie sei auf Kapitel 3.3 verwiesen. Auswertungen nach strengeren methodischen Vorgaben finden im Rahmen von qualitativen oder quantitativen Inhaltsanalysen (vgl. Mayring 2000) statt. Damit können Dokumentenanalysen dem empirischen Arbeitstyp im weiteren Sinn zugeordnet werden, denn sie enthalten systematische Tatsachenbeobachtungen, ohne dass eigens neue Daten erhoben werden müssen.

Rezension

Die wissenschaftliche Rezension ist eine eigenständige Arbeitsform zur strukturierten Vorstellung von wissenschaftlichen Neuerscheinungen (in der Regel Monografien oder Sammelbände). Sie enthält eine knappe inhaltliche Zusammenfassung und eine kritische Würdigung des betreffenden Werks in Bezug auf dessen Intention und auf wissenschaftliche Gütekriterien (lat. recensere = prüfen, mustern). Rezensionen sind typische Textformen in geistes- und sozialwissenschaftlichen Fächern und erfordern eine hermeneutische Arbeitsweise. Innerhalb der wissenschaftlichen Gemeinschaft haben sie eine wichtige Funktion, da sie der Fachöffentlichkeit kompakte Informationen bieten und so den Diskurs befördern können (vgl. Mey 2000). Etliche Zeitschriften verfügen über eine eigene Rubrik für Rezensionen.[28]

Essay

Ein Essay (engl. essay = Versuch, Aufsatz) ist ein Texttyp in relativ freier Form, der im Wissenschaftsbereich hauptsächlich in der Philosophie behei-

---

28 Zu gesundheits- und pflegebezogenen sowie pflegedidaktischen Themen finden Sie weitere Rezensionen bspw. über www.socialnet.de/rezensionen.

matet ist. Obwohl er dort eine lange Tradition und seinen festen Platz hat, handelt es sich um keine ausschließlich wissenschaftliche Arbeitsform, da er auch im Journalismus häufig vorkommt. Ein Essay ist vergleichsweise ausdrucksstark und in seiner Meinungsfreude recht offensiv. Trotzdem muss auch hier größte Sorgfalt auf eine stringente Argumentation gelegt werden. Der Essay kommt häufig ohne die typisch wissenschaftlich gegliederte Einleitung daher und verzichtet auf umfangreiche Quellennachweise. Damit steht er formal der Theoriearbeit und der belletristischen Literatur näher als einem wissenschaftlichen Forschungsbericht. Allerdings gibt es unterschiedliche Traditionen im Verfassen von wissenschaftlichen Essays (vgl. Kruse 2007a: 204–208). Als Beispiel für einen Essay aus dem Bereich der Berufspädagogik sei hier eine Abhandlung über das Verhältnis der Berufspädagogik zur Pflegedidaktik genannt (Grottker im Erscheinen).

Zwischenfazit | In der Zusammenschau mit unserem denkkollektivistischen Wissenschaftsmodell nach Fleck (siehe Kapitel 1.2) wird deutlich, dass einzelne Typen von wissenschaftlichen Arbeiten vorrangig in bestimmten Sphären der Wissenschaft aufzufinden sind.

So erscheinen empirische Forschungsberichte vor allem in der sogenannten Zeitschriftwissenschaft und systematisierende Theoriearbeiten eher in der Handbuch- oder Lehrbuchwissenschaft.

Weiter haben wir gesehen, dass sich für jeden Arbeitstyp zwar eine spezifische Struktur beschreiben lässt, dass viele Elemente aber in mehreren bzw. allen Typen vorkommen. So gibt es keine rein empirischen Arbeiten ohne theoretische Bezüge und auch eine realwissenschaftliche Theoriearbeit richtet sich auf wirkliche Phänomene und ist von empirischen Tatsachen beeinflusst. Wie bereits einleitend betont, kann unsere Typisierung also keine trennscharfe Systematik wissenschaftlicher Arbeiten darstellen. Ihre Funktion liegt vielmehr darin, Ihnen eine erste Orientierung über verschiedene Formen wissenschaftlicher Arbeiten zu geben, die in gesundheits-, pflege-, therapie- und hebammenbezogenen Studienfächern sowie lehrer:innenbildenden Studiengängen in Gesundheit und Pflege relevant sind.

Ferner sollte die je spezifische Herangehensweise deutlich geworden sein, die für einen bestimmten Typ stilprägend ist. Dementsprechend gibt es auch mehr oder minder ausgeprägte Unterschiede im Aufbau einer wissenschaftlichen Arbeit, die wir hier aber nicht im Detail darstellen können. Wir erläutern im folgenden Kapitelteil den „Prototyp" einer wissenschaftlichen Arbeit als gemeinsamen Nenner und nehmen an einigen Stellen ggf. kleinere Differenzierungen vor.

3.2 Aufbau einer wissenschaftlichen Arbeit

Wie kann nun so ein *Prototyp* einer wissenschaftlichen Arbeit aussehen? Im Laufe der Zeit haben sich bestimmte Grundstrukturen wissenschaftlichen Arbeitens herausgebildet, die in vielen Publikationen beschrieben werden. Beim Verfassen einer wissenschaftlichen Arbeit sollten diese genutzt und eingeübt werden.

Zu folgenden Fragen werden Sie in den folgenden Textabschnitten Antworten finden:

- Welche zentralen Bestandteile gehören zu den Grundstrukturen jeder wissenschaftlichen Arbeit?
- Wie lassen sich diese formalen Anforderungen näher beschreiben?

Zentrale Bestandteile jeder wissenschaftlichen Arbeit sind folgende Elemente:[29]

29 Bei größeren Arbeiten wie z. B. Dissertationen oder Habilitationsschriften gibt es auch ein „Vorwort", das vor dem Kapitel „Einleitung" platziert wird. Dieses enthält die Darstellung persönlicher Interessen für das Verfassen der Arbeit sowie Danksagungen an Personen, die ideelle aber auch finanzielle Unterstützungsleistungen gegeben haben.

- Titel der Arbeit (Deckblatt)
- Inhaltsverzeichnis
- Einleitung
- Hauptteil
- Zusammenfassung/Ausblick
- Literaturverzeichnis
- Tabellen-, Abbildungs- und Abkürzungsverzeichnis
- Abstract
- Anhang
- Selbstständigkeitserklärung

Abbildung 6: Elemente einer wissenschaftlichen Arbeit (eigene Darstellung)

In den folgenden Ausführungen werden die wichtigsten Elemente dieser Grundstruktur vorgestellt und erläutert.

3.2.1 Titel der Arbeit (Deckblatt)

Die Angaben für das Deckblatt werden vom jeweiligen Fachbereich bzw. Prüfungsamt vorgegeben. Das Deckblatt wird optisch in vier Bereiche gegliedert:

- Universität, Fakultät/Institut, Fachbereich o. ä.
- Modulbezeichnung, Art der Prüfungsleistung (z. B. Modulprüfung, Bachelor-, Master- oder Staatsexamensarbeit), Angaben zu den Gutachter:innen
- Titel und Untertitel der wissenschaftlichen Arbeit
- Angaben zu Verfasser:in, Ort und Abgabedatum

Bei dieser Vierteilung wird der Titel der Arbeit besonders hervorgehoben. Bei jeder wissenschaftlichen Arbeit steht zu Beginn der Titel der Arbeit, bei dessen Formulierung einige Richtlinien zu beachten sind. Wahl des Titels im Ermessen des Autors/der Autorin liegt, so sind dennoch einige Richtlinien zu beachten. Der Titel gibt Auskunft darüber, worin der Schwerpunkt der Arbeit liegt. Demzufolge darf der Titel keine Inhalte andeuten, die in der Arbeit nicht bearbeitet werden. Vorsicht ist zudem geboten bei *plakativen Formulierungen* wie bspw. „Gesundheitsberufe im Abseits“. Derartige Formulierungen sind unpräzise, denn sie lassen einen breiten Interpretationsspielraum zu: Sind damit bspw. Strukturen der Bildungsgänge in den Gesundheitsberufen oder gesellschaftliche Anerkennungsproblematiken gemeint? Dennoch kann ein solcher Titel vorangestellt werden, sofern ein Untertitel mit einem eingrenzenden Charakter folgt. Im folgenden Beispiel könnte der Untertitel den eher plakativen Titel konkretisieren:

„Gesundheitsberufe im Abseits"
Eine Analyse der Bildungsstrukturen ausgewählter Gesundheitsberufe

Hier wird der Fokus der Untersuchung expliziert und die Leser:innen erfahren etwas über die Spezifik der Bildungssysteme ausgewählter Gesundheitsberufe und weshalb diese im Abseits stehen.

Zu empfehlen ist bei Hausarbeiten, Bachelor-/Master- und Staatsexamensarbeiten: Besprechen Sie den Titel mit den betreuenden Dozent:innen.

3.2.2 Inhaltsverzeichnis

Das Inhaltsverzeichnis enthält alle wesentlichen Elemente der Arbeit inklusive Seitenangaben und ermöglicht den Leser:innen, sich über den Aufbau der Arbeit schnell einen Überblick zu verschaffen. Zum Inhaltsverzeichnis gehören: inhaltliche Gliederung der Ausarbeitung mit Einleitung, Hauptteil und Zusammenfassung/Ausblick, Literaturverzeichnis, Tabellen-, Abbildungs- und Abkürzungsverzeichnis (optional, Platzierung bedarf der Klärung), Abstract (optional, Platzierung bedarf der Klärung), Anhang und Selbstständigkeitserklärung.

Klären Sie mit Ihren Prüfer:innen, ob die Anordnungen einzelner Elemente des Inhaltsverzeichnisses (Tabellen-, Abbildungs- und Abkürzungsverzeichnis) vor der inhaltlichen Gliederung der Arbeit oder nach dem Literaturverzeichnis integriert werden sollen. Auch ist zu klären, ob ein Abstract in deutscher und englischer Sprache gefordert wird und an welcher Stelle dieses platziert werden soll.

Die inhaltliche Gliederung der Arbeit

Die inhaltliche Gliederung der Arbeit enthält die zentralen Gliederungspunkte mit Untergliederungen von der Einleitung bis zur Zusammenfassung bzw. zum Ausblick. Alle zentralen Themen der inhaltlichen Ausarbeitung werden in eine systematische Reihenfolge gebracht. Die einzelnen Gliede rungsebenen stellen den logischen Aufbau der Arbeit dar und verdeutlichen die sachlogischen Zusammenhänge der einzelnen Gliederungspunkte. Für die Gliederung sind einige formale Richtlinien zu beachten. Formal ist ein durchgängiges Gliederungsprinzip nach dem Dezimalprinzip einzuhalten. Hierbei ist nicht entscheidend, ob z. B. die Gliederungsziffern mit einem Punkt abgeschlossen werden oder mit wieviel Abstand die Gliederungspunkte eingerückt sind, vielmehr gilt es, sich für ein Prinzip zu entscheiden und dieses konsequent umzusetzen. Die Gliederungspunkte sollten jedoch übersichtlich angeordnet und optisch entsprechend ihrer Bedeutung bündig eingerückt werden. In jedem einzelnen Gliederungspunkt gilt es mindestens zwei eigenständige Untergliederungspunkte zum Ausdruck zu bringen (z. B. wenn 1.1 dann muss auch 1.2 folgen) und max. bis zur dritten Gliederungsebene führen (z. B. 4.3.1). Eine zu tiefe Untergliederung ist für die Leser:innen unübersichtlich und eher verwirrend. Die Untergliederung muss den übergeordneten Gliederungspunkt aufschlüsseln und in Bezug zur Fragestellung konkretisieren.

Dabei ist inhaltlich bei den Überschriften der einzelnen Gliederungsebenen auf informative und präzise Formulierungen zu achten. Sie müssen eine inhaltliche Substanz aufweisen. Eine schlagwortartige Formulierung wie z. B. „Lernortkooperation“ ist nicht ausreichend, da diese wenig aussagekräftig ist. Hier müsste eine Präzisierung wie z. B. „Das Konzept der Lernortkooperation“ vorgenommen werden. Die Überschriften in der Gliederung müssen mit denen im Hauptteil übereinstimmen und der aus der Bezeichnung eines Gliederungspunktes darin eingefasste Inhalt hervorgehen. Lediglich bei den Kapiteln „Einleitung“, „Zusammenfassung/Ausblick“ ist eine präzisere Bezeichnung nicht nötig.

Hier ein Beispiel zu den Gliederungsebenen einer Theoriearbeit:

Das Konzept der Lernortkooperation
- ein pflegedidaktischer Blick

Abbildung 7: Gliederungsebenen einer Theoriearbeit (eigene Darstellung)

3.2.3 Einleitung

Die Einleitung hat innerhalb einer wissenschaftlichen Arbeit eine besondere Bedeutung, denn schon die ersten Sätze haben eine besondere Wirkung auf den:die Leser:in und können das Interesse für Ihr Thema wecken. Je nach Schwerpunktsetzung sind folgende Möglichkeiten denkbar, z. B.

- **persönliches Erlebnis**
  z. B.: Zu Beginn meiner Ausbildung habe ich mich wie ein Fremdkörper gefühlt
- **aktuelles Geschehen**
  z. B.: In der aktuellen Ausgabe der Tageszeitung XY berichtet eine Gesundheitswissenschaftlerin über Ernährungsgewohnheiten bei Schulkindern
- **aktuelle berufspolitische Diskussionen**
  z. B. Gesetzesnovellierung des Pflegeberufegesetzes
- **historischer Bezug**
  z. B. Die ersten Anfänge der Akademisierung der Hebammen
- **aktuelle Forschungsprobleme**
  z. B. aus der Unterrichtspraxis, aus dem klinischen Alltag

In der Einleitung wird in das Thema eingeführt und das eigene Interesse für die Ausarbeitung der Arbeit hervorgehoben. Dabei wird beschrieben, worum es in der Arbeit geht und inwiefern dieses Thema als relevant, fragwürdig, interessant oder aktuell gilt. Hier erfolgt eine Problemdarstellung und -präzisierung zu der gewählten Thematik, die mit wissenschaftlichen Quellen untermauert wird. Dabei spielt der aktuelle Forschungsstand eine Rolle, da hier Forschungslücken entdeckt und darüber eigene Untersuchungsfragen formuliert werden können.

Gut zu wissen! Keine unüberlegten Ausführungen von immer wiederkehrenden Plattheiten bei der Problembeschreibung, wie bspw. demografischer Wandel, der inzwischen für jegliche Problemfelder im Kontext von Gesundheit und Pflege eingebracht wird.

Ist ein Problem beschrieben, besteht der nächste Schritt im Formulieren erkenntnisleitender Fragen, die den roten Faden der weiteren inhaltlichen Arbeit bilden. Nichts leichter als das, oder? Die Erfahrung zeigt jedoch, dass das Formulieren der Fragestellung eine der schwierigsten Aufgaben im Forschungsprozess ist. Die Fragestellung entwickelt sich erst dann, wenn Sie sich mit der einschlägigen Literatur auseinandergesetzt und einen guten Über- und Einblick in das einschlägige Forschungsgebiet haben. Bedenken Sie: Sie können nicht alles erkunden, lediglich einen kleinen Ausschnitt erforschen. Beim wissenschaftlichen Arbeiten gibt es eine Regel: *Weniger ist mehr!* Die Fragestellung muss klar und verständlich formuliert werden sowie realistisch gehalten und in der zur Verfügung stehenden Zeit zu bewältigen sein. Die Fragen dienen in der sich anschließenden Ausarbeitung als roter Faden der Arbeit und bieten einen steten Bezugspunkt. Folglich sollte kein Kapitel in der Arbeit zu finden sein, das keinen Beitrag zur Beantwortung der erkenntnisleitenden Fragen leistet.

Das folgende Beispiel veranschaulicht, auf welche Weise zu einem Thema spezifische Fragen gebildet werden können. Angenommen eine Arbeit befasst sich mit dem Thema „Lernortkooperation im Berufsfeld Pflege“, so ist dies zunächst ein breit gefächertes Thema. Innerhalb dieses Themas lassen sich – z. B. durch Recherche und inhaltlicher Auseinandersetzung mit relevanter Literatur – Probleme auf der strukturellen oder auf der mikrodidaktischen Ebene finden, die schließlich präzisiert und in eine zentrale Frage überführt werden. So kann gefragt werden: „Welche lernortübergreifenden didaktischen Maßnahmen gibt es und welche Ziele werden in diesen angestrebt?“

Darüber hinaus wird die geplante methodische Vorgehensweise vorgestellt. Geht es um eine Theorie- oder Literaturarbeit, eine empirische Arbeit oder einen Essay? Hier wird offengelegt, mit welchen Methoden Sie sich dem Thema bzw. der Ausarbeitung der Fragen nähern und welche Eingrenzung Sie vornehmen wollen. In der o. g. Frage zur Lernortkooperation im Berufsfeld Pflege wird eine pflegedidaktische Eingrenzung auf die Lernortkooperation und eine hermeneutische Theoriearbeit vorgenommen.

Am Ende der Einleitung werden Mittel und Wege der Recherche offengelegt, um darüber die Literaturauswahl transparent zu machen. Der Hinweis, man habe im Internet recherchiert, genügt nicht. Sie sollten genau ausführen, über welche (Fach-)Datenbanken, Institutionen, Suchmaschinen etc. recherchiert wurde und welche Stichworte sowie Synonyme bei dieser Suche herangezogen wurden. Ein- und Ausschlusskriterien werden benannt und begründet. Wie ausführlich die Literaturrecherche dokumentiert sein muss, hängt von Ihrer methodischen Vorgehensweise ab (siehe dazu Kapitel 3.1).

Danach geben Sie einen Überblick über den Inhalt der folgenden Gliederungspunkte. Dieser Abschnitt dient der Überleitung in den Hauptteil. Es wird geklärt, in welcher Reihenfolge die Gliederungspunkte behandelt werden. Es sind jedoch lediglich die wichtigsten Punkte der Arbeit zu nennen.

Eine gute Einleitung bietet somit wesentliche Informationen, die zur Bearbeitung des Forschungsproblems nötig sind. Auch wenn der Einleitung beim wissenschaftlichen Arbeiten eine hohe Bedeutung zukommt, nimmt diese innerhalb einer Hausarbeit lediglich ca. 10 % des Gesamtumfangs ein.

Gut zu wissen! Bei einem systematischen Literaturreview wird nach der Einleitung ein eigenes Kapitel zur Literaturanalyse eingefügt. Dieses beinhaltet eine ausführliche Suchstrategie mit Ein- und Ausschlusskriterien (z. B. Einschlusskriterien: multimorbide Patient:innen im Klinischen Setting der Akutversorgung etc.; Ausschlusskriterien: Bewohner:innen in Pflegeheimen etc.) sowie die Darstellung der systematischen Recherche in einschlägigen Literaturdatenbanken (z. B. PubMed, CINAHL, Cochrane Database etc.) mit den entsprechenden Suchbegriffen und Suchkombinationen (siehe hierzu Kapitel 4).

3.2.4 Hauptteil

Der Hauptteil ist das Kernstück der Arbeit. Hier erfolgt die Analyse, in der die eingangs formulierten Fragen z. B. mittels einer hermeneutischen Theoriearbeit oder einem Essay bearbeitet werden (weitgehend bei Hausarbeiten). Die Gliederung des Hauptteils unterscheidet sich bei empirischen Arbeiten von einer Arbeit, die ausschließlich eine Theoriearbeit oder einen Essay beinhaltet (siehe dazu Kapitel 3.1). Eine empirische Arbeit beinhaltet im Hauptteil einen Theorieteil und einen empirischen Teil, in dem die wissenschaftstheoretische Einordung, die Forschungsmethoden und Datenerhebungsinstrumente, das Sample, der Zugang zum Forschungsfeld, ethische Aspekte, die Auswertungsverfahren bzw. die Datenanalyse, die Forschungsergebnisse und deren Interpretation dargestellt werden. Daran schließt sich eine kritische Methodendiskussion an.

Bei einer ausschließlichen Theoriearbeit werden unterschiedliche Theorien, Konzepte und Positionen dargelegt und mit Bezug zur Fragestellung gedeutet, Zusammenhänge aufgezeigt und Lücken ggf. Widersprüche aufgedeckt. Bedenken Sie: Wissenschaft fußt immer auf Erkenntnissen, Informationen, Ideen Dritter, kurzum auf Material, das Sie nicht selbst besitzen müssen, das aber für Ihren eigenen Gedankengang unverzichtbar ist. Achten Sie darauf, dass Ihre Gedanken argumentativ logisch verknüpft sind und einen Sinnzusammenhang ergeben. Die Absätze weisen demzufolge eine sinnvolle Länge auf. Oft entsteht ein falscher Eindruck, wenn bereits nach zwei Sätzen ein Absatz gebildet wird.

Gut zu wissen! Zu beachten ist, dass die inhaltlichen Ausführungen im Hauptteil auf die Beantwortung der Fragen hinführen und die Argumentation nachvollziehbar ist. Die einzelnen Kapitel werden durch überleitende Sätze miteinander verknüpft. Das erhöht die Kohärenz des Textes.

3.2.5 Zusammenfassung und Ausblick

In der Zusammenfassung stellen Sie einen klaren Bezug zur Einleitung und zum Hauptteil her. Dabei gehen Sie auf die in der Einleitung formulierten Fragestellungen ein und präsentieren Ihre Ergebnisse kritisch reflektiert und prägnant. Daran schließt sich eine Gesamtbewertung an. Achten Sie darauf, dass übertriebene Bescheidenheit wie z. B. "... in meiner Arbeit konnte ich wenig klären …" ebenso fehl am Platz ist, wie Aussagen „… die erzielten Erkenntnisse lösen alle Probleme …". Im Schlussteil werden keine neuen Informationen zu Ihrer Forschungsfrage eingebracht. Vielmehr geht es darum, zentrale Erkenntnisse Ihrer Ausarbeitung prägnant zusammenzuführen und diese kritisch zu reflektieren.

Der Ausblick dient dazu, bevorstehende Entwicklungen aufzuzeigen und die gewonnenen Erkenntnisse in die Praxis und Forschung einzubinden. Dabei können Sie auch Grenzen Ihrer Arbeit und offene, weiter zu untersuchende Fragen benennen (vgl. u. a. Stickel-Wolf/Wolf 2022: 212 f.). Die Zusammenfassung umfasst ebenso wie die Einleitung ca. 10 % des gesamten Textes.

3.2.6 Quellen- und Literaturverzeichnis

Das Quellen- und Literaturverzeichnis erfolgt in alphabetischer Reihenfolge nach den Nachnamen der erstgenannten Autor:innen bzw. Herausgeber:innen. Dabei müssen alle im Text verwendeten Werke in bibliografischer Vollständigkeit aufgeführt werden. Die Auflage, sofern es nicht die erste ist, und der Verlagsort müssen angegeben werden. Gibt es mehrere Autor:innen oder Verlagsorte, werden maximal drei Autor:innen und zwei Verlagsorte angegeben. Bei mehr als drei Autor:innen nur den ersten angeben und „et al." oder „u. a." anfügen. Beispiel: Feldmann, Milena et al. 2022.

Bei mehreren Arbeiten des:derselben Autors:Autorin mit gleichem Erscheinungsjahr werden kleine Buchstaben zur Unterscheidung angeführt. Beispiel: Darmann-Finck, Ingrid 2010a; Darmann-Finck, Ingrid 2010b etc. Bei unterschiedlichen Erscheinungsjahren werden die Quellen so geordnet, dass das jüngste Werk zuerst und das älteste zuletzt aufgeführt werden.

Der Verlag kann, muss jedoch nicht angegeben werden. Entscheiden Sie sich dafür ihn anzugeben, sollten Sie das bei allen Quellen tun. Die Interpunktion der Quellenangabe ist Ihnen überlassen. Grundsätzlich gilt: Sie muss einheitlich und nachvollziehbar sein. Welche Informationen der unterschiedlichen Literaturgattungen in der Angabe enthalten sein müssen, können Sie im nachfolgenden Abschnitt lesen.

Monografien

Die Monografie ist eine „Einzelschrift", die sich der Darstellung eines Themas widmet und üblicherweise von einer Person verfasst wurde.
Aufbau | *Nach- und Vorname(n)* – (Erscheinungsjahr) – Titel – Untertitel – Auflage – Verlagsort – ggf. Verlag
Beispiel | Waldenfels, B. (2000): Das leibliche Selbst. Vorlesungen zur Phänomenologie des Geistes. Frankfurt/Main: Suhrkamp

Handbücher/Sammelbände

Ein Handbuch oder ein Sammelband besteht aus verschiedenen wissenschaftlichen Beiträgen mehrerer Autor:innen zu bestimmten Themen, die von einem oder mehreren Herausgeber:innen veröffentlicht werden. Der Vorteil liegt dabei in der Mehrperspektivität, mit der die Thematik beleuchtet wird.
Aufbau | *Nach- und Vorname(n)* – (Hg.) oder (Hrsg.) – (Erscheinungsjahr) – Titel – Untertitel – Auflage –Verlagsort – ggf. Verlag
Beispiel | Arnold, R./Lipsmeier, A./Rohs, M. (Hg.) (2022): Handbuch Berufsbildung. Bielefeld: Bertelsmann

Aufsatz aus einem Handbuch bzw. Sammelband

Aufbau | *Nach- und Vorname(n)* – (Erscheinungsjahr) – Titel des Beitrags – Untertitel – In: *Nach- und Vorname(n)* – (Hg.) oder (Hrsg.) – Titel des Sammelbandes – Untertitel – Auflage – Erscheinungsort – ggf. Verlag –Seitenangabe des Aufsatzes (erste und letzte Seite)
Beispiel | Herzberg, H. (2023): Zur Komplementarität biographieanalytischer und phänomenologischer Zugänge der Pflegebildung. In: Nittel, D. et al. (Hg.): Handbuch. Erziehungswissenschaftliche Biographieforschung und Biographiearbeit. Weinheim, Basel: Beltz Juventa: 1181–1192

Zeitschriftenartikel

Bei der Verwendung von Zeitschriftenartikeln in wissenschaftlichen Arbeiten sollte darauf geachtet werden, dass es sich dabei um Fachzeitschriften handelt. Anspruch eines Zeitschriftenartikels ist die Aktualität des Wissens bzw. Forschungsstandes zu einem eingegrenzten Themenbereich.
Aufbau | *Nach- und Vorname(n)* – (Erscheinungsjahr) – Titel – Untertitel – In: Name der Zeitschrift – (Jahrgang) – Heftnummer – Seitenangabe des Artikels (erste und letzte Seite)
Beispiel | Ebinger, M./Jaki, Ch./Tervaskanto-Mäentausta, T. (2021): Virtuelle Lehre in Zeiten der SARS-CoV-2-Pandemie. In: Zeitschrift der Gesundheitsberufe. Die Zeitschrift für den interprofessionellen Bildungsdialog. (8) 1: 38–43

Internetquellen
Internetquellen können aus verschiedenen wissenschaftlichen Texten bestehen. Bei der Quantität der Beiträge ist eine Wissenschaftlichkeit nicht immer garantiert. Internetdatenbanken, welche allgemeines Wissen zur Verfügung stellen, wie z. B. Wikipedia, werden nicht als wissenschaftliche Quelle anerkannt. Aus diesem Grund sind ein kritischer Umgang sowie eine Materialanalyse und eine Relevanzprüfung unumgänglich. **Aufbau** | *Nachname, Vorname(n) oder Körperschaft* – Erscheinungsjahr – Titel – Untertitel – wenn vorhanden Datum der letzten Aktualisierung – wenn vorhanden Erscheinungsort – URL – Downloaddatum in eckiger Klammer **Beispiel** | United Nations. 2015. Transformation unserer Welt: die Agenda 2030 für nachhaltige Entwicklung. Resolution der Generalversammlung, verabschiedet am 1. September 2015. https://www.un.org/Depts/german/gv-70/band1/ar70001.pdf [Abruf: 24.03.2023]
Lexika/Enzyklopädien
Lexika und Enzyklopädien sind Nachschlagewerke, die sich dazu eignen allgemeine oder fachspezifische Begriffe, Definitionen oder Sachverhalte nachzuschlagen. Sie bieten einen Einstieg in die Thematik. Bei dieser Literaturform ist auf die Aktualität zu achten. Angabe eines Artikels aus einem Lexikon: **Aufbau** | *Nach- und Vorname(n)* – (Erscheinungsjahr) – Titel des Artikels – Untertitel – In: Titel des Lexikon – Untertitel – hrsg. von – Nach- und Vorname des Herausgebers – Bandangabe – Einzelbandtitel – hrsg. von – Einzelbandherausgeber – Verlagsort – ggf. Verlagsname – Seitenangabe des Artikels **Beispiel** | Heursen, G. (1983): Kompetenz – Performanz. In: Enzyklopädie Erziehungswissenschaft, hrsg. von Lenzen, D./Mollenhauer, K., Bd. 1: Theorien und Begriffe der Erziehung und Bildung. Stuttgart: Klett Verlag: 472–478
Hochschulschriften
Veröffentliche oder unveröffentlichte Hochschulschriften, dazu gehören Master- und Staatsexamensarbeiten, Dissertationen und Habilitationsschriften. Diese zeichnen sich ebenfalls durch die Aktualität des Forschungsstandes, Vertiefung einer bestimmten Problematik und neu gewonnene Erkenntnisse aus. Beachten Sie, dass bei einer Hochschulschrift die Universität/Hochschule, der Fachbereich, Dissertation (Diss.)/Habilitation (Habil.) sowie gegebenenfalls unveröffentlicht (unveröff.) angegeben werden muss. **Aufbau** | *Nach- und Vorname(n)* – (Erscheinungsjahr) – Titel – Untertitel – Erscheinungsort – ggf. unveröff. Diss./Habil. – Fachbereich – Universität/Hochschule **Beispiel** | Junghahn, M.-L. (2018): Performance-Art und Pflegedidaktik. Eine empirische Untersuchung über Perspektiven performativen Handelns für die Pflegedidaktik. Dresden. Unveröff. Staatsexamensarbeit im Fachbereich Gesundheit und Pflege /Berufliche Didaktik an der TU Dresden.

Sonderfälle

- Kein Ort: „ohne Ort“ (o.O.)
- Kein Erscheinungsjahr: „ohne Jahr“ (o.J.)
- Kein:e Autor:in: „Autor:in unbekannt“ bzw. „ohne Verfasser:in“ (o. V.)

Tabelle 2: Quellenangaben unterschiedlicher Literaturgattungen (angelehnt an Bohl 2005: 43–46)

3.2.7 Tabellen-, Abbildungs- und Abkürzungsverzeichnis

Die Platzierung dieser Verzeichnisse wird je nach Fachbereich unterschiedlich gehandhabt. Klären Sie diese mit ihrem:ihrer jeweiligen Dozent:in. Wichtig ist: Die in der inhaltlichen Ausarbeitung eingefügten Tabellen bzw. Abbildungen haben jeweils prägnante Überschriften und werden durchnummeriert. Wenn in der Arbeit nur ein bis zwei Tabellen bzw. Abbildungen vorkommen, dann entfällt dazu ein Verzeichnis. Ebenso bedarf es eines Abkürzungsverzeichnisses. Alle nicht allgemein gebräuchlichen Abkürzungen werden alphabetisch geordnet erläutert. Beim erstmaligen Gebrauch einer Abkürzung in der inhaltlichen Ausarbeitung wird der jeweilige Begriff ausgeschrieben und in Klammer die Abkürzung angefügt. Falls in einem Text lediglich allgemein anerkannte Abkürzungen, die im Duden zu finden sind, verwendet werden, dann entfällt dieses Verzeichnis.

Die folgende Tabelle gibt einen Überblick über allgemein anerkannte Abkürzungen.

a. a. O.	am angeführten Ort	**o. J.**	ohne Jahresangabe
Aufl.	Auflage	**o. O.**	ohne Ortsangabe
Bd.	Band	**o. V.**	ohne Verfasser:in
bspw.	beispielsweise	**S.**	Seite
ders./dies.	der-/dieselbe	**s.**	siehe
Diss.	Dissertation	**Sp.**	Spalte
Dok.	Dokument	**u. a.**	und andere (Autor:in, Verlagsorte)
ebd.	ebenda		
et al.	et alii = u. a.	**u. Ä.**	und Ähnliches

f., ff.	folgende Seite/n	**u. U.**	unter Umständen
ggf.	gegebenenfalls	**vj.**	vierteljährlich
H.	Heft	**Verf.**	Verfasser:in
Hrsg./Hg.	Herausgeber:in	**Verl.**	Verlag
hrsg. v.	herausgegeben von	**vgl.**	vergleiche
Jg.	Jahrgang	**Vol.**	Volume (Band)
N.N.	nomen nescio	**z. B.**	zum Beispiel
Nr.	Nummer	**zit.**	zitiert
n.	nach		

Tabelle 3: Allgemein anerkannte Abkürzungen / Index / Abkürzungen (modifiziert nach Rossig/Prätsch 2008: 101)

3.2.8 Abstract

International ist es üblich, der inhaltlichen Ausarbeitung eine kurze Zusammenfassung der wesentlichen Aussagen der Arbeit voran- bzw. nachzustellen. Problem- und Fragestellung, methodisches Vorgehen sowie zentrale Ergebnisse und Erkenntnisse der Arbeit werden in Kurzform (eine halbe bis max. eine DIN A4 Seite) zusammengeführt. Ein Abstract wird jedoch nicht immer gefordert. Der Abstract kann erst am Ende der Ausarbeitung formuliert werden und enthält keine Klassifikationsnummer (vgl. Rossig/Prätsch 2008: 89). Am Anfang des Abstracts werden Schlüsselbegriffe (z. B. Lernberatung, Subjektorientierung, Lernortkooperation) formuliert, die in der Arbeit von Bedeutung sind. Falls die Arbeit veröffentlicht werden soll, wird darüber die Zuordnung in Bibliotheken oder Datenbanken erleichtert.

3.2.9 Anhang

Im Anhang werden Dokumente angefügt, die im Text den Lesefluss erheblich stören würden. Das heißt nicht zwingend, dass Tabellen oder Grafiken nicht an passender Stelle im Text integriert werden dürfen. Wichtig dabei ist, dass auf alle im Anhang aufgeführten Dokumente wie z. B. Tabellen und Grafiken, aber auch Studien, Lehrplanausschnitte o. ä., in der Arbeit eingegangen wurde. Die verschiedenen Teile eines Anhangs sollten in einer logischen Reihenfolge z. B. nach dem Aufbau Ihrer Arbeit geordnet sein und zur besseren Übersicht jeweils auf einem separaten Blatt beginnen (vgl. Stickel-Wolf/Wolf 2022: 266f.). Vor dem eigentlichen Anhang wird ein Anhangsverzeichnis erstellt, in dem die einzelnen Anhänge mit entsprechenden Überschriften durchnummeriert und mit Seitenangaben aufgeführt werden.

3.2.10 Selbstständigkeitserklärung

In der wissenschaftlichen Arbeit muss jede Textstelle, die dem Wortlaut oder den Gedanken eines anderen Autors bzw. einer anderen Autorin entspricht, über direkte bzw. indirekte Zitate gekennzeichnet werden. Dies wird über die folgende Erklärung zum Ausdruck gebracht.[30]

Erklärung

„Ich versichere, dass ich die vorliegende Arbeit selbstständig verfasst und keine anderen als die angegebenen Hilfsmittel benutzt habe. Alle Textstellen, die wörtlich oder sinngemäß aus Veröffentlichungen oder anderen Quellen entnommen sind, habe ich als solche kenntlich gemacht. Dies gilt auch für Zeichnungen, Skizzen, bildliche Darstellungen sowie für Quellen aus dem Internet.

Mir ist bekannt, dass Verstöße gegen diese Anforderungen zur Bewertung der Arbeit mit der Note „nicht ausreichend" führen und die Nichterteilung der angestrebten Prüfungsleistung zur Folge haben.

Die vorliegende Arbeit ist noch nicht veröffentlicht und als Studienleistung zur Anerkennung oder Bewertung vorgelegt worden".

Datum/Unterschrift

3.3 Entwicklung eines Exposés

Standen im vorhergehenden Kapitel formale Aspekte im Vordergrund, so geht es jetzt darum, wesentliche Schritte der Erarbeitung einer wissenschaftlichen Arbeit aufzuzeigen. Die Anfertigung eines Exposés ist ein erster, überaus wichtiger Schritt auf dem Weg zu einer wissenschaftlichen Arbeit, da eine stimmige Konzeption die weiteren Arbeitsphasen vorstrukturiert und erheblich vereinfacht. Unter einem Exposé bzw. einer Forschungskon-

30 In den Prüfungsämtern der jeweiligen Fachbereiche werden die Formulierungen weitgehend vorgegeben. Erkundigen Sie sich bei Ihrem Prüfungsamt und verwenden dementsprechende Formulierungen.

zeption versteht man einen Planungsentwurf für eine wissenschaftliche Untersuchung (franz. exposer = darlegen).

In der Literatur und in der wissenschaftlichen Praxis finden sich unterschiedliche Varianten von Exposés. Die Anforderungen entsprechen der jeweiligen Komplexität des Forschungsvorhabens bzw. der Stelle im Wissenschaftssystem, an dem die Untersuchung angesiedelt ist. So ist für eine nicht allzu umfangreiche Hausarbeit eine Konzeption von zwei Seiten ausreichend, während die Anforderungen an Umfang und Detailreichtum für ein Promotionsexposé wesentlich höher ausfallen. Sehr aufwändige Exposés nach festen Vorgaben werden verlangt, wenn es um die Beantragung von Forschungsgeldern geht, bspw. im Rahmen staatlicher Förderprogramme von Ministerien, bei der DFG[31] oder privaten Stiftungen. Bei aller Differenz lassen sich aber einige Kernelemente identifizieren, die auch für die Konzeption einer Bachelor- oder Seminararbeit relevant sind.

31 Die Deutsche Forschungsgemeinschaft (DFG) ist die dominierende Organisation der Forschungsförderung in Deutschland. Ihre satzungsgemäßen Aufgaben sind die finanzielle Unterstützung der Forschung und die Förderung der Zusammenarbeit von Forscher:innen; weiterhin fungiert sie als Bindeglied der Forschung zu Wirtschaft und Politik. Die DFG wird fast vollständig aus Steuergeldern finanziert, die sie dann als Fördermittel im Wissenschaftssystem verteilt. In dieser Funktion übt sie auch einen stark lenkenden Einfluss darauf aus, welche Forschungsgebiete in welchem Ausmaß unterstützt werden. Schon häufig ist Kritik an der intransparenten Vergabepraxis, den z. T. undemokratischen Strukturen und der Monopolstellung der DFG geäußert worden (Lübbert 2006). Weitere Informationen im Überblick sind über den Internetauftritt der DFG zu finden: www.dfg.de

Bestandteile

Die zentralen Bestandteile eines Exposés sind:

1. Thema/Arbeitstitel
2. Problemfeld
3. Untersuchungsziel und Fragestellung
4. Methodisches Vorgehen
5. Literaturlage/Forschungsstand
6. Gliederungsentwurf
7. Zeitplan
8. Literaturverzeichnis

Die Entwicklung der zentralen Bestandteile eines Exposés, ihre Funktion und ihr Zusammenhang sollen nun anhand eines Beispiels mit physiotherapeutischem Themenbezug erläutert werden. Da die ersten vier Punkte essenziell sind, stellen wir diese vergleichsweise ausführlich dar.

Entwicklungsschritte

Ausgangspunkt ist folgendes Szenario: Sie möchten eine Seminararbeit im Lehramtsstudiengang Berufliche Schulen mit der beruflichen Fachrichtung Gesundheit und Pflege anfertigen. Die Arbeit ist im Modul „Berufsfeldwissenschaft“ angesiedelt, worin die Gesundheitsfachberufe und ihre Systematik, historische und aktuelle Berufsentwicklungen, Strukturen der Berufsbildung sowie Berufs- und Professionstheorien thematisiert werden. Wir halten uns vor Augen, worum es in dieser Phase des Studiums grundsätzlich geht: Ziel der Hausarbeit ist es, unter Berücksichtigung wissenschaftlicher Gütekriterien ein geeignetes Thema auszuwählen und zu begründen, es anhand einer geeigneten Fragestellung inhaltlich zu strukturieren und in angemessenem Umfang zu bearbeiten. Obwohl in diesem Zusammenhang keine neuen Daten erhoben oder bahnbrechende wissenschaftliche Erkenntnisse generiert werden, handelt es sich dabei sehr wohl um eine forschende Tätigkeit.

① Das Thema festlegen | Was will ich untersuchen?

Vorgehen: Es kann vorkommen, dass Ihnen eine Idee für ein passendes Thema spontan vor Augen tritt, z. B. bei der Lektüre eines Artikels oder während einer Diskussion mit einer Kommiliton:innen. Solche Momente sind aber eher selten, sodass das Thema zumeist etappenweise entwickelt werden muss. In unserem Fall ist das Themengebiet anhand der o. g. Modulinhalte bereits grob abgesteckt. An dieser Stelle gilt es zunächst, die Modulthemen kurz zu rekapitulieren, indem Sie bspw. fragen: Welche Gesundheitsfachberufe gibt es, wie strukturieren sie das Berufsfeld, was sind die Rahmenbedingungen der Ausbildung und Berufsausübung, wie ist die geschichtliche und politische Entwicklung, mit welchen Begriffen und Theorien lassen sich Berufe untersuchen etc. Dazu können Sie eine grobe Skizze des potenziellen Untersuchungsfelds in Form eines Schaubilds (als Mindmap, Ring- oder Baumdiagramm o. ä.) anfertigen. Wesentlich ist, dass nicht einfach nur Begriffe aufgelistet werden, sondern dass an dieser Stelle bereits ein erster struktureller Zusammenhang erkennbar wird.

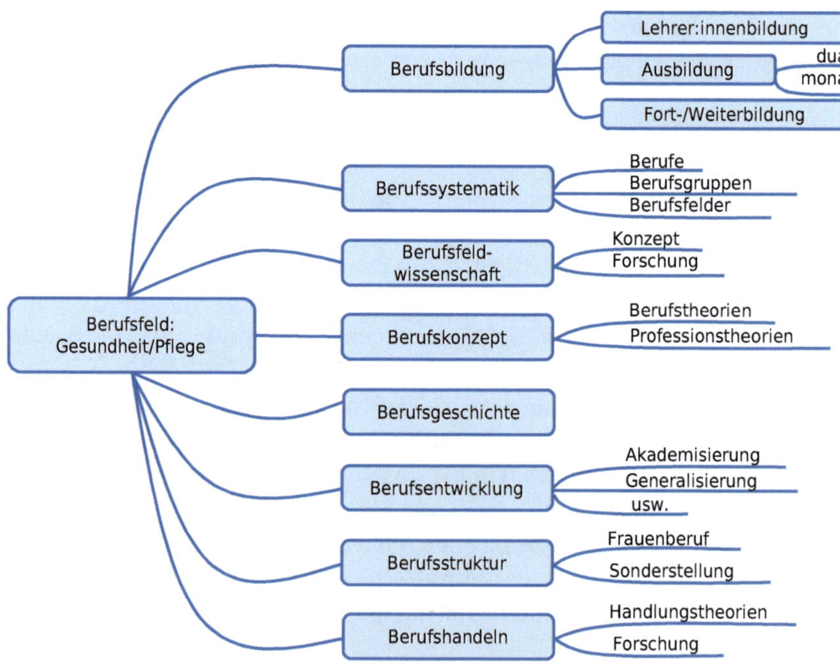

Abbildung 8: Mindmap zur Themenfindung (eigene Darstellung)

Nehmen wir an, dass Sie bspw. vor Ihrem Studium bereits eine Physiotherapieausbildung absolviert haben. So erscheint es Ihnen naheliegend, die Physiotherapie als Gegenstand Ihrer Untersuchung auszuwählen. Nun ist die Physiotherapie (PT) selbst ein weites Feld, das von verschiedenen wissenschaftlichen Standpunkten aus betrachtet werden kann. Aus einer therapiewissenschaftlich-klinischen Perspektive lassen sich bspw. die Effekte bestimmter Interventionen untersuchen: PT *als Therapie*. Vom pädagogisch-didaktischen Standpunkt aus lässt sich fragen, welche Lernprozesse in der Ausbildung ablaufen: PT *als Bildungsgegenstand*. Aus berufsfeldwissenschaftlicher Sicht könnte von Interesse sein, worin der genuine Handlungsbereich der PT besteht und sich von verwandten Berufen unterscheidet: PT *als Beruf*. Durch die Modulanbindung in unserem Beispiel ist schon ein berufsfeldwissenschaftlicher Standpunkt vorgegeben; d. h. Sie betrachten die Physiotherapie als Beruf. Vergegenwärtigen Sie sich an dieser Stelle, welch wichtige Funktion die wissenschaftlichen Disziplinen und Fächer innehaben: Sie begrenzen unsere Untersuchungsperspektive und konstituieren den Untersuchungsgegenstand. Ein wissenschaftlicher Gegenstand existiert also nie *an sich*, sondern immer nur *als etwas*.[32]

Jetzt gilt es, diesen Gegenstand näher zu bestimmen, sodass er für Ihre Hausarbeit handhabbar wird. Die Physiotherapie als Beruf weist vielfältige Aspekte auf, die zunächst unter Zuhilfenahme unseres Mindmaps schlagwortartig gesammelt werden können: PT als typischer Frauenberuf, der historische Prozess der Verberuflichung, aktuelle Professionalisierungstendenzen, das Berufsbild der PT im Vergleich zu verwandten Berufsbildern, die Strukturen der Lehrer:innenbildung, internationale Ausbildungssysteme, die Rolle der Akademisierung etc. Für einen dieser gesammelten Gesichtspunkte müssen Sie sich nun entscheiden. Dabei kommt es darauf an, eigenes Interesse und Machbarkeit gut miteinander in Einklang zu bringen. So wäre bspw. die Berufsentwicklung der Krankengymnastik unter dem Einfluss des Nationalsozialismus ein interessantes Thema, das jedoch angesichts der spärlichen Forschungslage und mangelnden Literatur im Rahmen einer Hausarbeit eher schwierig zu bearbeiten ist. Im Zweifelsfall gilt: Fragen Sie rechtzeitig Ihren:Ihre Betreuer:in um Rat, bevor Sie unnötig viel Zeit in ein ungeeignetes Thema investieren.

In unserem Beispiel entscheiden Sie sich dafür, die Akademisierung der Physiotherapie zu untersuchen. Damit haben Sie Ihren Gegenstandsaspekt

32 Siehe hierzu auch die Bedeutung von Denkstilen und Paradigmen (Kapitel 1) sowie von Disziplinen und Forschungsparadigmen (Kapitel 2).

festgelegt und können nun als vorläufigen Arbeitstitel formulieren: „Die Akademisierung der Physiotherapie".

Tipp: Ein enger persönlicher Bezug zum Thema kann vorteilhaft sein, da man dadurch oft schon über vertiefte Kenntnisse im betreffenden Bereich verfügt und die Motivation hoch ist. Subjektive Erfahrungsbestände, Einstellungen und Deutungsmuster dürfen aber nicht unreflektiert bleiben. In unserem Beispiel hat die eigene Sozialisation als Physiotherapeut:in eine Nähe zum Untersuchungsgegenstand geschaffen, der die wissenschaftliche Distanz erschwert. Hier gilt es, sich die eigenen Einstellungen und Motive zum Thema immer wieder bewusst zu machen und gleichzeitig kritisch zu hinterfragen. Ansonsten besteht die Gefahr, dass Sie Ihre persönliche Einstellung zur Akademisierung in Ihrer Hausarbeit unreflektiert reproduzieren und lediglich pseudowissenschaftlich bestätigen.

② Das Problemfeld entwickeln | Warum will ich untersuchen?

Vorgehen: In diesem Schritt geht es darum, das spezifische Problemfeld, das Sie zur Wahl Ihres Themas veranlasst hat, systematisch zu beschreiben und damit auch Ihre Themenwahl zu begründen. Eine wissenschaftliche Arbeit entsteht immer vor dem Hintergrund einer Problemlage, die einer Aufklärung bedarf und eine Untersuchung überhaupt erst erforderlich macht. Halten wir uns zunächst vor Augen, was man unter einem Problem verstehen kann. Probleme sind die Ausgangspunkte einer wissenschaftlichen Arbeit und können in unterschiedlicher Form vorliegen, z. B. als

- eigene Erfahrungen oder Beobachtungen,
- aktuelle Ereignisse und Entwicklungen,
- Sachverhalte mit gesellschaftlicher Relevanz,
- wissenschaftliche Befunde,
- Forschungslücken etc.

Probleme in diesem Sinn sind also sowohl unerwünschte Zustände oder Störungen als auch verschiedene Arten von Neuigkeiten, Ungereimtheiten, Fragen oder Irritationen. Nun können Sie in einer Art Brainstorming z. B. per Kartentechnik mit der Problemsammlung beginnen, d. h. Sie notieren zügig alle Probleme, die Ihnen zum Thema einfallen, auf eine Karte:

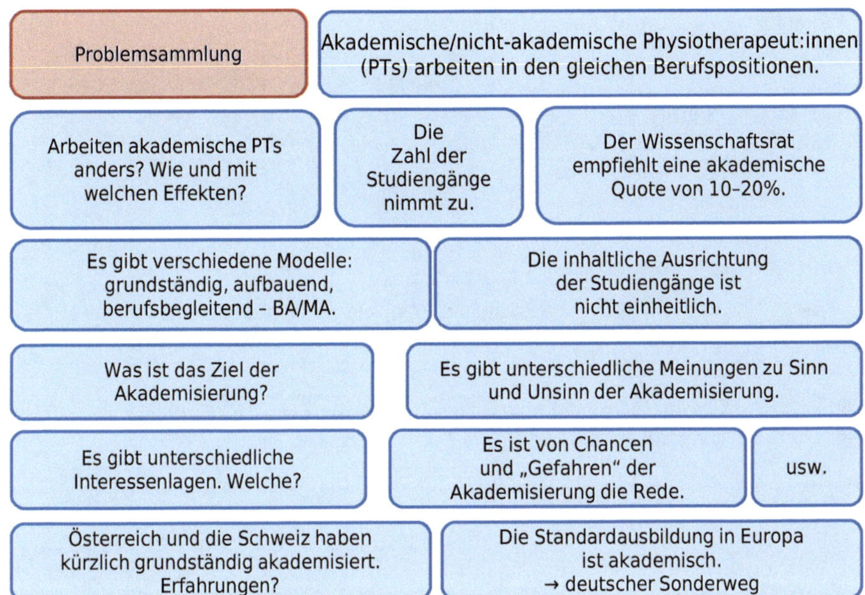

Abbildung 9: Problemsammlung (eigene Darstellung)

Als nächstes müssen die identifizierten Probleme geordnet und gewichtet werden. Dazu sollten Sie überlegen, welche Probleme evtl. zusammengehören und einen bestimmten Problembereich bilden (Haupt- und Teilprobleme). Zudem sind Kausalitätsbeziehungen zwischen den Problemen herauszuarbeiten (Ursachen und Folgeprobleme). Ein erster Ordnungsversuch könnte bspw. folgendermaßen aussehen:

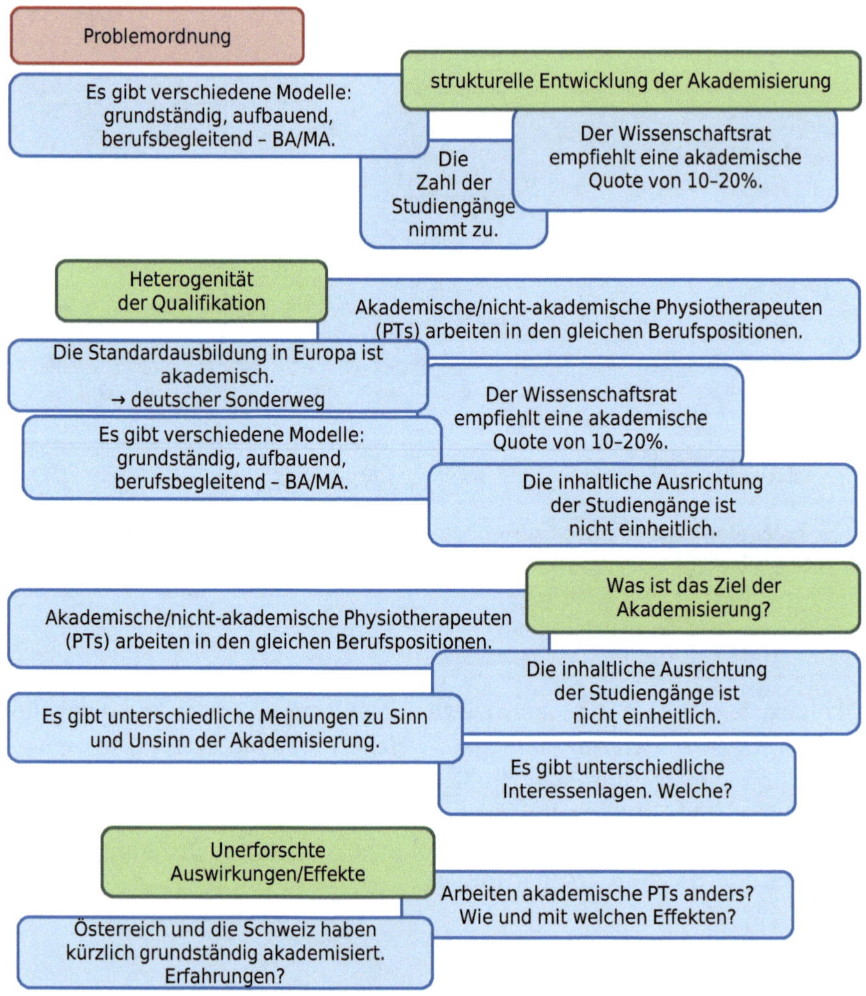

Abbildung 10: Problemordnung (eigene Darstellung)

Der Ordnungsversuch verdeutlicht die Komplexität des Problemfelds: Manche Sachverhalte lassen sich mehreren Problembereichen zuordnen und auch das Ursache-Wirkungsgefüge kann nicht linear dargestellt werden. Einige der bisher formulierten Probleme lassen sich direkt als Hauptprobleme identifizieren; für andere Problembereiche müssen erst geeignete Überschriften gefunden werden. Zudem können Ihnen während des Ordnens neue Probleme einfallen, die ebenfalls einer Strukturierung bedürfen. Außerdem kann es durchaus mehrere gute Möglichkeiten geben, die Probleme zu sortieren. Entscheiden Sie sich für die Struktur, die Ihnen am passendsten erscheint und überlegen Sie anschließend, welchen Problembereich Sie als Kernproblem für Ihre Arbeit auswählen möchten. Eine erste Formulierung des Kernproblems ist sehr wichtig, um die weitere Arbeit zielführend und strukturiert durchführen zu können. Dies wird an dieser Stelle noch nicht in druckreifer Form, sondern eher skizzenhaft erfolgen und könnte bspw. so aussehen:

Beispiel | „Die Akademisierung der PT schreitet seit der Einrichtung der ersten Studiengänge im Jahr xy (Quelle?) voran. 2012 empfahl der Wissenschaftsrat eine Quote von 10–20 %. Andere Akteure wie der HVG und HochschuleJetzt! fordern eine Vollakademiserung (Quellen?). Derzeit finden intensive und sehr kontroverse politische Diskussionen statt = aktuelle Entwicklung als Ausgangslage/Anlass der Arbeit.

Allerdings mangelt es an entsprechenden Ausbildungsstandards für das PT-Studium. Die Heterogenität der Studiengänge zeigt sich sowohl inhaltlich (Studienprogramme) als auch strukturell (verschiedene Studienmodelle). Ob/wann eine politische Entscheidung für die Voll- oder Teilakademisierung fallen wird, ist ungewiss (Antwort der Bundesregierung auf eine aktuelle Anfrage der Unionsfraktion 2022). Abgesehen von den unterschiedlichen Studiengängen ist nach wie vor die schulische Ausbildung die Regel. So ist hinsichtlich der Qualifikationen eine Zersplitterung des Berufsfelds PT zu konstatieren. = Folgeproblem der bisherigen Entwicklung.

Dieser Zustand wird seit längerem kritisch diskutiert (Positionen der verschiedenen Verbände) und zeigt, dass das Berufsbild der PT diffus und seine zukünftige Ausrichtung strittig ist. Die Diskussion ist von sehr unterschiedlichen Interessenlagen geprägt, wobei die Motive oft nicht auf den ersten Blick deutlich werden. Einige Positionen weisen interne Widersprüche auf (Bsp. Wissenschaftsrat). Eine zielführende politische Steuerung mit Ausrichtung am Versorgungsbedarf fehlt. Damit bleibt fragwürdig, wohin die Akademisierung der PT letztlich führen soll und wird = Kernproblem der Untersuchung."

Gut zu wissen! Die unklare Zielrichtung der Akademisierung als Kernproblem der Untersuchung zu wählen, ergibt sich nicht zwangsläufig aus unserer Ordnung der Problemlage, sondern stellt eine bewusste Forschungsentscheidung dar! Man könnte ebenso gut einen anderen Problembereich in den Fokus der Untersuchung rücken. Unser hier formuliertes Kernproblem würde dann nicht unbedingt aus der Argumentation verschwinden, aber in den Hintergrund treten. Dementsprechend wäre eine andere Problemskizze zu formulieren.

Tipp: Versäumnisse bei der Bestimmung des Kernproblems erschweren die Zielführung und Begründung der gesamten Arbeit. Kontrollieren Sie daher auch zwischendurch, ob Sie Ihr Kernproblem klar vor Augen haben. Ein häufiges Ärgernis sind zudem Abschweifungen in der Problembeschreibung. Phrasen wie „der demografische Wandel" oder „das geänderte Krankheitspanorama" müssen heutzutage für die Einleitung unzähliger Arbeiten herhalten, obwohl sie das Untersuchungsproblem oft gar nicht berühren, sondern nur eine entfernte Rahmenbedingung darstellen. Holen Sie also nicht zu weit aus, sondern begründen Sie die Relevanz Ihrer Untersuchungsproblems stringent.

③ Untersuchungsziel und Fragen formulieren | Wohin führt die Untersuchung?

Vorgehen: Die Ziel- und Fragestellung steht in engem Zusammenhang mit dem Kernproblem Ihrer Untersuchung. Je gründlicher Sie Ihre Problemstellung ausgearbeitet haben, umso leichter können Sie Ihre Forschungsfragen formulieren.

Ein erster Schritt kann darin bestehen, aus dem Kernproblem mögliche Untersuchungsfragen abzuleiten und die damit korrespondierenden Ziele zu notieren:

Untersuchungsfrage	Untersuchungsziel
• Wer sind die relevanten Akteur:innen der Akademisierungsdiskussion?	• zentrale Institutionen, die an der Akademisierungsdebatte beteiligt sind, identifizieren und vorstellen
• Welche Positionen vertreten sie mit welcher Begründung?	• Grundpositionen der verschiedenen Akteur:innen herausarbeiten (z. B. Voll- oder Teilakademisierung, Ablehnung?) • Positionen auf ihre inhaltliche Konsistenz bzw. mögliche Widersprüche hin untersuchen und darstellen • Verwendung theoretischer Konzepte überprüfen (z. B. Professionalisierung, Evidenzbasierte Therapie etc.)
• Welche Motive/Ziele werden dabei erkennbar?	• Interessen der einzelnen Akteur:innen aufdecken (z. B. berufspolitisch, versorgungsbezogen etc.) • *Kampflinien* im Hinblick auf Ziele beschreiben
• Welche Akademisierungsstrategien eignen sich für welche Zielsetzung?	• kritische Gesamtdarstellung von Zielen und Strategien in Bezug auf relevante theoretische Konzepte

Tabelle 4: Untersuchungsfragen und -ziele (eigene Darstellung)

Nun gilt es, die interne Stimmigkeit zwischen Problem-, Ziel- und Fragestellung in der Gesamtschau noch einmal kritisch zu überprüfen. Schätzen Sie dabei auch den erforderlichen Aufwand ab und überlegen Sie, ob der Umfang der Zielstellung angemessen ist: Können die formulierten Untersuchungsfragen im hier vorgegebenen Rahmen der Hausarbeit beantwortet werden? Entsprechend Ihrer Einschätzung müssen Sie Ihre Fragen und Ziele ggf. noch einmal modifizieren.

Die Zielstellung einer wissenschaftlichen Arbeit kann außerdem hinsichtlich ihrer Reichweite differenziert werden. *Forschungs*ziele im engeren Sinn beziehen sich auf die Sphäre der Wissenschaft, d. h. der Nutzen der Arbeit liegt im Erkenntnisgewinn für den zugehörigen Forschungsbereich. Darüber hinaus sind *Entwicklungs*ziele auf das zugehörige gesellschaftliche Praxisfeld gerichtet. Die oben formulierten Ziele unseres Beispiels sind forschungsbezogen. Zusätzlich könnte aber auch der Anspruch formuliert werden, eine aufklärerische Wirkung im physiotherapeutischen Praxisfeld hervorzurufen und zur fundierten Meinungsbildung unter Physiotherapeut:innen beizutragen. Wenn Sie ein solches Entwicklungsziel formulieren, hat dies allerdings Folgen: Sie müssen Ihre Ergebnisse dann auch in geeigneter Form veröffentlichen, um das Praxisfeld tatsächlich erreichen zu können (siehe auch Kapitel 1.3: Verwertungszusammenhang).

Forschungsfragen können prinzipiell in direkter oder indirekter Rede formuliert werden. Wichtig ist, dass Ihre erkenntnisleitende Fragestellung klar aus ihrem umgebenden Problemfeld heraussticht. Durch das Fragezeichen hat eine direkte Formulierung eine stärkere Signalwirkung und bietet damit eine besonders gute Orientierung für den:die Leser:in. Generell ist es möglich, entweder eine oder wenige gleichrangige Fragen zu stellen oder aber eine Hauptfrage mit mehreren Unterfragen zu formulieren. Diesbezüglich sind bis zur endgültigen Fassung auch im Lauf der weiteren Untersuchung noch kleinere Abweichungen oder Nachjustierungen möglich. Unerlässlich ist in jedem Fall, am Anfang einen stimmigen Dreiklang aus Problem-, Frage- und Zielstellung zu formulieren, um die nächsten Arbeitsschritte gezielt angehen zu können.

Tipp: Ein typisches Problem gerade für ungeübte Forscher:innen ist die Eingrenzung und Zuspitzung der Fragestellung. Daher empfehlen wir Ihnen vor allem in der Anfangsphase des Studiums, Ihre Fragestellung frühzeitig mit den Betreuenden abzustimmen. Achten Sie auch auf eine objektive, d. h. ergebnisoffene Formulierung von Frage- und Zielstellung. Bsp.: „Die Arbeit soll zeigen, dass die Vollakademisierung der Physiotherapie eine unerlässliche Voraussetzung für eine verbesserte Patientenversorgung darstellt" ist eine ungünstige Formulierung. Hier ist das Ergebnis bereits vorweggenommen, d. h. die Verfasserin „weiß" schon, was herauskommen wird, ehe die Untersuchung überhaupt begonnen hat. Dies lässt Zweifel an der wissenschaftlichen Distanz zum Untersuchungsobjekt aufkommen. Zudem ist durch den Begriff „unerlässlich" die Beantwortung der Frage von vornherein zum Scheitern verurteilt. Man müsste nämlich nachweisen, dass keine andere Maßnahme zu einer gleichwertigen Steigerung der Versorgungsqualität führen kann. Dies ist aber schlichtweg unmöglich.

④ Methodisches Vorgehen beschreiben | Wie will ich untersuchen?

Vorgehen: In diesem Teil des Exposés legen Sie dar, wie Sie Ihr Thema anpacken, d. h. welchen Weg Sie einschlagen, um Ihr Forschungsziel zu erreichen und welche Mittel Sie dabei einsetzen. Dies beinhaltet eine nachvollziehbare

Beschreibung der Untersuchungsschritte sowie die Begründung, warum gerade diese Vorgehensweise gewählt wird. Das methodische Vorgehen wird also immer in Bezug auf Ihren konkreten Forschungsgegenstand und die erkenntnisleitende Fragestellung begründet.

Angesichts der vielfältigen Typen von wissenschaftlichen Arbeiten gibt es erhebliche Unterschiede in der konkreten Ausgestaltung dieses Exposéabschnitts. In jedem Fall ist darzulegen, wie Ihre geplante Untersuchung typologisch einzuordnen ist, also ob es sich bspw. um eine theoretische, empirische oder Literaturarbeit handelt. Weiterhin soll die geplante Strategie der Literaturrecherche und -auswahl zumindest im Überblick skizziert werden. Wenn Ihre Untersuchung eine ganz spezielle Forschungsmethodik erfordert, wie es etwa bei einem systematischen Review oder einer empirischen Arbeit der Fall ist, dann müssen Sie die entsprechende Methode benennen und begründen. Eine detaillierte Beschreibung ist an dieser Stelle aber noch nicht notwendig; diese findet dann im Methodenkapitel der eigentlichen Untersuchung ihren Platz.

In unserem Beispiel zur Akademisierung der Physiotherapie könnte Ihre erste Methodenskizze folgendermaßen aussehen:

> **Beispiel** | „Da das Ziel der Arbeit darin besteht, die Diskussionslinien und Ziele der Akademisierungsdebatte in der Physiotherapie herauszuarbeiten, soll die Untersuchung in Form einer Dokumentenanalyse erfolgen. Als Untersuchungsmaterial kommen insbesondere Positionspapiere und Stellungnahmen berufspolitischer Institutionen im weiteren Sinn in Frage. Relevante Einzelbeiträge werden ebenfalls berücksichtigt. Zusätzlich kommen Studienunterlagen der Hochschulen in Betracht, insoweit sie Aussagen zum Ausbildungsziel enthalten. Die Recherche beschränkt sich auf deutschsprachige Dokumente aus der BRD, da ausländische bildungspolitische Rahmenbedingungen sich nicht ohne weiteres übertragen lassen. Ein erster Zugriff erfolgt über Medpilot und Google sowie über die Internetseiten der entsprechenden Hochschulen und Verbände (bundesweit). Ergänzend wird eine Zeitschriftensuche in den letzten fünf Jahrgängen von pt, physioscience und physiopraxis durchgeführt, da diese berufspolitisch relevante Rubriken enthalten. Erste Suchwörter/Suchwortkombinationen sind: ... Die Auswertung berücksichtigt in einem offenen Verfahren sowohl Inhalts- als auch Kontextaspekte. Erste Analysekriterien sind: Schlüsselbegriffe und ihr Gebrauch, implizite und explizite Ziele der Akade-

> misierung, Begründungslinien, emotionale bzw. wertende Ausdrücke und Metaphern."

Tipp: Um Irrwege zu vermeiden, sollten Sie besonders bei empirischen Arbeiten Ihre geplante Methodik frühzeitig mit Ihrem:Ihrer Betreuer:in besprechen.

⑤ Literaturlage/Forschungsstand darlegen

Dieser Teil des Exposés hat die Funktion, sich über den aktuellen Wissens- und Forschungsstand zum Thema zu orientieren. Hier werden die Kernaussagen der relevanten wissenschaftlichen Literatur zusammengefasst, die man zu diesem Zeitpunkt bereits gesichtet und gelesen hat. Es handelt sich also nicht um ein Literaturverzeichnis, sondern um eine inhaltliche Darstellung der bisher rezipierten Literatur. Dabei kommt es noch nicht auf Vollständigkeit und sprachliche Perfektion an, sondern es entsteht über die Sammlung und Ordnung kleinerer Textfragmente eine kurze Skizze darüber, was Sie zum jeweiligen Zeitpunkt schon zum Thema wissen. Spätestens an dieser Stelle macht es sich bemerkbar, wie Sie bisher Ihr Literaturstudium betrieben haben. Wer sich angewöhnt hat, beim Lesen gründlich zu exzerpieren oder einem durchdachten Markierungssystem zu folgen und seine Literatur geordnet vorliegen hat, wird hier enorm profitieren.

⑥ Gliederungsentwurf anfertigen

Ein Gliederungsentwurf ist ein erster inhaltlicher Ordnungsversuch als Orientierung für die spätere Darstellung. Da die Gliederung einer Arbeit deren logischen Argumentationsgang darstellt, kann sie zu Beginn einer Untersuchung nur grob und fragmentarisch ausfallen. Sie wird im Lauf des Schreibprozesses immer wieder umgestellt, mit neuen inhaltlichen Aspekten angereichert und von überflüssigen befreit. Verwenden Sie daher am Anfang Ihrer Arbeit nicht zu viel Zeit auf die Ausformulierung einer Feingliederung. Bedenken Sie auch, dass eine Gliederung allein keine ausreichende Orientierung über die geplante Untersuchung leisten kann, weder für den:die Autor:in noch für den:die Betreuer:in.

⑦ Zeitplan erstellen

Die Erstellung eines Zeitplans mit einzelnen Arbeitsschritten ist umso wichtiger, je umfangreicher Ihre wissenschaftliche Untersuchung angelegt ist. Der Zeitplan hat in erster Linie disziplinierende Funktionen. Er kann z. B. besonders perfektionistische Student:innen davon abhalten, über die Stränge zu schlagen und ihnen stattdessen ein realistisches Maß aufzeigen. In schwierigen Phasen kann er eine extrinsische Motivationshilfe darstellen. In jedem Fall dient er als Kontrollinstrument, welches eine laufende Einschätzung des Arbeitsfortschritts ermöglicht. Daher ist die Erstellung eines Zeitplans grundsätzlich auch für kleinere Seminararbeiten zweckmäßig.

⑧ Literaturverzeichnis anlegen

Hier erfolgt nun der übersichtliche Nachweis der bisher identifizierten bzw. verwendeten themenrelevanten Literatur nach dem üblichen wissenschaftlichen Standard. Das Literaturverzeichnis wird während des Arbeitsprozesses ebenfalls laufend ergänzt.

Zwischenfazit | Die Grundstruktur eines Exposés ähnelt zwar stark dem Aufbau einer wissenschaftlichen Arbeit, darf aber nicht mit diesem verwechselt werden. Das Exposé fungiert als Untersuchungsplan, in dem das Forschungsvorhaben skizzenhaft dargelegt wird. Das Hauptaugenmerk liegt auf der widerspruchsfreien Passung von Forschungsproblem, Forschungsfrage, Zielstellung und Methode. Es dient der Orientierung von Forscher:in und Betreuer:in und sollte gründlich ausgearbeitet werden, da Nachlässigkeit an dieser Stelle erhebliche Qualitätseinbußen zur Folge haben kann.

Weiterhin ist anzumerken, dass die Entwicklung des Exposés nicht in streng getrennten Schritten entlang der Reihenfolge der hier vorgestellten Elemente verläuft. Die Denkprozesse sind komplex; z. B. muss man schon Einiges zum Thema und zum Forschungsstand wissen, um überhaupt zu einer adäquaten Problemanalyse und Fragestellung kommen zu können. Bei der Entwicklung eines Exposés werden Sie also nicht permanent von neuen Geistesblitzen heimgesucht, sondern bringen vor allem Ordnung in Ihre bereits bestehenden Gedanken.

3.4 Evaluation einer wissenschaftlichen Arbeit

Damit Sie die Qualität Ihrer wissenschaftlichen Arbeit sowohl im laufenden Untersuchungsprozess als auch abschließend überprüfen können, haben wir Ihnen an dieser Stelle einen Leitfaden mit Evaluationsfragen zusammengestellt.

<table>
<tr><th colspan="12">Inhaltsverzeichnis</th></tr>
<tr><td colspan="12">• Lässt die Gliederung insgesamt einen thematisch logischen Aufbau erkennen?
• Sind die Gliederungsebenen und die Nummerierung stimmig und nicht zu tief?
• Drücken die Überschriften den jeweiligen Kapitelinhalt prägnant aus?</td></tr>
<tr><th colspan="12">Einleitung</th></tr>
<tr><th colspan="3">Problemstellung und Begründung</th><th colspan="3">Ziel und Fragestellung</th><th colspan="3">Aufbau im Überblick</th><th colspan="3">Methode, Recherchestrategie</th></tr>
<tr><td colspan="3">• Wird die Relevanz des Themas ersichtlich?
• Ist das Problemfeld in angemessener Breite und Tiefe beschrieben?
• Erfolgt eine Orientierung auf ein zentrales Problem?</td><td colspan="3">• Ist die Fragestellung klar und ergebnisoffen formuliert?
• Schließen die Fragen an die zentrale Problemstellung an?
• Ist das Ziel im Rahmen der Arbeit erreichbar?</td><td colspan="3">• Wird ein knapper, aber hinreichend orientierender Überblick über den Aufbau gegeben?
• Passt dieser thematisch zum Titel und den erkenntnisleitenden Fragen der Arbeit?</td><td colspan="3">• Entspricht das methodische Vorgehen der Fragestellung?
• Ist das Vorgehen bei der Literaturrecherche und -auswahl hinreichend transparent?
• Gibt es Hinweise auf die Literaturlage und den Forschungsstand?</td></tr>
<tr><th colspan="12">Hauptteil</th></tr>
<tr><th colspan="4">Inhalt/Gegenstand: Was</th><th colspan="4">Struktur/Argumentation: Wohin</th><th colspan="4">Darstellung: Wie</th></tr>
<tr><td colspan="4">• Ist die themenrelevante wissenschaftliche Literatur angemessen berücksichtigt?
• Werden die aufgegriffenen Gegen-</td><td colspan="4">• Bauen die einzelnen Textbestandteile (Kapitel, Unterkapitel, Abschnitte) sinnvoll aufeinander auf; stimmt die innere Logik?</td><td colspan="4">• Werden die rezipierten Theorien und Konzepte kritisch reflektiert?
• Werden die Gegenstände „objektiv“ und distanziert betrachtet?</td></tr>
</table>

Inhaltsverzeichnis		
stände in der erforderlichen Breite und Tiefe behandelt? • Sind (Schlüssel-)Begriffe hinreichend geklärt? • Werden ggf. aktuelle gesellschaftliche/politische Entwicklungen aufgegriffen?	• Wird ein zielführender Argumentationsgang erkennbar, der stringent an der Fragestellung ausgerichtet ist? • Gibt es Überleitungen, die die Orientierung erleichtern?	• Entspricht der Duktus den wissenschaftlichen Gepflogenheiten? • Wird klar und präzise formuliert? • Ist der Stil insgesamt flüssig und gut lesbar?
Schlussteil		
• Sind die Ergebnisse prägnant zusammengefasst? • Wird noch einmal explizit auf Zielstellung und erkenntnisleitende Fragen eingegangen? • Gibt es ein kritisches Fazit?		
Formale Anforderungen		
• Sind die Quellenangaben im Text inhaltlich und formal korrekt? • Ist das Literaturverzeichnis vollständig und formal einheitlich angelegt? • Entspricht die Formatierung den vorgegebenen Anforderungen? • Stimmen Orthografie und Interpunktion?		

Tabelle 5: Evaluationsleitfaden für wissenschaftliche Arbeiten (eigene Darstellung).

In dem hier vorgelegten Evaluationsleitfaden sind die für das Verfassen einer wissenschaftlichen Arbeit zentralen Aspekte enthalten, die in diesem Kapitel angesprochen wurden. Weiterführende Gesichtspunkte, insbesondere zur Literaturrecherche und zum wissenschaftlichen Schreiben, werden in den nachfolgenden Kapiteln thematisiert. Zusätzlich empfehlen wir Ihnen, Ihre Arbeit vor der Abgabe auch noch einer anderen, hinreichend kompetenten Person vorzulegen, um ggf. weitere Verbesserungsvorschläge zu erhalten.

Literaturempfehlung

Stickel-Wolf, Ch./Wolf, J. (2022): Wissenschaftliches Arbeiten und Lerntechniken. Erfolgreich studieren – gewusst wie! 10., aktualisierte und erweiterte Auflage, Wiesbaden: Springer Gabler

4 Literaturrecherche und -verwaltung

4.1 Rechercheprozess

In diesem Kapitel stehen die Literaturrecherche und -verwaltung im Mittelpunkt der Betrachtung. Die Recherche ist nicht nur als Handwerk oder Technik zu verstehen, um Material für die eigene wissenschaftliche Arbeit zu finden, sondern als eine wichtige Aufgabe im wissenschaftlichen Arbeitsprozess, der spiralförmig abläuft. Das heißt, dass Ihre Rechercheergebnisse Ihr Wissen um den Forschungsgegenstand erweitern und Sie zu einer immer wiederkehrenden Rückbindung an Ihren Gegenstand führen. Die Rechercheergebnisse werden so stetig in Beziehung zur Forschungsfrage gesetzt und können diese auch verändern.

Die Recherche ist ein Prozess der Materialsuche und -sichtung und kann mit einer bereits eingegrenzten Forschungsfrage beginnen. In diesem Fall ist das Ziel, Texte zu finden, mit denen die Forschungsfrage beantwortet werden kann. Dagegen dient die Recherche bei noch unklarer Fragestellung auch als Einstiegssuche für die Konkretisierung des Themas bzw. der Forschungsfrage.

Grundsätzlich stehen das Entdecken von Metainformationen (Informationen über eine Quelle) sowie das Auffinden von Informationen (Inhalte einer Quelle) im Mittelpunkt. Sobald Sie geeignete Quellen gefunden haben, müssen Sie diese in weiteren Schritten analysieren, selektieren und dokumentieren. Die Richtung der Recherche und der damit einhergehende Analyse- und Selektionsprozess werden wesentlich durch die Forschungsfragen und -ziele, aber auch durch die verfügbaren Publikationsformen und -orte bestimmt.

Der Rechercheprozess beginnt häufig mit einer Einstiegssuche und geht dann in eine systematische Literatursuche über, bis er schließlich von der Verarbeitung der Quellen und dem wissenschaftlichen Schreibprozess überlagert wird (vgl. Corsten/Deppe 2008).

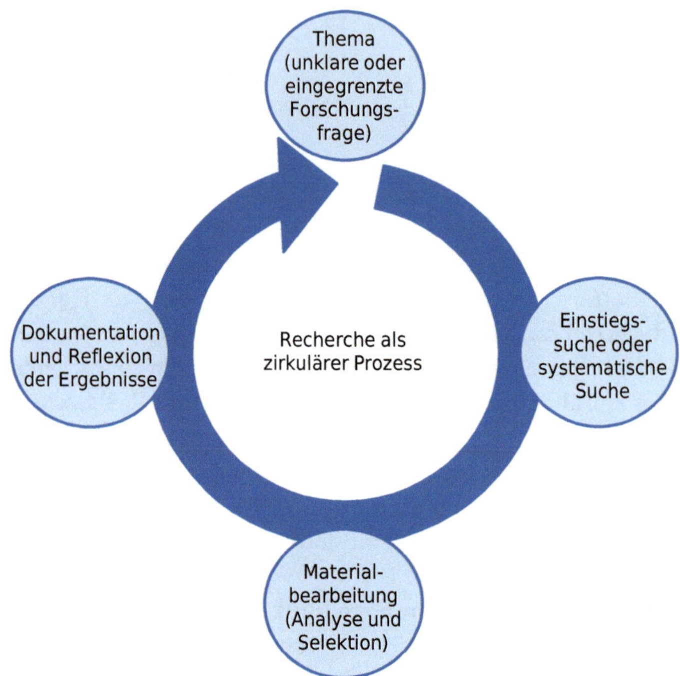

Abbildung 11: Der Rechercheprozess (eigene Darstellung)

Die Prozesshaftigkeit der Recherche bedeutet, dass Ihr Vorwissen und die Ergebnisse Ihrer Materialsichtung und -verarbeitung Ihre Forschungsfrage sowie die weitere Recherchestrategie beeinflussen. Das heißt, dass Sie bereits erzielte Treffer bzw. Ergebnisse analysieren müssen und sich daraus Konsequenzen für das weitere Vorgehen bei der Recherche ergeben. Dieser Prozess kann auch dazu führen, dass eine Forschungsfrage aufgrund der vorgefundenen Erkenntnisse neu gestellt werden muss. Die Recherche erweitert somit in einem zirkulären Prozess das Wissen um den Forschungsgegenstand und führt zu einer wiederkehrenden Reflexion Ihres Gegenstands (siehe Abbildung 11). Jede Recherche versteht sich daher auch als Lernprozess (Niedermair 2010: 115).

Bei der Recherche können in Anlehnung an Niedermair (2010) einige Leitfragen herangezogen werden. Diese helfen zum einen, den Rechercheprozess zu strukturieren, zum anderen ermöglichen sie eine Reflexion des bisherigen Arbeitsprozesses:

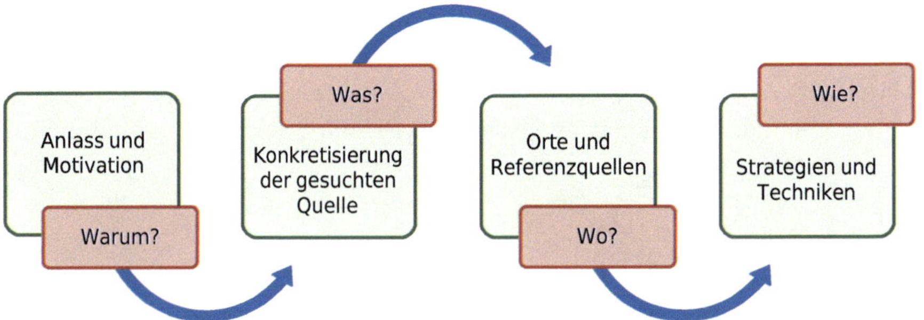

Abbildung 12: Leifragen des Rechercheprozesses (Niedermair 2010: 122 ff.)

Warum suche ich? - Anlass und Motivation

Ausgangspunkt einer erfolgreichen Recherche ist die Frage nach dem Warum, also „die Klarheit über ihren Zweck“ (ebd: 122). Das bedeutet, dass Sie sich über den Anlass Ihrer Arbeit (z. B. geforderte Prüfungsleistung), die Zielsetzung und das methodische Vorgehen (z. B. Theoriearbeit oder empirische Arbeit) Gewissheit verschaffen. Gleichzeitig machen Sie sich hier noch einmal Ihre Arbeitsmotivation bewusst.

→ Diese Leitfrage dient Ihrer ersten Orientierung zu Beginn der Recherche und ihre Antworten führen Sie zum nächsten Schritt.

Was suche ich? - Konkretisierung der gesuchten Quellen

Diese Frage zielt auf eine inhaltliche Eingrenzung Ihres Themas, damit Sie sowohl geeignete Arten von Quellen finden als auch Schlüsselbegriffe identifizieren können. Hierzu müssen Sie zunächst Überlegungen dazu anstellen, welche Quellenarten und Publikationsformen (z. B. Bücher, Artikel, historische Dokumente) mit hoher Wahrscheinlichkeit die notwendigen Inhalte enthalten. Dies erfordert Kenntnisse über die Charakteristika verschiedener Quellen und Publikationsformen. Handbücher, Lexika, Lehrbücher, Fachbücher und wissenschaftliche Zeitschriften sind in der Regel gut recherchierbar und zugänglich. Solche Quellen geben Einblicke ins

Themen- und Forschungsgebiet und liefern Hinweise auf weitere Literatur. Einen besonderen Stellenwert besitzen Fachzeitschriften, da sie das jeweils aktuelle Forschungsgeschehen widerspiegeln (siehe auch Kapitel 5.3.1).

Bezüglich der Quellenarten lassen sich Primär-, Sekundär- und Tertiärliteratur unterscheiden:

Wissen | Quellenarten

Primärliteratur: Als Primärliteratur bezeichnet man die Originalquellen, auf denen eine wissenschaftliche Arbeit hauptsächlich beruht. Dies sind vor allem die Erstveröffentlichungen wissenschaftlicher Erkenntnisse (auch *Originalarbeiten* oder *Originalliteratur* genannt). Schreiben Sie z. B. eine Arbeit über das Thema *Rollentheorie – Die Arzt-Patienten-Beziehung bei Talcott Parsons*, dann sind die entsprechenden Werke Parsons die Primärliteratur, auf die Sie Ihre Arbeit hauptsächlich stützen sollten.

Sekundärliteratur: Sekundärliteratur ist die Literatur, die sich auf eine bestimmte Primärquelle bezieht. Im o. g. Beispiel zur Rollentheorie sind alle Artikel oder Bücher, die sich mit der Rollentheorie Parsons beschäftigen, Sekundärliteratur zum gewählten Thema. Neben der Primärliteratur spielen solche Sekundärquellen eine wichtige Rolle für das Anfertigen wissenschaftlicher Arbeiten.

Tertiärliteratur: Tertiärliteratur beinhaltet Informationen aus „dritter Hand“ (Karmasin/Ribing 2007: 76 f.). Dazu gehören bspw. Lehrbücher, Lexika, aber auch Bibliografien und Bibliothekskataloge. Zur wissenschaftlichen Begründung Ihrer Argumente ist Tertiärliteratur weniger geeignet, aber sie ermöglicht einen Überblick über ein bestimmtes Themengebiet und dessen Quellen.

Die Frage nach dem Was bezieht sich auch auf die begriffliche Auseinandersetzung mit Ihrem Thema: Was sind die theoretischen Schlüsselbegriffe, die das Untersuchungsgebiet kennzeichnen? Einige Schlüsselbegriffe zu unserem o. g. Beispiel könnten sein: Arzt:Ärztinrolle, Patient:inrolle bzw. Krankenrolle, strukturfunktionalistisches Rollenkonzept, pattern variables etc. Solche Schlüsselbegriffe bilden als vorläufiges Suchvokabular die Basis für eine nachfolgende, konkrete Suchanfrage in Katalogen und Datenbanken.

→ Das Ergebnis dieser Leitfrage besteht also in der Auswahl geeigneter Quellenarten und Publikationsformen sowie in einer Liste von Schlüsselbegriffen als Ausgangspunkt für spätere Suchanfragen.

Wo suche ich? - Orte und Referenzquellen

Quellen liegen in unterschiedlichen Formen und an verschiedenen Orten vor, wobei die Infrastruktur auch von den speziellen Gepflogenheiten einzelner Fachgebiete geprägt ist (Rost 2004: 133).

Die **wissenschaftliche Bibliothek** ist der wichtigste (reale) Ort für Metainformationen und Informationen. In jeder wissenschaftlichen Bibliothek gibt es eine *Freihandaufstellung*, in der Bücher in Regalen nach Fachgebieten geordnet und mit bestimmten Zahlen und/oder Buchstabenkombinationen markiert sind. Darüber hinaus stehen auch abgeschlossene Jahrgänge von Zeitschriften in gebundener Form in einem eigenen Freihandbereich zur Verfügung. Mit einer sogenannten *Handsuche* vor Ort können Sie einzelne Werke durchblättern, um einen ersten Überblick bzw. Eindruck über die Literatur zu einem Fachgebiet oder Thema zu gewinnen. Hierbei sollten Sie die aktuellsten Werke heranziehen und immer auch einen Blick auf die zitierten Quellen, also das Literaturverzeichnis werfen.

Die Suche im elektronischen **Bibliothekskatalog** ist das Mittel der Wahl, wenn Sie übersichtlich und gezielt nach Quellen zu einem bestimmten Thema recherchieren wollen. Neben der zumeist voreingestellten sogenannten *einfachen Suche* können Sie hier auch mit Hilfe spezieller Suchindizes recherchieren. Diese Indizes können im Rahmen einer sogenannten *erweiterten Suche* entweder einzeln oder kombiniert genutzt werden. Dabei kommt z. B. die *Schlagwortsuche* in Frage. Bibliotheken verschlagworten ihre Literaturbestände mittels eines festgelegten Schlagwortkatalogs. Dabei erhält ein Text die Schlagworte, die seinen Inhalt am besten beschreiben.

Sind Ihnen schon wichtige Autor:innen zu Ihrem Thema bekannt, können Sie auf die *Autor:innensuche* zurückgreifen, um gezielt nach weiteren Werken dieser Personen zu suchen. Ein solches Vorgehen kann die einfache Suche oder die Schlagwortsuche ergänzen. Eine weitere Möglichkeit ist die *Titelsuche*, bei der nur die Titel und Untertitel der vorhandenen Publikationen nach dem eingegebenen Recherchebegriff durchsucht werden. Die erweiterte Suche bietet noch weitere nützliche Indizes und Funktionen an, wie z. B. die Einschränkung von Suchergebnissen nach Erscheinungsjahr, Sprache, Verlagen etc.

Trotz der umfangreichen Suchfunktionen und Quellenbestände, die über Bibliothekskataloge zur Verfügung stehen, genügt es in der Regel nicht, sich auf diesen Rechercheort zu beschränken. Zeitschriftenartikel und einzelne Aufsätze in Sammelbänden sind darüber nämlich nicht zu finden. Sie sind aber für die meisten wissenschaftlichen Arbeiten unbedingt notwendig, da sie den aktuellen Forschungsstand besser abbilden als Bücher. Deshalb ist die Recherche in **Fachdatenbanken** unerlässlich. In diesen wird die Literatur eines bestimmten Wissenschaftsbereichs als Katalog bereitgestellt. Für gesundheits-, pflege- und therapiewissenschaftliche Themengebiete sind dies z. B. internationale Datenbanken wie CINAHL, MEDLINE, EMBASE oder PEDRO. Solche Fachdatenbanken liefern in der Regel nicht die Literatur (Volltexte) selber, sondern Informationen über den Inhalt (Titel, Abstract, Schlagworte), die Autor:innen und Hinweise darüber, wo der Volltext zu finden ist. Eine solche Datenbank wird Referenzquelle genannt.

Ergänzend können **Kataloge von Fachbuchhandlungen und Verlagen** gesichtet werden, welche auf Neuerscheinungen verweisen, die möglicherweise noch nicht in der Bibliothek verfügbar sind.

Auch im Internet lässt sich über **Suchmaschinen** wissenschaftliche Literatur finden; die Recherchemöglichkeiten sind hier aber weniger systematisch und kontrolliert, so dass man sich leicht verzetteln kann. Zudem benötigen Sie bereits einen guten inhaltlichen Überblick über Ihr Fachgebiet und Erfahrung im Umgang mit wissenschaftlicher Literatur, um die Qualität der gefundenen Quellen beurteilen zu können. Sie können das Internet also durchaus als Rechercheort nutzen, sollten Ihre Ergebnisse aber besonders kritisch reflektieren (siehe hierzu auch Kapitel 4.4).

Damit wird deutlich, dass die Kenntnis unterschiedlicher Rechercheorte und ihrer Spezifika eine wichtige Bedingung wissenschaftlichen Arbeitens darstellt. Da man für ein bestimmtes wissenschaftliches Vorhaben nie alle zur Verfügung stehenden Orte und Funktionen benötigt, ist für eine zielgerichtete Auswahl immer wieder die Rückbindung an den Forschungsgegenstand notwendig und damit an unsere o. g. Fragen nach dem Warum und Was.

→ Das Ergebnis dieser Leitfrage besteht also in einer Auswahl geeigneter Rechercheorte bzw. Referenzquellen und führt zu weiteren Überlegungen, wie bei der eigentlichen Suche konkret vorgegangen werden kann.

Wie suche ich? - Strategien und Techniken

Diese Leitfrage dreht sich um die Auswahl geeigneter Recherchestrategien und -techniken. Je nachdem, welchem wissenschaftlichen Vorhaben Ihre Recherche dienen soll, kommen entweder eher explorative oder systematisierende Rechercheformen in Frage (siehe Kapitel 4.2). Recherchetechniken betreffen vor allem die Suchsyntax, also die Bildung und Modifizierung von konkreten Suchbegriffen, den Einsatz von logischen Operatoren, Trunkierung und Maskierung etc. (siehe Kapitel 4.5).

→ Das Ergebnis dieser Leitfrage ist eine angemessene Recherchestrategie inklusive einer gezielten Suchanfrage unter Einsatz geeigneter Recherchetechniken.

4.2 Recherchestrategien

4.2.1 Einstiegssuche und systematische Suche

Je nach ihrer Funktion lassen sich zwei verschiedene Recherchestrategien unterscheiden: die Einstiegssuche und die systematische Suche (siehe Tabelle 6).

Strategie	Funktion	Form
Einstiegssuche	Erkundung	explorative Recherche
systematische Suche	umfassende Erfassung	systematisierende Recherche

Tabelle 6: Recherchestrategien (eigene Darstellung)

Einstiegssuche

Die **explorative Recherche** ist eine Suchform, die auf ein eher schnelles und nicht auf Vollständigkeit ausgerichtetes Sammeln von Informationen angelegt ist (Corsten/Deppe 2008: 26). Sie soll der ersten Erkundung eines Themengebiets dienen.

Die zugehörige **Strategie der Einstiegssuche**, auch erste Literatursuche genannt, dient dazu, Themen zu finden und zu erkunden sowie erste Abgrenzungen und Strukturierungen komplexer Wissensgebiete vorzunehmen (Brauner/Vollmer 2007: 110). Dazu wird in einem ersten, breit angelegten Rechercheprozess ein Themengebiet relativ großflächig abgesucht (Heesen 2010: 21). Zudem machen Sie sich darüber mit der einschlägigen Terminologie vertraut, die Sie anschließend für Ihre Suchbegriffsbildung nutzen können. Wie tief Sie hier gehen, hängt von Ihrem Vorwissen und Ihrem speziellen Erkenntnisinteresse ab.

Systematische Suche

Die systematische Suche ist die Recherchestrategie der Wahl, wenn Sie sich bereits einen guten Überblick über Ihr gewähltes Themengebiet erarbeitet haben und eine tragfähige Forschungsfrage vorliegt. Die Funktion der **systematisierenden Recherche** ist die möglichst umfangreiche Erfassung derjenigen Literatur, die für einen begrenzten thematischen Ausschnitt und die zugehörige Forschungsfrage relevant ist. Die Recherche ist hier auf einen speziellen Gegenstandsaspekt ausgerichtet und tief angelegt. Sie erfordert ein strukturiertes, geplantes Vorgehen, während die explorative Recherche eher in die Breite geht und intuitiver sein kann.

Bei der systematischen Suche identifizieren Sie die Kataloge oder Datenbanken, die für Ihre Recherche relevant sind. Wenn Sie die passenden

Referenzquellen ausgesucht haben, überlegen Sie sich ihre weitere Recherchestrategie. Dazu gehört die Festlegung der Suchbegriffe, die Sie benutzen wollen, um die Literatur zu ihrer Forschungsfrage zu finden. Zudem können Sie Auswahlkriterien festlegen, nach denen Sie gefundene Literatur selektieren. Hier können Sie u. a. zeitliche Einschränkungen vornehmen, zum Beispiel nur die Literatur der letzten 5 Jahre einbeziehen, sofern Sie nur an neueren Publikationen interessiert sind. Die Auswahlkriterien sind immer abhängig von ihrer Forschungsfrage. Weitere Details zur systematischen Suche finden Sie in den nachfolgenden Unterkapiteln.

4.2.2 Rückwärts- und vorwärtsgerichtete Suche

Die rückwärts- und vorwärtsgerichtete Recherche ist eine Suchstrategie die von einer oder mehreren relevanten Publikationen aus geht. Diese Strategie macht sich die Quellenverzeichnisse von Publikationen zunutze.

Rückwärtsgerichtete Suche

Bei der rückwärts gerichteten Suche, auch als Schneeball- oder Lawinenprinzip bekannt, bilden eine oder mehrere Veröffentlichungen, die Sie bereits zu Ihrem Thema vorliegen haben, den Ausgangspunkt Ihrer weiteren Recherche. Die Literaturverzeichnisse dieser Publikationen werden durchsucht, um auf diese Weise weitere geeignete Quellen zu erschließen (Kornmeier 2011: 80 f.; Theisen 2011: 85). Dissertations- und Habilitationsschriften enthalten in der Regel besonders umfassende und aktuelle Literaturverzeichnisse.

Durch diese Strategie können schnell zahlreiche Quellen entdeckt und häufig wiederkehrende Literatur identifiziert werden. Dieser „harte Kern" bildet vermutlich einen gewichtigen Teil der Publikationen zum Themenbereich ab. So erhalten Sie Aufschluss darüber, welche Arbeiten in der wissenschaftlichen Gemeinschaft besonders intensiv aufgegriffen und diskutiert wurden. Diese Quellen sollten Sie nun gezielt aufsuchen, um den Anschluss an den aktuellen wissenschaftlichen Diskurs herzustellen.

Das Ergebnis dieser Recherche bildet einen Grundstock für den Aufbau eines eigenen Quellenverzeichnisses (Brauner/Vollmer 2007: 107). Die rückwärtsgerichtete Suche kann sowohl im Rahmen einer explorativen als auch einer systematisierenden Recherche angewendet werden; sie ist aber besonders hilfreich, wenn Sie Ihr Thema erst noch erkunden müssen. Zudem ist diese Suchstrategie gut geeignet, um auszuloten, wie viel Literatur überhaupt zu einem Thema vorliegt (ebd.): Handelt es sich dabei um ein stark entwickeltes oder um ein noch wenig erforschtes Untersuchungsgebiet?

Beachten Sie jedoch, dass das häufige Auftauchen einer Quelle noch kein ausreichendes Argument für deren Güte und Bedeutung ist. Zudem entgehen Ihnen mit dieser Strategie unter Umständen interessante Quellen, wenn diese von anderen Wissenschaftler:innen nicht rezipiert wurden. Kritisch anzumerken ist außerdem die Gefahr, einem „Zitierkartell" zum Opfer zu fallen. Unter einem Zitierkartell versteht man eine Gruppe von Wissenschaftler:innen, die sich über die Maßen gegenseitig zitieren, um die eigene wissenschaftliche Reputation zu steigern (ebd.: 107 f.). Weiterhin sind die aufgedeckten Quellen zwangsläufig älter als die Ausgangsschrift. Das Schneeballsystem ist also retrospektiv angelegt und damit nicht geeignet, um neueste Quellen zu finden. Dies kann den Erkenntnisstand mindern (Kornmeier 2011: 81; Niedermair 2010: 136). Je älter die Publikation ist, von der Sie bei der Suche ausgehen, desto höher ist das Risiko, dass Sie neuere relevante Literatur übersehen. Daher genügt eine alleinige rückwärtsgerichtete Suche nicht, sondern sollte immer im Zusammenspiel mit weiteren Recherchestrategien, insbesondere mit der systematischen Suche, erfolgen.

Vorwärts gerichtete Suche

Diese Suchstrategie ist der Strategie der rückwärts gerichteten Suche ähnlich, denn auch hier bilden eine oder mehrere zentrale Publikationen den Ausgangspunkt der Recherche. Der Unterschied liegt darin, dass anschließend nicht nach der hier verwendeten Literatur gesucht wird. Vielmehr suchen Sie jetzt gezielt nach wissenschaftlichen Beiträgen, in denen später genau diese Quellen zitiert wurden (Kornmeier 2011).

> **Beispiel** | Über eine Suche in der Datenbank PubMed sind Sie auf einen passenden Artikel zum Thema cerebral palsy (Zerebralparese) in der Zeitschrift Clinical Rehabilitation gestoßen. Wenn Sie nun direkt die Internetseiten dieser Zeitschrift aufsuchen und sich hier den entsprechenden Abstract zum Artikel anzeigen lassen, so können Sie unter der Rubrik „Articles citing this article" Informationen darüber finden, in welchen anderen Zeitschriftenbeiträgen dieser Artikel nach seinem Erscheinen zitiert wurde.

Einschränkend muss bemerkt werden, dass nicht alle Suchmaschinen oder Datenbanken bzw. Internetseiten von Zeitschriften über eine solche Suchfunktion verfügen. Außerdem können hierüber nicht alle wissenschaftlichen Arbeiten, die einen bestimmten Artikel zitieren, vollständig erfasst werden. Auch bei der vorwärtsgerichteten Suche handelt es sich also um eine Strategie, die für sich genommen nicht ausreicht, aber eine sinnvolle Ergänzung zu Ihrer systematischen Recherche darstellen kann.

4.3 Bewertung von Quellen

Eine Literaturrecherche geht immer mit der Begutachtung der vorgefundenen Quellen einher. Hier stellt sich die Frage: Wie kann eine Quelle als relevant oder irrelevant für das gewählte Thema bzw. die Beantwortung der Forschungsfrage eingeschätzt werden? Eine sogenannte Relevanzprüfung können Sie anhand von folgenden Kriterien vornehmen (siehe hierzu ausführlich Kapitel 5.3.1):

- Wissenschaftlichkeit
- Nähe zum Forschungsgegenstand
- Zugänglichkeit und Handhabbarkeit

Wissenschaftlichkeit

Die Wissenschaftlichkeit ist ein wesentliches Kriterium bei der Auswahl von Literatur und beinhaltet die Qualität und Aktualität einer Quelle sowie deren Zitierfähigkeit. Als grundsätzlich zitierfähig gelten veröffentlichte Quellen, deren Inhalte nachvollziehbar und kontrollierbar sind. Um die Qualität und Aktualität einer Quelle beurteilen zu können, müssen Sie die Autorin und deren Reputation, das Erscheinungsjahr mit Auflage, den Verlag oder ggf. die Herausgeber:innen sowie das Literaturverzeichnis untersuchen. Zu berücksichtigen ist auch die Frage, an welche Zielgruppe sich die Publikation richtet. Wenn Sie bspw. ein Lehrbuch für Pflegeauszubildende für Ihre Seminararbeit nutzen, müssen Sie besonders kritisch danach fragen, ob hier ausreichend wissenschaftliche Begründungen enthalten sind.

Weitere Ausführungen zu allgemeinen Kriterien von Wissenschaftlichkeit finden Sie in Kapitel 1, zu Gütekriterien wissenschaftlicher Arbeiten/Forschung in Kapitel 2.3 und 3.4.

Nähe zum Forschungsgegenstand

Die Nähe einer Quelle zum Forschungsgegenstand ist notwendig, um gezielt und effizient solche Inhalte zu finden, die zur Beantwortung Ihrer Forschungsfrage führen. Ziel ist es, abzuwägen, ob ein wesentlicher Bezug zur Forschungsfrage hergestellt werden kann. Ist dies der Fall, sollten Sie die Quelle für eine tiefere Verarbeitung heranziehen. Als nützlich erweist sich hier die Sichtung von

- Thema, Titel, Untertitel
- Klappentext, Rückseite eines Buches
- Inhaltsverzeichnis und Kapiteleinteilung, Register
- Vorwort und Einleitung
- Zusammenfassung und Ausblick
- Abstract eines Artikels

Zugänglichkeit und Handhabbarkeit

Die Zugänglichkeit und Handhabbarkeit von Quellen stellt sich mitunter als schwieriges Unterfangen dar. Selten sind alle für ein wissenschaftliches Vorhaben vielversprechend klingenden Quellen, auf die man bei der Recherche gestoßen ist, auch zeit- und ortsnah bzw. kostenlos verfügbar. So müssen Sie bspw. einkalkulieren, dass Bücher von anderen Nutzern entliehen oder bestimmte Zeitschriften nicht im Bestand Ihrer örtlichen Bibliothek vorhanden sind. Somit bestimmen auch Wartezeiten, Leihfristen, Kosten für Fernleihen etc. die tatsächliche Nutzung der recherchierten Literatur. Hier muss eine ausgewogene Mischung aus wissenschaftlicher Genauigkeit und Pragmatismus gefunden werden.

Die Handhabbarkeit bezieht sich auf die Fähigkeit, die recherchierten Quellen für Ihren aktuellen Zweck verstehen und weiter verarbeiten zu können. Hier spielt das Verhältnis von Schwierigkeitsgrad eines Textes und individuellem Vorwissen eine entscheidende Rolle. Einerseits ist es beispielsweise für den begrenzten Zeitraum zur Vorbereitung eines Referats nicht ratsam, sich zu lange mit zu komplexen Texten zu plagen. Andererseits sollten Sie Quellen, die sich Ihnen nicht sofort vollständig erschließen, nicht gleich verwerfen. Texte, die zunächst nicht verstanden werden, können Sie später, wenn Sie sich durch zunächst verständlichere Literatur mehr Wissen zum Thema angeeignet haben, besser nachvollziehen (zum Textverstehen siehe auch Kapitel 5).

4.4 Referenzquellen

In folgendem Kapitel geht es um das Finden von Literatur mit Hilfe von sogenannten Referenzquellen. Sie „informieren darüber, welche Quellen es gibt und wo und wie sie zu finden sind“ (Niedermair 2010: 80). Sie liefern also Informationen über Informationen, sogenannte Metainformationen. Beispielsweise kann in einem Online-Katalog eine Quelle anhand des Autorennamens und/oder des Titels gesucht werden. Referenzquellen enthalten vielerlei Informationen über einen Text, aber nicht den Text selbst.

Suchen Sie zum Beispiel das Buch *Keine Angst vor dem leeren Blatt* von Otto Kruse (1995), geben Sie den Titel in die Suchfunktion des Bibliothekkatalogs ein. Ist das Buch in der Bibliothek vorhanden, erhalten Sie einen Treffer. Der Katalog liefert Ihnen Informationen über das Buch: Titel, Untertitel, Name des Autors, Seitenzahl, Schlagworte u.v.m. sowie Hinweise zum Standort und zur Verfügbarkeit.

Kataloge als Referenzquellen

Kataloge sind nach bestimmten Merkmalen geordnete Verzeichnisse (Gantert/Hacker 2008: 164).

Bibliothekskataloge

Der am weitesten verbreitete Bibliothekskatalog ist der digitale OPAC (Online Public Access Catalogue). Er enthält eine Vielzahl einzelner Katalogtypen wie Formal-, Sach- und Standortkataloge. Ein Formalkatalog ordnet den Bibliotheksbestand nach mehreren Kriterien (etwa nach Autor:innen oder Titeln) in alphabetischer Reihenfolge. So können Sie bspw. gezielt nach den Werken einzelner Verfasser:innen recherchieren. Ein OPAC funktioniert aber auch als sogenannter Kreuzkatalog; d. h. mit Hilfe entsprechender Suchfelder können Sie z. B. den Schlagwort- mit dem Formalkatalog kombinieren. Durch die digitale Erfassung werden die einzelnen Kataloge in einer Suchanfrage miteinander verknüpft und müssen nicht jeder für sich durchsucht werden (Niedermair 2010: 84 f.).

Verbundkataloge

Verbundkataloge schließen die Bestände mehrerer Bibliotheken in einer gemeinsamen Datenbank zusammen.[33]

> **Beispiele** | Karlsruher Virtueller Katalog (KVK), Gemeinsamer Verbundkatalog der Länder (GVK), WorldCat (größter internationaler Verbundkatalog)

Virtuelle Kataloge

Virtuelle Kataloge umfassen eine Vielzahl an verschiedenen Katalogen und Datenbanken, die sie unter einer einheitlichen Benutzeroberfläche präsentieren (Umstätter/Wagner-Döbler 2005: 70; Niedermair 2010: 85).

Der Karlsruher Virtuelle Katalog (KVK) ist eine Metasuchmaschine, d. h. er verfügt selbst über keine Datenbank, sondern bezieht Suchanfrage und Ergebnisse aus mehreren Bibliothekskatalogen (Adam/Wenzel 2014: 16). Dadurch ist eine gemeinsame Suche in deutschen, österreichischen sowie schweizerischen Katalogen und Buchhandelsverzeichnissen möglich (ebd.; Karmasin/Ribing 2007: 72).

> **Beispiele** | Österreichischer Verbundkatalog (OBV), Zeitschriftendatenbank (ZDB)

Suchmaschinen als Referenzquellen

In Bezug auf das wissenschaftliche Arbeiten sind allgemeine Suchmaschinen nur bedingt geeignet. Dennoch sind sie nützlich, um beispielsweise bei geringem Vorwissen einen ersten Überblick über ein Thema zu gewinnen oder um Textabschnitte bzw. Zitate zu finden oder zu überprüfen.

Allgemeine Suchmaschinen funktionieren nach dem Prinzip der Volltextindizierung und liefern oft eine Unmenge an Ergebnissen. Diese beruhen auf speziellen, in der Regel intransparenten Algorithmen und sind deshalb kritisch zu hinterfragen (Niedermair 2010: 68 ff., 89). Problematisch erscheint vor allem, dass Suchmaschinen nur einen Teil der Dokumente im Netz auswerten. Viele Bereiche, insbesondere Datenbanken mit eingeschränktem

---

33 Eine Übersicht liefert die Württembergische Landesbibliothek Stuttgart: www.wlb-stuttgart.de/kataloge/verbuende.html oder die Universität Kiel: www.ub.uni-kiel.de/lit/verbkat.html

Zugriff, werden nicht mit einbezogen. Das bedeutet, dass eine solche Suchanfrage weniger verlässliche Ergebnisse hervorbringt. Neben der willkürlichen Auswahl stellt sich das Relevance Ranking, d. h. die hierarchische Anordnung der Ergebnisse, als problematisch heraus. So spielen die Häufigkeit der Suchbegriffe oder Zugriffe eine wesentliche Rolle. Zudem kann ein Rankingplatz auch käuflich erworben werden (ebd.: 90f.).

Weiterhin haben sich im Bereich digitaler Medien bislang noch keine allgemeingültigen Standards herausgebildet (Balzert et al. 2011: 172; Kornmeier 2011: 75; Gruber et al. 2009: 33). Das heißt aber nicht, dass digitale Quellen per se vom wissenschaftlichen Arbeiten ausgeschlossen werden müssen; vielmehr können sie durchaus zitierfähig sein. Die Herausforderung liegt in ihrer kritischen Bewertung. Grundsätzlich sollten Online-Einträge durch andere wissenschaftliche Werke geprüft und bestätigt werden. Die Nachvollziehbarkeit kann über Angaben zum Server, den Pfad (URL-Uniform Resource Locator) und den Dokumentennamen erfolgen. Jedoch sind diese Angaben häufig flüchtig und ggf. nicht mehr nachvollziehbar: „Die Kontrollierbarkeit eines im Internet veröffentlichten Werks ist nur dann gegeben, wenn es noch auffindbar und einsehbar ist" (Gruber et al. 2009: 173). Daher ist es unerlässlich, auch den Zeitpunkt der Abfrage (Datum, Uhrzeit) anzugeben. Werden in Abschlussarbeiten Internetquellen verwendet, empfiehlt sich deren Sicherung als PDF (Portable Document Format) oder Screenshot. Zudem können diese Quellen bei Bedarf den Gutachter:innen zur Verfügung gestellt werden (ebd.).

Beispiele | Metager, Metacrawler (Metasuchmaschinen), Startpage, DuckDuckGo, Google, Bing

Neben den allgemeinen Suchmaschinen gibt es *wissenschaftliche Suchmaschinen* zur Recherche wissenschaftlicher Texte (Niedermair 2010: 65).

Beispiele | BASE (🔗 www.base-search.net), Sciencegate (🔗 www.sciencegate.ch), Google Scholar

Datenbanken als Referenzquellen

Grundlegend lassen sich Datenbanken in Bestands- und Fachdatenbanken unterteilen. *Bestandsdatenbanken* verweisen auf selbstständig erschienene

Literatur (bspw. Bücher, Zeitschriften, Konferenzberichte, Hochschulschriften u. a.). Sie enthalten die Angaben zur Identifikation eines Mediums (Titel, Verfasser:in usw.) und stellen den (Online-)Bibliothekskatalog dar. Der Katalog beinhaltet die gesamte Literatur, die in einer Bibliothek vorhanden ist, daher wird er Bestandskatalog genannt.

Fachdatenbanken hingegen verweisen auf unselbständig erschienene Literatur (Kapitel aus Büchern, Zeitschriftenartikel, Konferenzbeiträge, u. a.) und diverse andere Datenbanken (Adam/Wenzel 2014: 2). Im Rahmen von Fachdatenbanken lassen sich bibliografische Datenbanken, Referenz- und Volltextdatenbanken unterscheiden. Erstere enthalten Metainformationen zu Quellen und meistens einen Abstract sowie den Umfang einer Publikation, nicht aber die Quelle selbst. Referenzdatenbanken zählen ebenfalls zur Gruppe der bibliografischen Datenbanken und liefern zusätzlich wichtige Metainformationen. Dazu gehören Referenzen wie z. B. „wer welchen Autor zitiert hat und wie oft ein Autor von anderen zitiert wurde" (ebd.). Volltextdatenbanken stellen dagegen neben den Metainformationen auch die eigentliche Quelle bereit.

Darüber hinaus gibt es sogenannte *Metadatenbanken*, die einen Überblick über andere verfügbare Datenbanken ermöglichen.

Beispiele | Datenbank-Infosystem (DBIS), Deutsches Institut für Medizinische Dokumentation und Information (DIMDI), Deutsche Zentralbibliothek für Medizin (ZB-MED)

Im Folgenden werden einige Datenbanken und ihre Besonderheiten aufgeführt, die für das wissenschaftliche Arbeiten in gesundheits-, pflege- und therapiebezogenen Studiengängen relevant sind.

Name	Besonderheiten
Medizin/Pflegewissenschaft Gesundheits- und Therapiewissenschaften	
LIVIVO	• Bereiche Medizin, Pflege- und Gesundheitswissenschaften, angrenzende Gebiete sowie Ernährungswissenschaften
CINAHL (Cumulative Index to Nursing and Allied Health Literature)	• Bereich Pflege- und Gesundheitswissenschaft; neben bibliografischen Angaben besteht die Möglichkeit, auch Volltexte nationaler und internationaler Zeitschriften und Aufsätze zu erhalten

Name	Besonderheiten
Medline	• bibliografische Hauptdatenbank der U.S. National Library of Medicin • weitgehend medizinische Literatur
PubMed	• Literaturdatenbank der US National Library of Medicine (NLM), Zugang zur Medline Datenbank • Medizin, Pflege, Zahnmedizin, Veterinärmedizin, Psychologie • frei zugänglich unter www.ncbi.nlm.nih.gov/pubmed/
PEDRO	• klinische Studien, Reviews und Leitlinien aus der Physiotherapie
PsycINFO (PsycLit)	• psychologische Literatur
Cochrane Library	• klinische Studien • systematische Reviews
Cochrane Database of Systematic Reviews	• Teil der Cochrane Library (VTD)
EMBASE (Excerpta Medica DataBase)	• pharmazeutische Literatur, Humanmedizin
SOMED	• Online-Version der Dokumentation Sozialmedizin
Allgemeinwissenschaftlich	
DNB	• www.dnb.de • Deutsche Nationalbibliothek
Statistisches Bundesamt und stat. Landesämter	• www.destatis.de
Web of Science	• Science Citation Index (SCI) • allgemeinwissenschaftlich
Pädagogik und Berufspädagogik	
Deutscher Bildungsserver	• www.bildungsserver.de • Informationen zu allen Bildungsbereichen
FIS- FP für Pädagogik	• www.fachportal-paedagogik.de • Bildung und pädagogische Praxis
Leibniz-Institut für Bildungsforschung und Bildungsinformation (DIPF)	• Bibliothek für Bildungsgeschichtliche Forschung des DIPF https://bibliothekskatalog.bbf.dipf.de/
Zeitschriftendatenbanken	

Name	Besonderheiten
ZDB	• www.zeitschriftendatenbank.de • Onlinerecherche in gedruckten und elektronischen Zeitschriftenbeständen deutscher und österreichischer Bibliotheken

Tabelle 7: Ausgewählte fachspezifische Datenbanken (eigene Darstellung)

4.5 Recherchetechniken

Unter Recherchetechniken fassen wir hier das Vorgehen bei der Abfrage einer Referenzquelle wie bspw. die Suchwortbildung oder das Eingrenzen und Erweitern von Trefferlisten. Je besser Sie diese Techniken beherrschen, umso effizienter gestaltet sich Ihre Recherche. Suchbegriffe sind die Begriffe, die Sie in eine Suchmaske eingeben und die das Ergebnis Ihrer Recherche entscheidend beeinflussen.

Bildung von Suchbegriffen

Eine durchdachte Sammlung von Suchbegriffen ist der Ausgangspunkt einer erfolgreichen Recherche. Je exakter, aber auch vielfältiger das Wortfeld bzw. die Suchbegriffe sind, umso treffender und zahlreicher sind die Rechercheergebnisse. Das heißt, dass die Qualität der Suchbegriffe einen direkten Einfluss auf den Prozess wissenschaftlichen Arbeitens hat und im schlimmsten Fall wesentliche Arbeiten zur Forschungsfrage nicht gefunden werden. Daher ist ein gezieltes Vorgehen bei der Bildung von sogenannten „Kern-Suchbegriffen“ (Niedermair 2010: 137 f.) unerlässlich.

Grundsätzlich kann mit Stichwörtern oder mit Schlagwörtern (key words) gesucht werden. Die Verwendung eines Titelstichworts entspricht einer formalen Recherchemethode und empfiehlt sich hauptsächlich dann, wenn Sie den Titel bzw. Titelteile eines oder mehrerer relevanter Werke zu Ihrem Thema bereits kennen (Franck/Stary 2009: 42). In den meisten anderen Fällen empfiehlt sich eine Recherche mit Hilfe von Schlagwörtern. Schlagwörter sind Begriffe, die den Inhalt einer Quelle charakterisieren, ohne dass diese Begriffe notwendigerweise im Titel oder auch im Volltext dieser Quelle vorkommen müssen. Die Verschlagwortung von Quellen ist also eine aktive bibliothekarische Leistung, die dazu dient, Publikationen in einen Schlagwortkatalog einzuordnen.

So hat beispielsweise die US National Library of Medicine ein medizinisches Schlagwortregister erstellt (Medical Subject Headings: MeSH-Terms). Damit werden alle Artikel der Datenbanken Medline und PubMed katalogisiert und indexiert. Die Suche mit MeSH-Terms erleichtert die Recherche, da man nicht alle Synonyme verwenden muss und nur relevante Artikel zum Thema erhält.

Eine systematische Recherche umfasst sowohl eine Schlagwort- als auch eine Stichwortsuche. Wie bereits erwähnt, ist zur Bildung geeigneter Kern-Suchbegriffe ein gezieltes Vorgehen notwendig, das durch folgende Maßnahmen unterstützt werden kann:

Zunächst helfen die Formulierung eines Exposés sowie eine Einstiegssuche, um die begrifflichen Facetten des Themas auszuloten. Daraus können zentrale, immer wiederkehrende Phrasen und Termini als Schlüsselbegriffe abgeleitet werden. Häufig ist es hilfreich, sich dabei ein kleines Ordnungssystem zusammenhängender Schlüsselbegriffe zu konstruieren, z. B. in Form eines Mindmaps.

Weiterhin kann die Bildung eines Wortfelds wichtige verwandte sowie Ober- und Unterbegriffe aufzeigen (Niedermair 2010: 138 f.). Für eine erste Orientierung eignen sich besonders Fachlexika, da sie einen themenbezogenen terminologischen Überblick liefern.

Auch in einem *Thesaurus* finden sich alternative Begriffe. Ein Thesaurus ist ein Nachschlagewerk, das die Terminologie eines Wissensbereichs abbildet und Beziehungen wie Ober- und Unterbegriffe, aber auch Assoziationen und Synonyme darstellt (z. B. Open-Thesaurus)[34] (Niedermair 2010: 139). So besitzt beispielsweise die Datenbank LIVIVO diese Funktion und zeigt weitere, miteinander in Beziehung stehende Begriffe an.

Für die meisten Themen ist der Einschluss englischsprachiger Literatur unerlässlich und etliche Datenbanken wie PubMed ermöglichen ausschließlich die Recherche mit englischsprachigen Begriffen. Fremdwörterbücher oder Online-Übersetzer können zur Bildung fremdsprachiger Suchbegriffe hilfreich sein.[35] Auch mit den MeSH-Terms von PubMed finden Sie passende englischsprachige Suchbegriffe.

---

34 Beispielsweise als deutschsprachige Webseite: www.openthesaurus.de oder englischsprachig: http://thesaurus.com

35 Beispielsweise www.leo.org oder www.dict.cc oder www.linguee.de

Häufig ist es erforderlich, Suchbegriffe aus verschiedenen Disziplinen in die Recherche einzubeziehen. Vor allem Wissenschaften mit interdisziplinärem Charakter wie die Pflege- oder Therapiewissenschaften bedienen sich vielfältiger Terminologien unterschiedlicher Herkunft. Leider arbeitet nicht jede Datenbank mit den gleichen Schlagwörtern zu einem Thema. So verwendet CINAHL das Schlagwort „pressure sore" für Decubitus, Medline dagegen „decubitus ulcer". Daher werden Sie unter Umständen Ihre Suchbegriffe immer wieder an die speziellen Gegebenheiten der einzelnen Referenzquellen anpassen müssen (Behrens/Langer 2022: 141).

Einsatz Boolescher Operatoren

Boolesche Operatoren bzw. logische Operatoren sind Hilfsmittel, um zwischen einzelnen Suchbegriffen eine logische Verknüpfung herzustellen. Die Operatoren *AND*, *OR*, *NOT* können in vielen Datenbanken die Suche sinnvoll eingrenzen oder erweitern.

Dies wollen wir am Beispiel Morbus Parkinson und Physiotherapie anhand der Trefferliste (Results) in der Datenbank PubMed zeigen:

Beispiel | Vorgehensweise

1. Geeignete englische Suchbegriffe bilden (siehe Suchbegriffsbildung)
   - Morbus Parkinson = Parkinson's disease
   - Physiotherapie = physiotherapy oder physicaltherapy
2. MeSH-Terms bestimmen
   - „Parkinson Disease" [MeSH]
   - „Physical Therapy Specialty" [MeSH]
3. Suchanfrage:
   → Add to *searchbuilder*
   „Parkinson Disease" [MeSH] [Boolescher Operator]
   „Physical Therapy Specialty" [MeSH]

AND

Sowohl der Suchbegriff A als auch der Suchbegriff B wird mit allen Dokumenten verglichen. Die Trefferliste zeigt eine klassische Schnittmenge, also nur diejenigen Quellen, die beide Suchbegriffe enthalten.

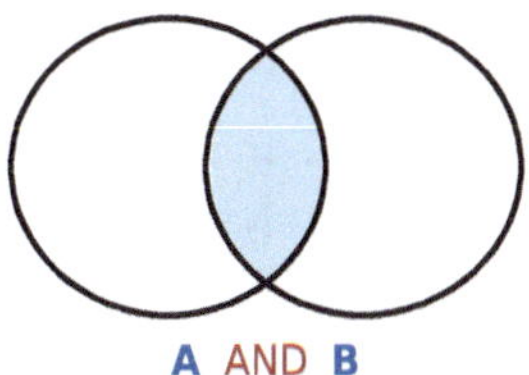

Gut zu wissen! Kleinste Schnittmenge, da beide Begriffe in der Zielquelle vorkommen müssen.

Viele Datenbanken benötigen bei der Eingabe mehrerer Suchbegriffe nicht den Operator AND, denn sie setzen ihn automatisch zwischen den Begriffen.

Beispiel | „Parkinson Disease“ [MeSH] *AND* „Physical Therapy Specialty“ [MeSH]

Die Beispielsuche erzielt **12 Treffer** (Suche am 16.4.2023). Dies sind alle Artikel, die mit den beiden Schlagworten (MeSH-Terms) „Parkinson Disease“ und zugleich „Physical Therapy Specialty“ indexiert wurden.

OR

Es werden alle Dokumente angezeigt, in denen entweder der Suchbegriff A oder der Suchbegriff B vorkommt. Damit werden zugleich auch diejenigen Dokumente angezeigt, die beide Suchbegriffe enthalten.

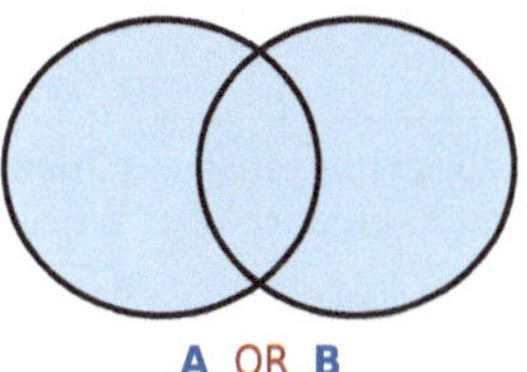

Beispiel | „Parkinson Disease“ [MeSH] *OR* „Physical Therapy Specialty“ [MeSH]

Die Beispielsuche erzielt **83.746 Treffer** (Suche am 16.4.2023). Dies sind alle Artikel, die mit dem Schlagwort „Parkinson Disease“ indexiert wurden (80.788 Treffer) plus alle Artikel, die mit dem Schlagwort „Physical Therapy Specialty“ indexiert wurden (2.970 Treffer).

NOT

Es werden alle Ergebnisse angezeigt, in denen der Suchbegriff A vorkommt, aber der Suchbegriff B nicht. Ein solches Vorgehen ist sinnvoll, wenn zu spezielle und abseitige Aspekte des Themas aus der Suche ausgeschlossen werden sollen.

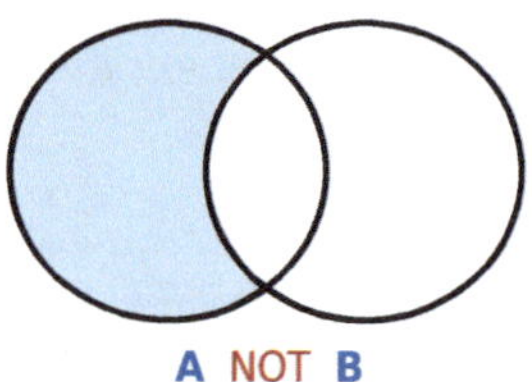

A NOT B

Beispiel | „Parkinson Disease“ [MeSH] *NOT* „Physical Therapy Specialty“ [MeSH]

Diese Suche erzielt **80.776 Treffer** (Suche am 16.04.2023). Dies sind alle Artikel, die mit dem Schlagwort (MeSH-Term) „Parkinson Disease“ indexiert wurden, mit Ausnahme derer, die zusätzlich noch mit dem Schlagwort „Physical Therapy Specialty“ indexiert sind.

Daneben gibt es noch sogenannte **Proximity Operatoren**. Sie erlauben eine feinere Recherchetechnik und können Suchbegriffe in einer bestimmten Nachbarschaftsrelation aufzeigen. Dazu gehört das Auftreten der Suchbegriffe in demselben Feld, demselben Satz, in einem festgelegten Abstand oder einer bestimmten Reihenfolge (Adam/Wenzel 2014: 4f.).

ADJ(acent)	Die Suchbegriffe müssen genau in der Reihenfolge der Eingabe stehen. Es darf kein Wort dazwischen sein.
NAER/SAME	Die Suchbegriffe müssen im selben Satz vorkommen.
NEARx	Die Suchbegriffe müssen im selben Satz vorkommen. Zwischen den Suchbegriffen dürfen maximal x-Wörter stehen (z. B. NEAR3 – maximal 3 Wörter dürfen zwischen den Suchbegriffen stehen).
WITH	Die Suchbegriffe müssen im selben Feld vorkommen.

(Adam/Wenzel 2014: 4)

Trunkierung und Maskierung

Eine weitere hilfreiche Recherchetechnik ist der Einsatz von Platzhaltern (Trunkierung und Maskierung). Bei der Bildung von Suchbegriffen gibt es aus grammatikalischen und terminologischen Gründen eine Vielzahl an Eingabemöglichkeiten. Bspw. könnten für eine Recherche zum Thema Professionalisierung folgende Suchbegriffe zielführend sein: Professionalisierung, Profession, Professionen, Professions, Professionals ... Nach der o. g. Recherchetechnik mit Operatoren würde folglich zwischen jedem Begriff ein AND oder OR eingefügt werden müssen. Mittels der *Trunkierung* kann nun aber die Endung abgeschnitten werden und durch * oder **?** oder **$** als Variable ersetzt werden.

Beispiel | Wortstamm: Profession*/Profession?/Profession$

Der Suchbegriff umfasst nun alle verfügbaren Formen, ohne eine lange Sucheingabe durchführen zu müssen. Ebenso verfährt man mit Trunkierungen am Wortanfang.

Gut zu wissen! Je nach Rechercheoberfläche kommen unterschiedliche Trunkierungsvariablen zum Einsatz. Meist bieten die Datenbanken hierfür einfache Hilfefunktionen zum Nachschlagen an.

Maskierungen sind ebenfalls Platzhalter und funktionieren nach dem gleichen Prinzip; sie unterscheiden sich von Trunkierungen dadurch, dass sie ein Zeichen innerhalb eines Wortes ersetzen.

Beispiel | Medizin; Medicin ⟶ Medi*in/Medi?in/Medi$in

Diese Technik ist besonders bei mehrsprachigen Begriffen, aber auch bei Wörtern mit verschiedenen anerkannten Schreibweisen sehr hilfreich (Niedermair 2010: 112).

Eingrenzen und Erweitern der Suche

Dies erfolgt im Wesentlichen durch die Kombination der bereits gezeigten Recherchetechniken. So können Sie Ihre Trefferquote mit Hilfe neuer

Suchbegriffe, dem Einsatz von Operatoren, Trunkierung und Maskierung sinnvoll reduzieren oder erweitern.

> **Gut zu wissen!** Grundsätzlich gilt: „mit einem Minimum an Suchbegriffen ein Maximum an Treffsicherheit erzielen“ (Niedermair 2010: 113).

So ist es zum Beispiel bei der Suche nach einem Buch nicht notwendig, Autor:in, Erscheinungsjahr, Titel und Verlag einzugeben. Zum einen entstehen hierbei schnell Tippfehler, zum andern erfordert diese Art der Eingabe unnötig viel Zeit. Konzentrieren Sie Ihre Suche also auf den Titel oder ein Titelstichwort und den Nachnamen (ebd.).

Was tun bei zu wenigen Treffern?

Zu wenige Treffer deuten häufig auf zu spezielle oder ungebräuchliche Suchbegriffe hin. Überlegen Sie also, welche synonymen Suchbegriffe thematisch passen könnten und ob Sie unwirksame Suchwörter durch etwas abstraktere Begriffe ersetzen können. Darüber hinaus kann es erforderlich werden, erneut zu einer breiter angelegten explorativen Recherche zurückzukehren, um durch die Sichtung der Literatur zu bislang unentdeckten, fachspezifischen Begriffen zu kommen.

Bedenken Sie auch, dass die meisten Datenbanken bei der Eingabe mehrerer Suchwörter automatisch eine AND-Verknüpfung vornehmen. Je mehr Begriffe Sie also zeitgleich eingeben, umso kleiner werden ihre Schnittmenge und die daraus resultierende Trefferzahl. Hier kann der gezielte Einsatz des Operators OR Abhilfe schaffen.

Wird die grammatikalische Form nicht hinreichend berücksichtigt, kann auch dies eine Einschränkung der Ergebnisse nach sich ziehen. Der gezielte Einsatz von Trunkierungen schließt alle grammatikalischen Formen mit ein. Bei mehrsprachigen Begriffen bzw. verschiedenen Schreibweisen ist es ratsam, Maskierungen zu verwenden.

Was tun bei zu vielen Treffern?

Wenn Ihre Recherche zu einer so hohen Trefferanzahl geführt hat, dass diese nicht mehr adäquat bewältigt werden kann, sollten Sie zunächst prüfen, ob zu abstrakte oder alltagssprachliche Suchbegriffe verwendet wurden (vgl.

Niedermair 2010: 117). Ist dies der Fall, dann müssen Sie Ihre Suchanfrage konkretisieren. Dabei sollten Sie sich noch einmal bewusst den zentralen inhaltlichen Aspekt Ihres Themas bzw. Ihre Untersuchungsfrage vor Augen führen, um zu möglichst präzisen Begriffen zu kommen.

Falls nicht schon durch die Datenbank voreingestellt, können Sie durch die Verwendung des Operators AND im Zusammenhang mit einer relativ hohen Anzahl an gleichzeitig eingegebenen Suchwörtern Ihre Ergebnisliste stark einschränken. In manchen Fällen empfiehlt es sich auch, den logischen Operator NOT zu verwenden, um häufig auftretende, aber für Ihren Zweck unnütze Informationen auszuschalten.

Dabei sollten Sie unterschiedliche Varianten systematisch ausprobieren und schriftlich dokumentieren.

Was tun bei keinen Treffern?

Wenn Ihre Suchanfrage keinen Treffer erzielt, können Eingabefehler, unpassende Suchbegriffe oder die AND-Verknüpfung zu vieler Suchwörter (siehe oben) verantwortlich sein. Daher sollten Sie Ihre Eingabe auch auf Rechtschreib- und Tippfehler hin überprüfen.

Weiterhin ist zu reflektieren, ob die genutzte Referenzquelle auch tatsächlich zum Thema der Recherche passt (vgl. Niedermair 2010: 118). Wenn Sie bspw. Literatur zu Fragen der gesundheitsberuflichen Bildung in Deutschland suchen, bei denen didaktische Aspekte im Vordergrund stehen, wäre die Nutzung englischsprachiger medizinischer Referenzquellen wie z. B. PubMed wenig zielführend.

Keine oder sehr wenige Treffer können allerdings auch der mangelnden Existenz von Literatur zum betreffenden Thema geschuldet sein und damit auf eine echte Forschungslücke verweisen. Eine solche Entdeckung kann eine interessante Erkenntnis darstellen und den wissenschaftlichen Arbeitsprozess bereichern. Andererseits kann dies das Anfertigen einer wissenschaftlichen Arbeit behindern, da Sie hierfür zwingend auf ein gewisses Maß an geeigneter wissenschaftlicher Literatur angewiesen sind. Sprechen Sie in einem solchen Fall umgehend mit Ihrem:Ihrer Betreuer:in, um sich nicht unnötig an einem womöglich fruchtlosen Thema aufzuhalten.

Wann höre ich mit dem Suchen auf?

Grundsätzlich kann eine Suche nie vollständig sein. Dennoch muss irgendwann innerhalb des wissenschaftlichen Arbeitens der Rechercheprozess in den vertiefenden Lese- und in den Schreibprozess übergehen. Die Frage, wann genau dieser Zeitpunkt gekommen ist, lässt sich nicht pauschal beantworten. Eher können Orientierungspunkte ausgemacht werden, die diesen Übergang kennzeichnen.

Sobald Sie feststellen, dass sich in Ihren recherchierten Quellen ein deutlicher Sättigungseffekt zeigt, sollten Sie Ihre Rechercheaktivitäten zurückfahren. Diese Sättigung meint: wiederkehrende inhaltliche Überschneidungen in der gefundenen Literatur, die darauf hindeuten, dass die weitere Suche vermutlich kaum noch wesentlich neue Aspekte zutage fördern wird.

Kehren wir noch einmal zu unserem Rechercheprozess aus Kapitel 4.1 zurück, so wird deutlich, dass eine absolute Trennung der verschiedenen Arbeitsschritte ohnehin nicht dem realen Vorgehen wissenschaftlichen Arbeitens entspricht: Auch kurz vor der endgültigen Fertigstellung eines Texts kann es evtl. erforderlich werden, noch einmal den einen oder anderen speziellen Aspekt nachzurecherchieren.

Eine Grenze in Bezug auf die Quellenanzahl lässt sich nur schwer ziehen, denn diese ist wesentlich von der zu beantwortenden Forschungsfrage abhängig. So können für eine bestimmte Forschungsfrage zehn Quellen genügen, während eine andere Forschungsfrage mehr als 100 Quellen benötigt. Auch hier gilt: Sprechen Sie mit Ihrem:Ihrer Betreuer:in, wenn Sie sich diesbezüglich unsicher sind.

4.6 Literaturdokumentation

Die erfolgreichste Recherche nützt nichts, wenn Sie Ihre Ergebnisse nicht sichern. Dokumentieren Sie daher die gefundene Literatur, denn diese ist der Dreh- und Angelpunkt Ihrer wissenschaftlichen Arbeit. Notieren Sie auch Ihre Rechercheschritte, d. h. die verwendeten Suchbegriffe und deren Verknüpfung sowie die Nutzung Ihrer Referenzquellen. Dadurch können Sie die Suche wiederholen, falls Ihre Ergebnisse verloren gehen. Zudem ist eine solche Dokumentation hilfreich, wenn Sie aufgrund zu vieler oder zu weniger Treffer die Suche modifizieren müssen.

Im **ersten Schritt** werden grundsätzlich alle relevanten Quellen mit beginnender Recherche erfasst und in einer eigenen Bibliografie festgehalten. Diese Lese- oder Literaturliste hilft, die gefundenen Quellen zu strukturieren und ihre Verwendung in der eigenen Arbeit nachzuvollziehen und nachzuweisen. Wesentliche Kriterien beziehen sich auf die Merkmale: Rechercheort und Suchanfrage, Autor:in, Herausgeber:in, Titel, Ort & Verlag, Erscheinungsjahr und -reihe. Zudem können hier erste inhaltliche Stichpunkte und die spezielle Bedeutung für die Forschungsfrage festgehalten werden. Für Internetlinks kann eine eigene Linkliste angefertigt werden (vgl. Niedermair 2010: 58).

Die Leseliste dient als Ausgangspunkt für das Literaturverzeichnis und sollte schon zu Beginn der wissenschaftlichen Arbeit sorgfältig geführt werden. Nichts ist mühseliger als das Heraussuchen der Quellenbelege im Nachhinein. Zur Erfassung der Literatur kann ein Karteisystem, eine Textdatei oder ein Literaturverwaltungsprogramm genutzt werden (ebd.: 166).

Im **zweiten Schritt** wird die vorliegende Literatur verarbeitet. Dazu ist eine inhaltliche Dokumentation notwendig, die alle relevanten Quellen, Zitate und Textpassagen sowie eigene Ideen und die Bildung geeigneter Schlagwörter und Klassifikationen umfasst (vgl. Niedermair 2010: 166; 177 f.). In diesem Dokumentationsschritt halten Sie zentrale Quelleninhalte als Exzerpt (siehe Kapitel 5.3.2) fest, notieren aber auch eigene kritische Anmerkungen. Eigene Gedanken sollten hinreichend markiert und von den eigentlichen Quelleninhalten abgesetzt werden, bspw. durch eine Randnotiz oder eckige Klammer (vgl. Franck/Stary 2009: 100). Schlagworte am Rand exzerpierter Textbausteine können das Wiederfinden erleichtern. Allerdings muss hierfür im Vorfeld ausreichend Platz eingeplant werden. Letztlich sollten Sie alles dokumentieren, was später noch von Bedeutung sein könnte (ebd.).

In einer Volltextdokumentation hinterlegen Sie ganze Textbausteine, bspw. PDF-Dateien von Herausgeberbeiträgen oder Zeitschriftenartikeln, die Sie später gezielt mit Hilfe eines Literaturverwaltungsprogramms wiederfinden können.

Nachdem Sie sich eine eigene Wissensstruktur angelegt haben, müssen die entsprechenden Inhalte später wiedergefunden werden können. So lässt sich mit den herkömmlichen Computerprogrammen jeweils ein Dokument linear nach einem Begriff durchsuchen. Noch effektiver ist eine assoziative Schlagwortsuche mit einem Literaturverwaltungsprogramm.

4.7 Literaturverwaltung

Mit Hilfe von Literaturverwaltungsprogrammen können Sie Literatur recherchieren und dokumentieren, Ideen und Texte erfassen und kommentieren sowie Ihre Arbeit insgesamt strukturieren. Dabei sollten Sie die Aufgaben des Recherchierens, Lesens und Ordnens, das Notieren von Ideen und Texten sowie das Hinterlegen eigener Aufgaben und deren Erledigung möglichst integrieren (vgl. Balzert et al. 2011: 144f.).

Im Folgenden stellen wir nur einige wesentliche Vorteile von Literaturverwaltungsprogrammen dar; detailliertere Ausführungen finden Sie bspw. bei Franck/Stary (2009). Außerdem bieten viele Bibliotheken Einführungen in den Umgang mit solchen Programmen an. Nehmen Sie diese Einführungen am besten zu Beginn Ihres Studiums in Anspruch, da eine effiziente Anwendung gelernt werden muss und entsprechend viel Zeit benötigt.

Die elektronische Literaturverwaltung bietet gegenüber der klassischen Erfassung viele Vorteile. So können mehrere Datenfelder angelegt und effizient durchsucht werden (Wang/Wan 2007: 5). Die Programme gestatten das Anlegen einer flexiblen Struktur und das Verknüpfen der Daten mit verschiedenen Dateien wie Volltexten, Bildern oder Notizen. Zudem sind die Integration von Internetressourcen und der Zugriff auf externe digitale Datenbanken möglich (ebd.). Darüber hinaus können Sie Literaturverzeichnisse erstellen und flexible Import- und Exportmöglichkeiten (bspw. Zitationsstile, Textformate) nutzen.

Literaturverwaltungsprogramme unterstützen die assoziative Suche, die mit Hilfe von Schlagwörtern ein ganzes Bündel an zusammenpassenden Begriffen findet. Über das Aufdecken solcher Querverbindungen können Sie sich zu neuen Ideen anregen lassen und zusätzlich anschlussfähige Argumente finden (vgl. Franck/Stary 2009: 105). Voraussetzung für eine assoziative Suche ist das Hinterlegen von Schlagworten zu einem Text. Zudem kann ein Gesamtregister aller Autoren und Schlagwörter angelegt werden, um Einträge zu den jeweiligen Begriffen oder Autor:innen sichtbar zu machen. So können Sie bspw. laufend überprüfen, ob das Anlegen eines neuen Schlagworts sinnvoll ist oder ob bereits ein ähnliches existiert (ebd).

Wissen | Literaturverwaltungsprogramme

Nachfolgend werden gängige Literaturverwaltungsprogramme und ihre Stärken aufgeführt.

Klassische formale Verwaltung: EndNote, Endnote Web oder Reference Manager bieten klassische Funktionen (formale Dokumentation) der Literaturverwaltung und sind meist ausreichend (Niedermair 2010: 189).

Inhaltliche Verwaltung: Im Bereich der inhaltlichen Dokumentation gibt es größere Unterschiede. Bibliographix, Synapsen und Zettelkasten unterstützen den Prozess der Ideenfindung und Gliederung (induktive Ideenfindung), während Citavi eine grobe Gliederung voraussetzt (Niedermair 2010: 189).

Zudem gibt es webbasierte Lösungen wie bspw. Refworks. Weitere Programme sind AskSam, LiMan, ProCite, Refbase.

4.8 Recherche bei klinischen Fragestellungen

Da die wissenschaftliche Recherche bei der Bearbeitung klinischer Fragestellungen im Sinne evidenzbasierter Pflege, Therapie oder Medizin einige Besonderheiten aufweist, ist diesem Thema ein eigenes Unterkapitel gewidmet. Wir stellen Arbeitsschritte und Spezifika vor, die für eine Recherche in den einschlägigen Fachdatenbanken (Medline via PubMed, CINAHL u. a.) benötigt werden. Hier können außerdem einige der bereits thematisierten Rechercheschritte anschaulich werden. Klinische Fragestellungen befassen sich beispielsweise mit dem Nutzen einer Behandlung, der Wirksamkeit einer Präventionsmaßnahme, der Güte eines diagnostischen Verfahrens oder einer Früherkennungsmaßnahme, den Risikofaktoren für eine Krankheit usw.

Beispiele für Forschungsfragen:

- Wie sinnvoll ist ein Oberkörpertraining bei Patienten nach Schlaganfall? (Thijs et al. 2023)
- Welche Modifikationen in der Lebenswelt von älteren Menschen sind dazu geeignet, Stürzen vorzubeugen?

(Clemson et al. 2023)

- Ist die Spinal Cord Stimulation wirksam bei chronischen Rückenschmerzen?
  (Traeger et al. 2023)
- Wie gut ist die diagnostische Genauigkeit künstlicher Intelligenz (KI) als Triage-Tool bei altersbedingter Makuladegeneration?
  (Kang et al. 2023)

PICO-Schema, Suchkomponenten und Suchbegriffe

Diese Arbeitsschritte erleichtern Ihnen eine strukturierte Recherche. In diesem Abschnitt werden wir diese an der oben genannten Beispielfragestellung zu Oberkörpertraining bei Schlaganfallpatient:innen erläutern.

Zur Vorbereitung der Recherche teilen Sie Ihre Forschungsfrage in einzelne Suchkomponenten auf. Für Fragestellungen zu einer bestimmten Behandlung bzw. Intervention hat sich dafür das **PICO-Schema** etabliert. Das P steht für Population (Patient:innengruppe), das I für Intervention (Behandlung), das C für Control (Kontrolle) und das O für Outcome (Endpunkte).

PICO-Komponente	**Beschreibung**
Population	Hemorrhagic Cerebral Infarction Ischemic Stroke Adult 19–44 years Middle Aged 45–64 years Aged 65–79 years Aged 80 and over 80+ years
Intervention	Trunk Exercises
Control	(keine genannt, also alle)
Outcomes	Activities of Daily Living Barthel Index

Tabelle 8: Beispiel PICO-Schema (aus der Arbeit von Thijs et al. 2023)

Die **Population** ist die Patient:innengruppe, auf die sich Ihre Frage bezieht. Bei Fragen nach einer Behandlung ist dies meist eine Personengruppe mit einer bestimmten Erkrankung, in unserem Fall Menschen, die einen

Schlaganfall erlitten haben. Sie können die Fragestellung weiter eingrenzen, wenn Sie nur an einer bestimmten Altersgruppe interessiert sind, bspw. an hochaltrigen Menschen. Die **Intervention** ist die Maßnahme oder Behandlung, die untersucht werden soll, in unserem Beispiel das Oberkörpertraining. Die **Kontroll-Intervention** (C) ist diejenige Maßnahme, mit der die Behandlung aus I verglichen werden soll. Beispielsweise ist es ein gängiges Vergleichsverfahren bei Medikamentenstudien, Placebos zu verabreichen. Wenn Sie nach Studien recherchieren möchten, in denen das Oberkörpertraining mit der Bobath-Therapie verglichen wird, dann wäre die Bobath-Therapie Ihre Kontrollintervention. Je nach Maßnahme können dies auch andere Verfahren sein. So kann eine neuartige Behandlung zum Beispiel auch mit der gegenwärtig üblichen Behandlung verglichen (Treatment as usual (TAU), usual care) werden.

Outcomes (Endpunkte) sind die Kriterien, an denen der Nutzen oder Schaden einer Intervention für die Patient:innen beurteilt werden soll. Im Beispiel wählten die Autoren die Outcomes Activities of Daily Living (ADL, Alltagsaktivitäten) gemessen mit dem Barthel-Index. Weitere Möglichkeiten wären zum Beispiel Auswirkungen auf Körperfunktionen wie Bewegungsfähigkeit, bestimmte Alltagstätigkeiten wie Aufstehen oder die Lebensqualität der Betroffenen. Sogenannte patient:innenrelevante Outcomes sind beispielsweise Lebensqualität, Symptomverringerung, Nebenwirkungen oder Überleben (IQWiG o. J.).

Je nach Forschungsfrage und -strategie können Sie weitere Komponenten hinzunehmen oder weglassen. Eine sinnvolle Ergänzung kann zum Beispiel das Setting sein, in dem eine Maßnahme angewendet wird. Wenn Sie nur die Wirksamkeit eines Sturzpräventionsprogramms im Krankenhaus interessiert, ergänzen Sie das PICO-Schema um diese Komponente. Damit grenzen Sie die Suche auf Studien ein, die im Krankenhaus durchgeführt wurden. Sie können die Suchkomponente Kontrollintervention weglassen, wenn Sie alle Maßnahmen interessieren, mit der eine Behandlung verglichen wurde. Die Autoren des Beispiels Oberkörpertraining bei Schlaganfall wählten diese Option. Sie können auch die Komponente Outcomes weglassen, wenn Sie alle Auswirkungen interessieren. Die Entscheidung, welche Komponenten Sie weglassen oder hinzunehmen, muss immer inhaltlich sinnvoll und begründet sein. Außerdem kann dies Folgen für Ergebnisse ihrer Suche haben: wenn Sie eine Komponente weglassen, erhalten sie meist mehr Treffer. Bei Fragen zu Behandlungen sucht man in der Regel nach randomisiert-kontrollierten Studien, systematischen Reviews und Metaanalysen. Sie können überlegen, ob Sie eine solche methodische Suchkomponente in die Strategie mit aufnehmen. PubMed bietet zum Beispiel Methodenfilter (neben anderen) in der Suchoberfläche an, die Sie dafür nutzen können.

Zu den einzelnen Suchkomponenten werden im nächsten Schritt die sinnvollen Suchwörter zusammengestellt. Im Beispiel bezieht sich die untersuchte Population auf Menschen, die von einem Schlaganfall betroffen sind. Es werden für die Suche daher alle Begriffe benötigt, die die Medizin für Schlaganfall benutzt. Hier können Sie zunächst sammeln, was Ihnen bereits an Begriffen bekannt ist und anschließend nach weiteren Begriffen recherchieren. In Review-Artikeln werden die Suchstrategien in der Regel angegeben, sodass Sie auch dort nach weiteren Suchwörtern schauen können. Die Anzahl der Suchwörter, die Sie benötigen, kann je nach Krankheit recht unterschiedlich sein. Im Beispiel *Schlaganfall* gibt es im Deutschen recht viele Begriffe: Schlaganfall, ischämischer Schlaganfall, hämorrhagischer Schlaganfall, Apoplex, Insult, Gehirnschlag, Apoplexia cerebri. Eher alltagssprachliche Begriffe können Sie in der Regel vernachlässigen, ebenso veraltete Begriffe, wenn zur Beantwortung Ihrer Forschungsfrage nur neuere Literatur in Frage kommt.

Bei klinischen Fragestellungen ist es erforderlich, englischsprachige Artikel einzubeziehen, entsprechend müssen Sie englische Suchbegriffe verwenden. Als erstes kann Ihnen hier ein Wörterbuch helfen. Schlaganfall auf Englisch heißt *stroke*. Mit diesem Begriff können Sie dann nach weiteren Synonymen und Fachbegriffen suchen.

Tipp: In der Datenbank PubMed können Sie nach Schlagwörtern (MeSH – Medical Subject Headings) suchen (🔗 https://www.ncbi.nlm.nih.gov/mesh/). Wenn Sie hier stroke eingeben, erhalten Sie eine Reihe von englischen Synonymen und Fachbegriffen, die im Zusammenhang mit *stroke* eine Rolle spielen (siehe Kapitel 4.5).

Bei den anderen Suchkomponenten, die Sie in Ihre Recherche einbeziehen möchten, gehen Sie entsprechend vor. Sie stellen dann die Suchbegriffe zur Population, Intervention, zu den Outcomes und den Kontrollintervention zusammen. Anschließend verbinden Sie die Suchbegriffe (siehe Kapitel 4.5).

Recherche: sensitiv versus spezifisch

Je nach Forschungsziel unterscheidet man zwischen sensitiven und spezifischen Suchstrategien. Die sensitive Suche hat zum Ziel, alle relevanten Veröffentlichungen zu einer Forschungsfrage zu finden. Dies bedeutet, dass man mit vielen Suchbegriffen arbeitet, also möglichst alle bekannten Synonyme verwendet. Zudem wird nicht nur in einer Datenbank recherchiert, sondern in mehreren, und bei der Suche werden nur wenige Einschränkungen gemacht. Die sensitive Suche minimiert das Risiko, relevante Veröffentlichungen zu übersehen. Sie führt zu sehr vielen Treffern, von denen aber nur vergleichsweise wenige tatsächlich relevant für Ihre Fragestellung sind. Dies bedeutet einen hohen Aufwand für das Durchsehen der Treffer, um die relevanten Artikel zu identifizieren.

Die drei oben genannten Forschungsfragen stammen aus *Cochrane Reviews* und sind Beispiele für Arbeiten mit sehr sensitiven Suchstrategien. Ziel eines *Cochrane Reviews* ist es, alle vorliegende Evidenz für eine Intervention zu finden und zu beurteilen. Daher ist hier eine sensitive Recherche notwendig, weil möglichst keine Veröffentlichung übersehen werden darf. Im Beispiel Thijs et al. (2023) führte dies zu 13.189 Treffern (nach Abzug der mehrfach gefundenen), von denen dann schließlich 68 zur Beantwortung der eigentlichen Forschungsfrage herangezogen werden konnten.

Während die sensitive Suche alle Synonyme berücksichtigt, nimmt die spezifische Suche nur die wichtigsten Suchbegriffe (oder sogar nur das wichtigste) einer Komponente auf. Eine weitere Möglichkeit der Eingrenzung besteht darin, die Suche auf bestimmte Artikelarten zu beschränken. Bei Fragen nach der Wirksamkeit von Behandlungen können Sie zum Beispiel nur nach systematischen Reviews suchen, das heißt nach Artikeln, die selbst schon die Ergebnisse einzelner randomisiert-kontrollierten Studien zusammenfassen. Zudem besteht die Möglichkeit darin, die Suche auf einen aktuellen Zeitraum einzuschränken. Welche Einschränkung sinnvoll ist, hängt wiederum von der Fragestellung ab. Wenn eine Behandlung schon seit Jahren oder gar Jahrzehnten etabliert ist, kann es gut sein, dass die Forschung dazu schon älter ist und neuere Forschung kaum existiert. Eine Einschränkung auf einen aktuellen Zeitraum wäre dann nicht sinnvoll. Spezifischeres Suchen führt zu weniger Treffern. Gleichzeitig erhöht sich aber auch das Risiko, Veröffentlichungen zur Fragestellung zu übersehen.

Bewertung der gefundenen Literatur

Die durch die Suche gefundenen Artikeln werden zunächst inhaltlich geprüft. Dazu reicht als erstes ein Blick auf den Titel und den Abstract. Diese geben Ihnen in der Regel genug Informationen um zu entscheiden, ob der Artikel überhaupt zur Beantwortung Ihrer Fragestellung passt. Wenn Sie sich nicht sicher sind oder der Abstract doch zu vage ist oder gar fehlt, überfliegen Sie den Volltext (siehe Kapitel 4.3).

Die Artikel, die Sie am Ende zur Beantwortung Ihrer Forschungsfrage heranziehen, können Sie mit Hilfe von standardisierten Instrumenten bewerten und damit ihre Qualität bestimmen. Randomisiert-kontrollierte Studien werden hinsichtlich ihres Verzerrungspotentials begutachtet. Ein etabliertes Instrument zur Bewertung ist das Cochrane Risk-of-Bias Tool, das aktuell in einer neuen Version vorliegt: RoB 2 (Sterne et al. 2019). Reviews und Metaanalysen, die auf kontrollierten Studien beruhen, können Sie mit dem Tool Armstar 2 (Shea et al. 2017) bewerten. Auch für andere Studiendesigns (zum Beispiel nicht randomisierte Studien, qualitative Studien) gibt es entsprechende Tools. Zur Anwendung dieser Bewertungstools benötigen Sie methodische und statistische Kenntnisse. Die Tools und Tutorials zu ihrer Anwendung sind frei im Internet verfügbar.

Darüber hinaus unterscheidet sich die Sicherung und Verarbeitung der recherchierten Veröffentlichungen nicht von dem in den vorherigen Kapiteln beschriebenen Vorgehen. Auch hier empfiehlt es sich zum Beispiel, mit einem geeigneten Literaturverwaltungsprogramm zu arbeiten (siehe Kapitel 4.7).

Literaturempfehlung

Karmasin, M./Ribing, R. (2007): Die Gestaltung einer wissenschaftlichen Arbeit. Ein Leitfaden für Haus- und Seminararbeiten, Magisterarbeiten, Diplomarbeiten und Dissertationen. 2., aktualisierte Auflage, Wien: Facultas.

EbM-Netzwerk. RefHunter – Informationsportal zur systematischen Literaturrecherche. 2023. https://refhunter.org/research_support/rechercheschritte/ [Abruf: 26.03.2023].

5 Umgang mit wissenschaftlicher Literatur

Die wissenschaftliche Literatur ist Dreh- und Angelpunkt allen wissenschaftlichen Arbeitens. In Form von Texten werden die anerkannten Wissensbestände einer Disziplin gesammelt und verfügbar, Forschungsergebnisse veröffentlicht und diskutierbar sowie nicht zuletzt wissenschaftliche Diskursverläufe kenntlich und nachvollziehbar gemacht. Damit fungiert die wissenschaftliche Literatur nicht nur als Wissensspeicher, sondern auch als Kommunikationsinstanz der wissenschaftlichen Gemeinschaft. Dementsprechend stellt das Lesen und Bearbeiten wissenschaftlicher Texte eine der Haupttätigkeiten im Prozess des wissenschaftlichen Arbeitens dar.

Gerade zu Beginn des Studiums können einige typische Schwierigkeiten im Umgang mit wissenschaftlicher Literatur auftreten. Fachtexte muten manchmal kompliziert an und sind mitunter nur schwer verständlich. In vielen Fällen mangelt es an Wissen über konkrete Lesestrategien und -techniken, mit denen man der Literatur zu Leibe rücken kann. Die Wissenschaftlichkeit eines Textes zu beurteilen, muss erst gelernt werden und löst anfangs oft Unsicherheit aus. Daher möchten wir Ihnen in diesem Kapitel zunächst einige Prinzipien zum Verstehen von Texten einschließlich entsprechender Grundregeln vorstellen. Anschließend erläutern wir wichtige Leseformen und -strategien sowie gängige Lesetechniken, die Ihnen den Umgang mit wissenschaftlicher Literatur erleichtern können.

5.1 Textverstehen

Zum Textverstehen bzw. Leseverständnis gibt es je nach zugrundeliegender Forschungstradition unterschiedliche Modelle. In den Geisteswissenschaften dominieren hermeneutische Theorien, die sich von den Modellen der kognitionspsychologischen und linguistischen Forschung erheblich unterschieden. Wir wollen hier zunächst ein allgemeines Mehr-Ebenen-Modell des Lesens vorstellen. Anschließend werden einige wichtige hermeneutische Grundpositionen dargelegt und daraus entsprechende Hinweise für das Lesen abgeleitet.

5.1.1 Ebenen des Lesens

In unserem folgenden Modell gehen wir von vier Ebenen des Lesens aus: **Textebene, Diskursebene, Kontextebene und Metaebene**.

Auf der **Textebene** geht es zunächst darum, den Inhalt des vorliegenden Texts zu erfassen und nachvollziehend zu verstehen. Der Leseprozess verläuft eng am Text unter Anwendung geeigneter Lesestrategien und -methoden.

Bei unbekannten statistischen Formeln oder neuen fremdsprachlich entlehnten Fachbegriffen machen sich etwaige Verständnisprobleme spontan bemerkbar: Wer zum ersten Mal von „Ambiguitätstoleranz" oder „Regressionsanalyse" liest, wird unweigerlich gedanklich ins Stolpern geraten. Schnell wird klar, dass für ein erstes Verständnis weitere Leseaktivitäten erforderlich sind, sofern der fragliche Begriff nicht im Text selbst explizit erklärt wird.

Anders verhält es sich bisweilen mit Begriffen, die auch in der Alltagssprache mehr oder weniger geläufig sind. Wenn man beispielsweise in einem pflegedidaktischen Text zur Curriculumentwicklung auf den Begriff „berufliche Handlungskompetenz" stößt, versteht man unmittelbar, dass es dabei um die Fähigkeit geht, berufsbezogene Anforderungen zu bewältigen. Allerdings wird sich nicht ohne Weiteres erschließen, dass sich hinter diesem Begriff unterschiedliche und teilweise miteinander konkurrierende Handlungstheorien und Kompetenzkonzepte verbergen und wie sie miteinander in Beziehung stehen. Viele wissenschaftliche Begriffe haben Eingang in die Alltagssprache gefunden und umgekehrt. Je stärker ein wissenschaftlicher Begriff mit alltagssprachlichen Bedeutungen „aufgeladen" ist – und das ist beim Begriff „Kompetenz" zweifellos der Fall – desto leichter meint man, ihn spontan zu verstehen. Die alltagssprachliche Bedeutung und Funktion eines Begriffs unterscheidet sich aber mehr oder weniger stark von seiner wissenschaftlichen Bedeutung. Deshalb erfordert ein wissenschaftlich angemessenes Begriffsverständnis eine wesentlich tiefere Auseinandersetzung (siehe auch Kapitel 1.1.). Wissenschaftliche Texte sind also nicht nur deshalb herausfordernd, weil in ihnen unbekannte Wörter oder Formeln vorkommen. Vielmehr enthalten sie Informationen in stark verdichteter Form, und wissenschaftliche Begriffe sind immer in größere und tiefere theoretische Zusammenhänge eingebettet.

Deshalb ist es unumgänglich, die erste Lese-Ebene des eigentlichen Textes regelmäßig zu verlassen und sich auf eine weiterführende **Diskursebene** zu begeben. Hier wird der Text in die laufende wissenschaftliche Debatte eingeordnet. Sie legen nun Ihr Augenmerk darauf, inwieweit die im Text gemachten Aussagen an die aktuellen Positionen anderer Autor:innen der wissenschaftlichen Gemeinschaft anschlussfähig sind.

Dabei wird sich beispielsweise herausstellen, dass „Handlungskompetenz" ein derzeit im berufspädagogischen Mainstream tief verankerter Begriff ist, zu dem es auf den ersten Blick ein weithin geteiltes Begriffsverständnis gibt. Darüber hinaus wäre auf dieser Ebene der weitere theoretische Zusammenhang zu überprüfen, also beispielsweise auf welchem Kompetenz-Konzept der Begriff „Handlungskompetenz" in einem Text fußt oder welche Handlungstheorie ihm zugrunde liegt. Vor allem geht es aber auch darum, ob und wie diese verschiedenen theoretischen Konzepte in der Gesundheits- und Pflegepädagogik derzeit diskutiert werden: Herrscht weitgehende Übereinstimmung oder gibt es deutliche Kontroversen? Hier spielen auch die häufig unausgesprochenen und unterschiedlichen pädagogischen Werthaltungen der Autor:innen eine Rolle, die wiederum auf persönlichen ethischen und politischen Auffassungen fußen.

Auf der **Kontextebene** erweitert sich die Perspektive noch einmal in zeitlicher und disziplinärer Hinsicht. Der Text wird vor dem Hintergrund längerer theorie- und disziplingeschichtlicher Entwicklungen gelesen, wobei auch interdisziplinäre Aspekte zu berücksichtigen und zu reflektieren sind.

Auf dieser Ebene zeigt sich dann beispielsweise, dass die heute innerhalb der beruflichen Bildung dominierenden Kompetenzkonzepte ungefähr ab der Jahrtausendwende in die Pflegedidaktik Einzug gehalten haben. Viele der heute gängigen Auffassungen entstammen ursprünglich weniger der Pädagogik, sondern vielmehr unterschiedlichen psychologischen und wirtschaftswissenschaftlichen Disziplinen. Prägend waren hier vor allem kognitions- und wirtschaftspsychologische Ansätze. Frühere Ansätze des Kompetenzkonzepts aus den 1960er- bis 1980er-Jahren mit anderer und teils gegenläufiger pädagogischer bzw. handlungstheoretischer Ausrichtung scheinen demgegenüber ins Hintertreffen geraten zu sein.

Weiterhin kann hier ins Bewusstsein rücken, dass sich ab den späten Neunzigerjahren vor allem in der Erwachsenenbildung, aber auch in der Berufspädagogik in Deutschland eine ausführliche und mitunter recht scharfe Debatte um den Kompetenzbegriff entspinnt, vor allem hinsichtlich seiner ideologischen Implikationen. Zentral ist hier die Auseinandersetzung zwischen einem emanzipatorischen Bildungsbegriff einerseits und einem auf Marktanpassung des Individuums ausgerichteten Kompetenzbegriff andererseits, die in der griffigen Formel von „Kompetenz oder Bildung" (Lederer 2014) zum Ausdruck kommt.

Wissenschaftliche Texte sind also immer in aktuellen Diskursen, disziplinären Traditionen und wissenschaftshistorisch gewachsenen theoretischen Kontexten verankert und nur vor ihrem jeweiligen Bedeutungshorizont in entsprechender Breite und Tiefe zu erfassen.

Ein angemessener Umgang mit wissenschaftlicher Literatur setzt aber nicht nur voraus, in einen Text einzutauchen und seine Aussagen zu entschlüsseln, den umgebenden Diskurs mitzudenken und den wissenschaftlichen Kontext zu berücksichtigen. Es erfordert zugleich eine kritische Distanz zu allen diesen Ebenen und die Fähigkeit, den eigenen Leseprozess von außen zu steuern und zu reflektieren. Dazu müssen Sie sich noch eine Stufe weiter vom Text entfernen und diesen von der **Metaebene** aus betrachten. Geht es auf den ersten drei Ebenen vorrangig darum, einen Text nachvollziehend zu verstehen, kommt auf der Metaebene nun das Moment der kritischen Beurteilung hinzu.

Hier unterziehen Sie sowohl den Text an sich als auch Ihren eigenen Leseprozess einer kritischen Betrachtung. Sie beurteilen die Literatur in Bezug auf die Absicht der Autor:innen und die entsprechenden wissenschaftlichen Gütekriterien. Die eigene Lesestrategie wird reflektiert und ggf. modifiziert.

Aus dieser Position lässt sich beispielsweise fragen, welche Zielgruppe durch einen Text in erster Linie angesprochen werden soll und welche Intention ein:e Autor:in explizit oder implizit mit dem Text verfolgt. So kann sich ein wissenschaftlicher Text zur beruflichen Handlungskompetenz beispielsweise in erster Linie an die eigene wissenschaftliche Gemeinschaft oder aber an Bildungspraktiker wie Lehrer:innen oder Praxisanleiter:innen richten. Von hier aus kann auch beurteilt werden, welchen Grad an Wissenschaftlichkeit der Text aufweist und inwieweit er wissenschaftliche Gütekriterien erfüllt. Von der Metaebene aus kommen Sie so zu einer Gesamtbeurteilung von Form und Inhalt des vorliegenden Texts im Sinne einer kritischen Würdigung.

Darüber hinaus sollten Sie von hier aus Ihre eigene Leseabsicht und die damit verbundenen Lesestrategien und -techniken reflektieren sowie Ihren eigenen Lesefortschritt überprüfen. Hier gilt es beispielsweise herauszufinden, warum ein bestimmter Text Sie mehr oder weniger interessiert, welche Erkenntnisse Sie daraus gewinnen möchten oder können und wie Sie Ihr Leseziel am besten erreichen.

Eine übersichtliche Zusammenstellung geeigneter meta-analytischer Fragen an einen Text finden Sie bspw. bei Stary und Kretschmer (2007: 75f.). Einzelnen Lesetechniken und Strategien zum Überprüfen und Erreichen Ihrer Leseziele widmen wir uns in den folgenden Unterkapiteln.

Für das Arbeiten mit wissenschaftlicher Literatur ergeben sich aus den bisherigen Betrachtungen erste **praktische Schlussfolgerungen**: Gerade zu Beginn des Studiums sollten Sie sich bewusst dafür sensibilisieren, dass auch vermeintlich alltagssprachliche Begriffe einen komplexen und keineswegs immer eindeutigen Bedeutungsgehalt aufweisen. Gewöhnen Sie sich daher am besten frühzeitig an, beim Lesen wissenschaftlicher Texte stets ein geeignetes Nachschlagewerk zu Rate zu ziehen. Mit Hilfe disziplinspezifischer Wörter- und Handbücher werden Sie mit der Zeit zu einem immer profunderen Begriffs- und damit Textverständnis gelangen.

Machen Sie sich auch bewusst, dass für ein profundes Textverständnis eine gewisse Kenntnis des thematischen Kontexts erforderlich ist, also der „Texte hinter dem Text“ (Kruse 2007b: 23). Diesen wissenschaftlichen Kontext können Sie selbstverständlich nicht schlagartig erfassen, sondern er wird sich Ihnen im Lauf des Studiums erst nach und nach erschließen. Lassen Sie sich davon nicht entmutigen – hier sind Ausdauer und Geduld gefragt.

Bedenken Sie auch, dass unser Modell lediglich ein Versuch ist, unterschiedliche Aspekte eines Textes zu erfassen und geordnet darzustellen. Die verschiedenen Ebenen des Lesens sind nicht scharf voneinander getrennt, sondern gehen fließend ineinander über. Dementsprechend werden sie beim Lesen auch nicht streng chronologisch „abgearbeitet“, sondern während einer wissenschaftlichen Lektüre pendeln Sie immer wieder zwischen Text-, Diskurs-, Kontext- und Metaebene hin und her. Dabei kommt es darauf an, sich die jeweils aktuelle Ebene zu vergegenwärtigen bzw. im Bedarfsfall bewusst zu einer anderen zu wechseln. Dies ist vor allem wichtig, um vorschnelle Interpretationen und Wertungen zu vermeiden.

Folgende Abbildung zeigt die unterschiedlichen Lese-Ebenen noch einmal im Überblick:

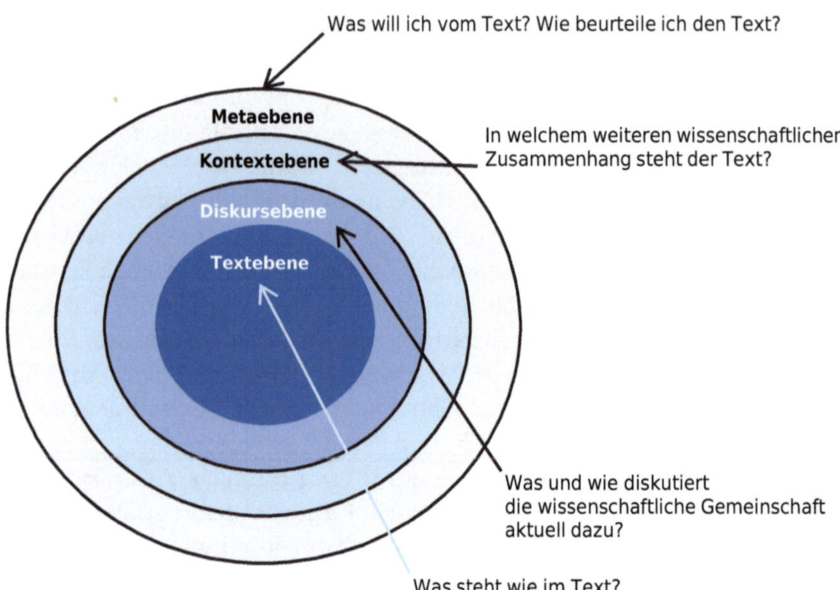

Abbildung 13: Ebenen des Lesens (eigene Darstellung)

5.1.2 Hermeneutische Textarbeit

Die *Hermeneutik* befasst sich mit dem **Verstehen** und **Interpretieren** von menschlichen Äußerungen (griech. hermeneúein = aussagen, auslegen, übersetzen). Als geisteswissenschaftliche Forschungsrichtung untersucht und beschreibt sie die Vorgänge des Verstehens und Interpretierens, insbesondere von Texten. Sie befasst sich zwar auch mit der Untersuchung und Interpretation von mündlichen und nicht-sprachlichen Äußerungen wie z. B. der Deutung von Kunstwerken oder Alltagsgegenständen. Wir beschränken uns hier jedoch auf einige methodische Aspekte der Hermeneutik beim Umgang mit wissenschaftlichen Texten. Als Methode oder Kunstfertigkeit (téchne hermeneutiké) bedeutet Hermeneutik das planvolle, regelgeleitete und gekonnte Vorgehen bei der Textauslegung (Danner 2006: 34 f.).

Der Begriff Hermeneutik wird übrigens auch manchmal mit Hermes, dem Götterboten aus der griechischen Mythologie in Verbindung gebracht. Da die göttlichen Weisungen oft mehrdeutig und rätselhaft waren, musste Hermes auch Interpretations- bzw. Übersetzungsarbeit leisten. Die wissenschaftliche Entwicklung der Hermeneutik geht wesentlich auf die philosophischen Schriften Wilhelm Diltheys (1833–1911) und Friedrich Schleiermachers (1768–1834) zurück (Danner 2006). Seitdem haben sich hermeneutische Verfahren weiterentwickelt und ausdifferenziert und auch Diltheys begriffliche Trennung von *Verstehen* als spezifisch geisteswissenschaftlicher Zugriff gegenüber dem naturwissenschaftlichen *Erklären* ist heute kaum noch gebräuchlich. Denn die Theoriebildung in den Naturwissenschaften ist ebenso wie in den Geisteswissenschaften von Interpretationen abhängig.

Der Schlüsselbegriff der Hermeneutik ist das **Verstehen**. Im Prozess des Verstehens erfassen wir Bedeutung und Sinn einer Äußerung, z. B. eines Texts. Verstehen im hermeneutischen Sinn darf dabei nicht mit Empathie als einem nachfühlenden Sich-Hineinversetzen verwechselt oder mit einem spontanen Alltagsverstehen gleichgesetzt werden. In ihrer frühen Entwicklung war die Hermeneutik zwar noch von idealistischen Konzepten wie Einfühlung, Seelenleben und Intuition geprägt. Solche Vorstellungen wurden aber im Lauf der Zeit mehr und mehr fallengelassen und wichen den modernen Grundsätzen wissenschaftlicher Rationalität.

Hermeneutisches Verstehen im wissenschaftlichen Sinn ist ein Verstehen höherer Ordnung, das auf die Entschlüsselung des „objektiven", d. h. übergeordneten Sinnzusammenhangs abzielt. Im Folgenden wollen wir einige für das Leseverstehen relevante hermeneutische Grundpositionen darstellen. Aus diesen werden jeweils methodische Hinweise für den Umgang mit wissenschaftlichen Texten abgeleitet. Dabei greifen wir im Wesentlichen auf die Ausführungen von Danner (2006: 34–124) zurück.

Hermeneutische Grundpositionen und Regeln

Objektivität

Im Prozess des Verstehens gibt es keine absolute Objektivität im Sinn von Allgemeingültigkeit oder Messbarkeit. Vielmehr geht die Subjektivität der Person, die einen Text verstehen möchte, immer in den Erkenntnisprozess mit ein. Hermeneutisches Verstehen ist aber dennoch nicht beliebig, sondern es folgt sehr wohl einem bestimmten Anspruch an Objektivität. Diese meint vor allem das Bemühen, sich in der Auffassung eines Texts nicht von den eigenen Voreinstellungen und Vorurteilen leiten zu lassen, sondern nur von der Sache selbst. Hermeneutische Interpretation heißt, den Text *aus*zulegen und nicht, eigene subjektive Meinungen *hinein*zulegen. Daraus folgt:

- Machen Sie sich vor dem Lesen Ihr Vor-Wissen, Ihre Vor-Einstellungen und Ihre Vor-Urteile zu dem Thema des Textes bewusst. Notieren Sie diese als Ihre *eigene* Auffassung.
- Halten Sie während des Lesens eine kritische Distanz dazu. Fangen Sie nicht sofort damit an, nach Widersprüchen zu suchen – lassen Sie zunächst die Autor:innen und ihre Texte sprechen!
- Halten Sie erst dann ggf. bleibende Widersprüche fest und formulieren Sie *sachliche* Gründe und Argumente für die jeweilige Position. Gehen Sie dabei immer wieder direkt zum Text zurück und überprüfen Sie die fraglichen Stellen genau.

Differenz

Die Hermeneutik erkennt an, dass ein völlig deckungsgleiches Verstehen zwischen Autor:in und Leser:in nicht möglich ist. Innerhalb eines gemeinsam geteilten Sprach- und Kulturraums ist Verstehen zwar grundsätzlich möglich, es bleibt jedoch immer an die Einmaligkeit der am Verstehensprozess beteiligten Subjekte gebunden. Diese hermeneutische Differenz kann durch intersubjektive Interpretationsarbeit gemildert, aber niemals aufgehoben werden. Daraus folgt:

- Machen Sie sich klar, dass Sie einen Text nie ganz im Sinne des Autors, sondern immer nur annähernd verstehen können.
- Begnügen Sie sich aber nicht mit einem oberflächlichen Verständnis, nur um Schwierigkeiten beim Lesen auszuweichen.
- Schieben Sie Verständnisprobleme nicht vorschnell dem Autor in die Schuhe, sondern bleiben Sie redlich in Ihrer Beurteilung.
- Konfrontieren Sie Ihr Textverständnis mit dem von anderen; diskutieren Sie mit Ihren Kommiliton:innen und Dozent:innen!

Geschichtlichkeit und Kulturalität

Die Geschichtlichkeit ist einer der wichtigsten Begriffe der Hermeneutik. Sowohl Verfasser:in als auch Leser:in eines Texts sind geschichtliche Wesen, und der Text selbst ist Teil einer historischen Entwicklung. Darüber hinaus werden wissenschaftliche Texte innerhalb eines bestimmten kulturellen Zusammenhangs geschrieben. Dazu gehört neben der Sprache und der

Alltagskultur insbesondere die wissenschaftliche Kultur der entsprechenden Disziplin. Um solche Zusammenhänge zu erkennen, müssen Sie zwischendurch die unmittelbare Textebene verlassen und sich auf die Kontextebene begeben (siehe Kapitel 5.1.1). Daraus folgt:

- Vergegenwärtigen Sie sich beim Lesen den speziellen historischen Hintergrund, vor dem der Text entstanden ist.[36]
- Ordnen Sie den Text in die spezielle disziplinäre Kultur, d. h. in das grundlegende Wissenschaftsverständnis der Autor:in ein.
- Bedenken Sie weitere wissenschaftliche, gesellschaftliche und kulturelle Einflüsse während der Entstehung des Textes.

Totalität und Zirkularität

Das Ganze im Verhältnis zu seinen Teilen ist ein zentrales Thema der Hermeneutik. Auch einen Text verstehen wir immer nur vom Ganzen her und auf das Ganze bezogen. Lesen Sie z. B. einen pflegewissenschaftlichen Text zum Dekubitus, so müssen Sie bereits ein grobes Vorverständnis davon haben, was ein Dekubitus als Ganzes bedeutet: Was ist Wundliegen, in welchem Zusammenhang tritt dieses Phänomen auf, welche Folgen hat es für die Betroffenen und deren Umfeld usw. Andernfalls könnten Sie den Text nicht verstehen.

Wenn Sie einen unbekannten Text zur Hand nehmen, erschließen Sie sich dessen Inhalt Schritt für Schritt während des Lesens. Das Verstehen ist jedoch immer in Bezug auf das Ganze, d. h. auf Ihr bisheriges Vorverständnis bezogen. Haben Sie den Text dann gelesen und auf irgendeine Art verstanden, so wirkt dieses Textverständnis auf Ihr bisheriges Vorverständnis zurück: Es wird dadurch aktualisiert und verändert. Mit Ihrem neuen, aktualisierten Vorverständnis lesen Sie nun den Text ein zweites Mal und werden dadurch wieder zu einem neuen, erweiterten Textverständnis gelangen. Dieser Vorgang lässt sich theoretisch beliebig oft wiederholen. Hermeneutisch ausgedrückt entwickeln Sie ein höheres Verstehen, indem

---

36 Historisch bedeutet in diesem Zusammenhang nicht, dass ein Text vor sehr langer Zeit geschrieben worden sein muss. Auch ein neuer Text ist zum Zeitpunkt seines Erscheinens bereits historisch im hermeneutischen Sinn. Historische Aspekte sind für die Textinterpretation umso relevanter, je gravierender sich inzwischen die Rahmenbedingungen geändert haben, die das behandelte Thema beeinflussen. Dies kann bereits wenige Jahre nach Erscheinen eines Texts der Fall sein.

Sie einen **hermeneutischen Zirkel** bzw. eine hermeneutische Spirale durchlaufen.

Auch wenn wir vom Ganzen her und auf das Ganze bezogen verstehen, so erschließt sich dieses Ganze wiederum nur durch seine Teile: Ein Wort wird durch seine Buchstaben gebildet. Der Sinn eines Satzes erschließt sich erst dann zufriedenstellend, wenn die in ihm vorkommenden Begriffe verstanden worden sind. Umgekehrt entfalten die einzelnen Sätze ihre volle Bedeutung erst im Zusammenhang mit dem kompletten Text und die Bedeutung einzelner Begriffe, die man beim ersten Lesen nicht verstanden hat, kann sich am Ende der Lektüre geklärt haben. Auch in dieser Hinsicht baut sich also das höhere Verstehen zirkulär bzw. spiralförmig auf.

Die folgenden Abbildungen sollen die Zirkularität des hermeneutischen Verstehens verdeutlichen, sowohl im Hinblick auf das Verhältnis von Textverständnis und Vorverständnis als auch auf die Beziehung zwischen Teil und Ganzem:

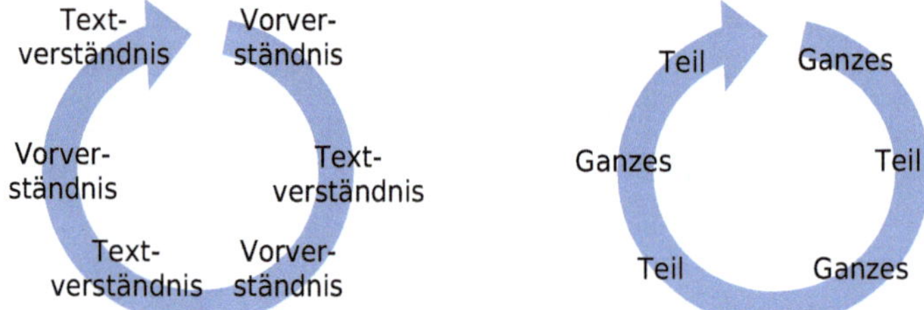

Abbildung 14: Hermeneutischer Zirkel (eigene Darstellung, mod. n. Danner 2006).

Aus der Totalität und Zirkularität des Verstehens folgt:

- Lassen Sie vor dem Lesen Ihr aktuelles Vorverständnis/Vorwissen zum Thema kurz Revue passieren.
- Lesen Sie den Text zunächst einmal zügig im Ganzen durch, auch wenn Sie noch nicht jedes einzelne Detail verstehen.
- Beim zweiten Lesedurchgang befassen Sie sich so intensiv wie nötig mit den Details, z. B. Begriffsklärungen. Dabei bedienen Sie sich der für Ihren Lesezweck angemessenen Arbeitstechniken wie Nutzen von Nachschlagewerken, Markieren etc.
- Lesen Sie den Text so oft, bis Sie zu einem für Ihre Zwecke zufriedenstellenden Verständnis gekommen sind!

Bisher haben wir in diesem Kapitel Aspekte des Lesens thematisiert, die für ein vertieftes Textverständnis relevant sind. Jedoch müssen Sie nicht alle Texte, mit denen Sie im Lauf des Studiums konfrontiert werden, gleichermaßen intensiv bearbeiten. Vielmehr kann es im Einzelfall durchaus unterschiedliche Zwecke des Lesens geben, denen jeweils verschiedene Leseformen, Strategien und Techniken entsprechen. Davon soll im Folgenden die Rede sein.

5.2 Leseformen und -strategien

Eine hohe Qualität des wissenschaftlichen Arbeitens ist zwangsläufig mit einem umfangreichen Lesepensum verbunden. Ob es nun darum geht, erstmals die inhaltlichen Umrisse Ihrer Studienfächer kennenzulernen, sich auf eine mündliche oder schriftliche Prüfung vorzubereiten oder ob das Schreiben Ihrer Abschlussarbeit ansteht: immer wird der versierte Umgang mit Literatur einen Hauptteil Ihrer wissenschaftlichen Tätigkeit ausmachen. Da das Lesen innerhalb wissenschaftlicher Arbeitsprozesse mehrere Funktionen haben kann, wird es je nach Lesezweck auch verschiedene Formen annehmen und unter Zuhilfenahme unterschiedlicher Strategien realisiert. Die folgende Tabelle gibt einen Überblick über typische Formen und Strategien des Lesens, die Sie während des Studiums und auch darüber hinaus immer wieder benötigen.

Gut zu wissen! In der Literatur kursieren z. T. widersprüchliche Auffassungen zu einzelnen Lesetechniken und ihren Bezeichnungen. So wird das Querlesen, anders als hier, häufig mit dem Diagonallesen gleichgesetzt oder als eine Form des sog. Schnelllesens behandelt. Achten Sie also genau darauf, was jeweils mit welcher Bezeichnung gemeint ist und für welchen Lesezweck sie sich eignet.

Form	Funktion	Strategie
orientierende Lektüre	Relevanzprüfung, Selektion	selektives Lesen, Querlesen
explorierende Lektüre	Erkundung, Überblick	kursorisches Lesen, gründliches Lesen
systematisierende Lektüre	Vertiefung, Kritik	verstehendes Lesen, reflexives Lesen
memorierende Lektüre	Prüfungsvorbereitung	repetitives Lesen
laufende Lektüre	Aktualisierung	Querlesen

Tabelle 9: Lesestrategien (eigene Darstellung)

5.2.1 Orientierende Lektüre

Diese Form des Lesens ist unmittelbar mit der Recherche verbunden und gibt Ihnen erste Hinweise darauf, ob die vorgefundene Literatur für Ihr wissenschaftliches Anliegen relevant ist oder nicht. Ihre Funktion ist die Überprüfung und Selektion von Texten noch vor dem eigentlichen Lesen, d. h. das Ergebnis der orientierenden Lektüre entscheidet, ob der betreffende Text überhaupt „richtig" gelesen wird. Sie kommt daher nur im Zusammenhang mit noch unbekannter Literatur zum Einsatz. Je nach Art der vorliegenden Literatur und dem speziellen Lesezweck eignen sich dafür zwei Strategien: das selektive Lesen und das Querlesen.

Beim **selektiven Lesen** konzentrieren Sie sich ausschließlich auf ausgewählte Literaturteile oder Textpassagen. Nur diese werden gelesen, wobei das Gesamtverständnis des Texts noch keine Rolle spielt. Eine spezielle Technik des selektiven Lesens ist die sog. Relevanzprüfung (Stary/Kretschmer 2007), bei der im eigentlichen Text, z. B. eines Buchs, kaum gelesen wird. Stattdessen suchen Sie gezielt paratextuelle und kontextuelle Merkmale auf und gewinnen so Informationen bspw. über Autor:in oder Verlag etc. Bezüglich des Inhalts überprüfen Sie lediglich solche Textteile, die sehr komprimierte Informationen enthalten wie etwa das Inhaltsverzeichnis eines Buches, die ausgewiesenen Schlagworte bzw. Schlüsselbegriffe oder den Abstract eines Artikels. Danach entscheiden Sie, ob Sie den Text lesen oder weglegen. Die Relevanzprüfung stellen wir in Kapitel 5.3.1 ausführlich dar.

Nun sind die o. g. Textteile wie Inhaltsverzeichnisse oder Abstracts optisch stets deutlich hervorgehoben, so dass Sie die für Ihre Relevanzprüfung benötigten Informationen auf den ersten Blick finden können. Anders verhält es sich, wenn Sie innerhalb eines längeren Fließtexts bestimmte thematische Abschnitte identifizieren müssen, mit denen Sie anschließend weiterarbeiten möchten. Auch hier wenden Sie eine selektive Lesestrategie an, d. h. Sie suchen gezielt nach denjenigen Passagen, die Sie benötigen. Liegt ein Text in einem geeigneten digitalen Format vor, kann man über die Suchfunktion häufig die relevanten Stellen schnell finden. Bei Literatur in gedruckter Form müssen Sie den ganzen Text querlesen. Beim **Querlesen** scannen Sie das in Frage kommende Material sehr schnell und relativ oberflächlich ab. Dabei machen Ihre Augen vergleichsweise große und schnelle Sprünge, so dass Sie mit einer Augenbewegung immer möglichst große Wortgruppen bzw. Textblöcke auf einmal in den Blick nehmen. Auf diese Weise suchen Sie den Text insbesondere nach thematisch relevanten Schlüsselbegriffen ab. Nur die als relevant identifizierten Textteile werden später mehr oder weniger gründlich gelesen.

Die orientierende Lektüre zielt also darauf ab, sich einen ersten Eindruck über die betreffende Literatur zu verschaffen, diese entsprechend des Lesezwecks zu selektieren und damit das eigentliche Lesen vorzubereiten. Ein umfassendes Textverständnis ist hier noch nicht intendiert.

5.2.2 Explorierende Lektüre

Die explorierende Form des Lesens zielt darauf ab, sich in ein bislang unbekanntes Thema einzuarbeiten, nachdem Sie sich mit Hilfe einer geeigneten Recherchestrategie relevante Literatur beschafft und über die orientierende Lektüre bewertet und ausgesucht haben. Nun kommt es darauf an, das Thema inhaltlich in einer angemessenen Breite und Tiefe zu erkunden (lat. explorare = auskundschaften, untersuchen). Dabei gilt es, die richtige Balance zwischen Überblickswissen und Tiefenverständnis zu finden. Als Lesestrategien kommen hier das kursorische und das gründliche Lesen in Frage.

Das **kursorische Lesen** ist die Strategie der Wahl, wenn es darum geht, sich einen inhaltlichen Überblick über das betreffende Thema zu erarbeiten. Beim kursorischen Lesen überfliegen Sie den gesamten Text in einem relativ hohen Tempo (lat. cursor = Läufer, Eilbote; cursus = Wettlauf, Eilschritt). Dabei können bereits erste Markierungen im Text oder kurze Anmerkungen auf einem Beiblatt gemacht werden; dies erfolgt aber nur sporadisch und ohne den Lesefluss nennenswert zu unterbrechen. Längere Pausen zum Nachdenken oder für ausführlichere Notizen finden hier noch nicht statt.

Über das kursorische Lesen erfahren Sie erste Bedeutungszusammenhänge zentraler Begriffe, entdecken die typischen Probleme und bevorzugten Methoden des betreffenden Forschungsgebiets, lernen Standardwerke und ausgewiesene Autor:innen kennen usw. Diese Strategie bietet sich bspw. an, wenn Sie im Rahmen einer Vorlesungsreihe ein hohes Pensum an Begleitlektüre zu erledigen haben. Häufig genügt das kursorische Lesen zur laufenden Vor- und Nachbereitung einzelner Lehrveranstaltungen, allerdings nur unter der Voraussetzung, dass der Schwierigkeitsgrad des Texts nicht zu hoch ist.

Der Übergang vom kursorischen zum **gründlichen Lesen** ist häufig fließend, insbesondere bei schwierigeren Texten. Wenn Sie bspw. merken, dass Sie beim kursorischen Lesen immer wieder über Begriffe oder Fachwörter stolpern, deren Bedeutung sich im Zusammenhang nicht ausreichend erschließt, müssen Sie tiefer einsteigen. Dies kann bedeuten, einzelne Passagen mehrfach zu lesen, Nachschlagewerke zu Rate zu ziehen, stellenweise ausführlichere Notizen anzulegen, mehrere Texte miteinander zu vergleichen etc.

Im Gegensatz zur orientierenden Lektüre kommt es also beim explorierenden Lesen bereits darauf an, den gesamten Text in seinen Grundzügen zu verstehen. An diesem Ziel ist die Wahl der Lesestrategie auszurichten: Je nach Schwierigkeitsgrad oder Komplexität eines Textes pendeln Sie bei der explorierenden Lektüre zwischen kursorischem und gründlichem Lesen hin und her.

5.2.3 Systematisierende Lektüre

An der Hochschule sehen Sie sich häufig mit wissenschaftlichen Aufgaben konfrontiert, die ein besonders systematisches Literaturstudium erfordern. Dazu gehören u. a. das Anfertigen einer wissenschaftlichen Arbeit oder die Vorbereitung auf eine komplexe mündliche Prüfung bzw. Disputation. Die systematisierende Lektüre hat die Funktion, zu einem vertieften und zugleich kritischen Verständnis der ausgewählten Literatur zu gelangen. Dazu bedienen Sie sich verstehender und reflexiver Lesestrategien.

Ein Mindestmaß an Textverständnis spielt zwar bei allen Lesestrategien eine Rolle; das **verstehende Lesen** zielt aber auf eine besondere gedankliche

Verarbeitungstiefe ab. Es ist ein durchdringendes, wiederholtes und vor allem nachvollziehendes Lesen. Um zu einer adäquaten Interpretation des Gelesenen zu gelangen, müssen Sie sich dem Text gewissermaßen gedanklich anschmiegen. Eine auf das Verstehen ausgerichtete Lesestrategie beruht auf bestimmten hermeneutischen Grundpositionen und Regeln, die wir bereits in Kapitel 5.1.2 dargestellt haben.

Reflexives Lesen erfordert einen kritisch-distanzierten Blick auf die Literatur. Sie treten immer wieder einen Schritt zurück und begutachten das Gelesene aus unterschiedlichen Perspektiven. Die Reflexion erfolgt zunächst innerhalb eines Texts, wobei Sie die zentralen Argumente rückblickend aufeinander beziehen, Schlüsselbegriffe hin und her wenden, nach verdeckten Motiven oder impliziten Prämissen suchen etc. (lat. reflectere = zurückbeugen, umdrehen). In gleicher Weise reflektieren Sie unterschiedliche Texte zu Ihrem Thema im Zusammenhang, indem Sie deren Argumente vergleichend analysieren, das Bedeutungsspektrum von Begriffen ausloten, thematische Lücken oder Widersprüche zwischen einzelnen Texten und Autor:innen aufdecken usw.

Die systematisierende Lektüre erfordert also sowohl ein verstehendes Lesen, wobei Sie besonders tief in die Texte eintauchen, als auch ein reflexives Lesen, das von einer kritisch-distanzierten Grundhaltung ausgeht. Der Leseprozess kann als Wechselspiel zwischen Textannäherung und kritischer Textdistanz charakterisiert werden (siehe hierzu auch die verschiedenen Lese-Ebenen in Kapitel 5.1.1). Auf diese Weise kommen Sie zu einem systematischen Verständnis des Gelesenen, d. h. Sie bauen auf der Basis der Literatur ein neues gedankliches Gebäude höherer Ordnung für sich auf. Als lesebegleitende Techniken kommen neben der Verwendung von Nachschlagewerken insbesondere das Fragenstellen, Markieren und Exzerpieren in Betracht. Davon wird in Kapitel 5.3.2 noch die Rede sein.

5.2.4 Memorierende Lektüre

Die memorierende Lektüre dient vor allem der gezielten Vorbereitung auf Prüfungen, bei denen es unter anderem darum geht, Wissensbestände zügig abzurufen und in mündlicher oder schriftlicher Form strukturiert zu präsentieren. Hier ist das **repetitive Lesen** die Strategie der Wahl. Der zu lernende Text wird zunächst gründlich gelesen und häufig wiederholt, wobei sich das Tempo mit der Zeit deutlich steigert. Voraussetzung für memorierendes Lesen ist, dass der Text schon in prüfungstauglicher, also entsprechend verdichteter und geordneter Struktur vorliegt. Hierzu sind im Vorfeld geeignete Exzerpte anzufertigen. Ein adäquates Textverständnis muss ebenfalls bereits erarbeitet worden sein. Achten Sie beim Memorieren darauf, rechtzeitig vom repetitiven Lesen zum aktiven Reproduzieren der Prüfungsgegenstände überzugehen, bspw. mit Hilfe eines Karteikartensystems zur Selbstkontrolle oder durch gegenseitiges Vortragen bzw. Abfragen und Diskutieren in einer Lerngruppe.

5.2.5 Laufende Lektüre

Die laufende Lektüre ist darauf ausgelegt, die Entwicklung in einem bestimmten Wissenschafts- und Forschungsgebiet über einen langen Zeitraum kontinuierlich zu verfolgen. In diesem Zusammenhang geht es nicht in erster Linie darum, den eigenen Wissensstand zu einem ganz speziellen Thema zu aktualisieren, sondern sich über die allgemeinen Diskussionslinien seines Fachgebiets auf dem Laufenden zu halten. Hier erfolgt das Lesen also nicht anlassbezogen, sondern regelmäßig und fortlaufend. Eine geeignete Strategie besteht bspw. darin, einmal im Monat die jeweils neueste Ausgabe von ein oder zwei besonders wichtigen wissenschaftlichen Zeitschriften querzulesen sowie Veröffentlichungen relevanter Fachtagungen möglichst bald nach ihrem Erscheinen zu sichten.

Beachten Sie, dass auch die hier vorgestellte Systematik der Leseformen und -strategien ein Ergebnis analytischer Überlegungen darstellt und in erster Linie didaktischen Zwecken folgt. In der Realität kommt es häufiger zu Überschneidungen und fließenden Übergängen.

5.3 Lesetechniken

Unter Lesetechniken verstehen wir konkrete Methoden der Literaturbearbeitung, die Sie im Rahmen Ihrer jeweils gewählten Lesestrategie einsetzen können, um Ihr Leseziel zu erreichen. Einige dieser Methoden wie etwa die hermeneutischen Grundregeln wurden bereits angesprochen. Im Folgenden werden wir noch einmal ausführlich auf drei besonders wichtige Lesetechniken eingehen: die Relevanzprüfung, das Markieren und das Exzerpieren.

5.3.1 Die Relevanzprüfung

Ein gerade zu Beginn des Studiums häufig auftretendes Problem ist die Auswahl geeigneter Literatur für eine Hausarbeit oder ein Referat. Bevor Sie sich daran machen, die zu Ihrem Thema recherchierten Quellen tiefer zu bearbeiten, müssen einige grundsätzliche Fragen geklärt werden: Ist der betreffende Text für das Thema überhaupt relevant? Genügt er den Ansprüchen an Wissenschaftlichkeit? Antwort und Orientierung hinsichtlich solcherlei Fragen erhalten Sie, indem Sie die in Frage kommende Literatur einer sogenannten Relevanzprüfung (Stary/Kretschmer 2007) unterziehen. Dabei verfolgen Sie eine selektive Strategie, indem Sie zunächst einige Teile von **Paratext** und **Haupttext** lesen sowie Überlegungen zum **Kontext** der Publikation anstellen.[37]

Der Paratext

Mit dem Begriff Paratext (griech. pará = neben, entlang) werden in der Literaturwissenschaft Beitexte und Rahmentexte einer Publikation bezeichnet (Braungart et al. 2007). Dazu gehören Angaben auf dem Cover und in Klappentexten von Büchern, die Titelseiten, Vor- und Nachworte, Verzeichnisse/Register usw. Der Paratext vermittelt Ihnen wichtige Informationen darüber, ob eine Publikation für Ihre spezielle Leseabsicht geeignet ist. Alle wissenschaftlichen Publikationsformen weisen paratextuelle Elemente auf; bei Büchern sind sie aber in der Regel ausführlicher und damit meist aussagekräftiger. Unsere folgende Darlegung bezieht sich deshalb in erster Linie auf Bücher, wobei einige Aspekte auch für andere Publikationsarten relevant sind.

Eine wichtige inhaltliche Orientierung liefern **Titel und Untertitel** sowie das **Inhaltsverzeichnis** eines Buchs. Hieraus sollten sich bereits Hinweise auf die Schlüsselbegriffe und Kernkonzepte ergeben sowie anhand der Seitenzahlen im Inhaltsverzeichnis Anhaltspunkte darüber, wie ausführlich ein:e Verfasser:in die jeweiligen Inhalte bearbeitet hat. Weitere Informationen zu inhaltlichen Aspekten können Sie über das Durchblättern

---

37 Die Begriffe Haupttext, Paratext, Nebentext und Kontext von Publikationen werden zum Teil unterschiedlich verwendet. So zählen Stary/Kretschmer bspw. Verzeichnisse, Vor- und Nachworte sowie weitere Bestandteile zum Haupttext, von dem sie den Nebentext abgrenzen. Unsere Einteilung fasst den Begriff des Haupttexts enger und verzichtet zugunsten des Paratextbegriffs auf die Bezeichnung Nebentext.

des **Sachregisters** gewinnen, in dem das begriffliche Instrumentarium der Publikation noch einmal differenzierter aufgeschlüsselt wird als im Inhaltsverzeichnis. Sachregister sind eine Art von Indizes, die besonders häufig in Handbüchern und Lehrbüchern vorkommen.

Der **Klappentext** enthält kurz und bündig die wichtigsten Informationen zum Inhalt des Buchs. Bei Lehr- und Handbüchern finden sich zusätzlich meist noch Hinweise auf den Adressatenkreis und die Intention der Publikation. Häufig sind auch die berufliche Position und die Arbeits- oder Forschungsgebiete der Autor:innen ausgewiesen. Solche Kurzprofile können hilfreich sein, wenn Sie sich besonders in der Anfangsphase Ihres Studiums noch unsicher sind, wie die wissenschaftliche Relevanz einer Publikation einzuschätzen ist. Wird jemand hier als namhafte:r Expert:in für das betreffende Thema vorgestellt, so dürfte die Akzeptanz in der wissenschaftlichen Gemeinschaft entsprechend hoch sein. Aber Vorsicht: Nicht jede:r medial bekannte Expert:in brilliert automatisch als Autor:in; umgekehrt können auch eher unbekannte Wissenschaftler:innen hervorragende Bücher schreiben. Zudem fungiert der Klappentext stets auch als Aushängeschild, d. h. Verlage und Autor:innen sind hier bemüht, über eine positive Darstellung einen möglichst großen Leserkreis anzusprechen. Eine kritische Distanz ist also beim Lesen dieses Paratextteils durchaus angebracht.

Bei Sammelbänden mit vielen Verfasser:innen können die personenbezogenen Informationen aus Platzgründen nicht im Klappentext untergebracht werden. Solche Publikationen enthalten dann meist **Autor:innenverzeichnisse**, die mit ihren Kurzprofilen Aufschluss über die beteiligten Personen geben.

Ein Blick ins **Literaturverzeichnis** verrät Ihnen, wie umfangreich ein:e Verfasser:in die wissenschaftliche Literatur zum Thema rezipiert hat, welche Publikationsformen in welchem Ausmaß und über welchen Zeitraum vertreten sind usw. Darüber lassen sich einige Rückschlüsse auf die wissenschaftliche Qualität und Relevanz des vorliegenden Texts ziehen. Wenn Sie sich in Ihrem Thema schon recht gut auskennen und bereits einen Überblick über die einschlägige Literatur besitzen, lässt sich bspw. feststellen, ob in einer Publikation wichtige Standardliteratur und aktuelle Veröffentlichungen ausreichend berücksichtigt wurde. Die Herkunft der verzeichneten Literatur kann ein Gradmesser für die Wissenschaftlichkeit der Publikation sein. Wenn bspw. international renommierte Zeitschriften vertreten sind und auch die Internetquellen aus der Wissenschaftssphäre stammen, weist dies auf die Einhaltung wissenschaftlicher Standards hin.

Beachten Sie aber unbedingt, dass Sie über das Literaturverzeichnis allein zu keiner treffenden Einschätzung kommen können! Sollte z. B. im Literaturverzeichnis einer gesundheitswissenschaftlichen Publikation eine große Anzahl an esoterischer Wellness-Literatur vertreten sein, so spricht dies nicht zwangsläufig für eine mangelhafte wissenschaftliche Ausrichtung. Es könnte sich vielmehr auch um eine exzellente Forschungsarbeit handeln, die z. B. der Frage nachgeht, welche Gesundheitsvorstellungen und Körperbilder in solchen Schriften transportiert werden. In diesem Fall fungieren die Wellness-Texte innerhalb des Beitrags nicht als wissenschaftliche Literatur, sondern als Untersuchungsmaterial, was der Wissenschaftlichkeit keinerlei Abbruch tut. Wenn Sie also über das Literaturverzeichnis Anhaltspunkte zu Güte und Relevanz einer Publikation gewinnen wollen, dann müssen Sie dieses stets im Zusammenhang mit den inhaltlichen Aspekten der Arbeit betrachten.

Für die Beurteilung von Zeitschriften kann ein Blick ins **Impressum** des betreffenden Publikationsorgans hilfreich sein. Hier finden sich u. a. Hinweise zum Verlag, zur Redaktion und zu Herausgeber:innen etc. Weitere paratextuelle Informationen können Sie dann über die Webseiten der Zeitschrift bzw. des Verlags erhalten.

Der Haupttext

Mit dem Haupttext ist die gesamte Abhandlung gemeint, in der ein:e Autor:in ihr Thema inhaltlich bearbeitet. Es handelt sich also um den kompletten „eigentlichen“ Text, der in der Regel als längerer Fließtext mit integrierten Abbildungen, Tabellen etc. vorliegt. Im Rahmen der Relevanzprüfung lesen Sie hiervon nur ausgewählte und sehr kurze Textpassagen, die Ihnen einen ersten Überblick darüber verschaffen, welche Inhalte in der betreffenden Publikation abgehandelt werden.

Wenn Sie überprüfen möchten, ob ein Zeitschriftenartikel für Ihre Zwecke relevant ist, lesen Sie den **Abstract**. Dabei handelt es sich um eine inhaltliche Zusammenfassung am Anfang des Artikels. Ein gut geschriebener Abstract gibt Ihnen in sehr kompakter Form Aufschluss über die Ziel- und Fragestellung des Beitrags, das methodische Vorgehen sowie die zentralen Ergebnisse der Untersuchung einschließlich ihrer kritischen Diskussion.

Abstracts finden Sie mitunter auch in Herausgeber:innen- bzw. Sammelbandbeiträgen. Allerdings gibt es hier häufiger Abhandlungen, die nicht der klassischen Struktur eines Forschungsberichts folgen und daher auch keinen typischen Abstract vorangestellt haben. Dafür schicken die Herausgeber:innen meist eine **thematische Einführung** oder Einleitung in Form einer Überblicksdarstellung für den Band voraus. Hier finden Sie in der Regel orientierende Kurzzusammenfassungen der einzelnen Beiträge.

Zur Relevanzprüfung von Monografien empfiehlt es sich, **Einleitung und Schlusskapitel** kursorisch zu lesen. Insbesondere bei Dissertationen oder Habilitationsschriften lassen sich aus diesen Haupttextpassagen alle zentralen Erkenntnisse und thematischen Hintergrundinformationen herausfiltern. Sollte dies ausnahmsweise noch keinen ausreichenden Aufschluss geben, können Sie zusätzlich nach Einleitungen, Zusammenfassungen und Überleitungen am Anfang und am Ende einzelner Kapitel suchen.

Der Kontext

Der Kontext bildet die weitere Umgebung einer Publikation, in die Haupttext und Paratext eingebettet sind. Wichtige Kontextfaktoren im Rahmen der Relevanzprüfung sind Personen, Institutionen und die Art der Publikation.

Die Bedeutung des fachwissenschaftlichen und beruflichen Kontexts der für eine Publikation verantwortlichen **Personen** haben wir bereits oben thematisiert. Allerdings enthält nicht jeder Paratext weiterführende Informationen über Autor:in oder Herausgeber:in. In solchen Fällen kann es sinnvoll sein, an anderer Stelle nach Auskünften zu suchen. Mit Hilfe von Bibliothekskatalogen und Fachdatenbanken gewinnt man einen Überblick über weitere Publikationen der betreffenden Verfasser:innen oder Herausgeber:innen und damit einen Eindruck von deren wissenschaftlichem Schaffen. Berufliches Profil und Publikationen findet man meist auch über persönliche oder institutionsbezogene Webseiten.

Weiteren Aufschluss über die wissenschaftliche Relevanz einer Publikation kann der **institutionelle Kontext** geben. Hier spielen in erster Linie die Verlage eine Rolle. Machen Sie es sich frühzeitig zur Gewohnheit, bei der Durchsicht von wissenschaftlicher Literatur bewusst auf den Verlag zu achten und zumindest ab und zu einschlägige Verlagsangebote zu sichten. Dann werden Sie mit der Zeit einen brauchbaren Überblick über diejenigen Wissenschafts- und Fachverlage erlangen, die für Ihre Disziplin relevant sind. Häufig fungieren auch Hochschulen, wissenschaftliche Fachgesellschaften, Gremien und Verbände, Stiftungen, politische Institutionen etc. als Herausgeber. Dies ist insbesondere für die Publikation von Tagungsbänden oder Schriftenreihen typisch. Auch hier sollten Sie überprüfen, um welche

Institution es sich im Einzelfall handelt und wie deren wissenschaftliche oder politische Ausrichtung einzuschätzen ist.

Schließlich kann die **Art der Publikation** für die Beurteilung der wissenschaftlichen Relevanz eine Rolle spielen.[38] Beiträge aus *wissenschaftlichen Zeitschriften* sind in der Regel relativ forschungsorientiert und aktuell. Wenn Sie also für Ihre Bachelorarbeit bspw. den aktuellen Stand der hebammenwissenschaftlichen Forschung zu Wochenbettkomplikationen erfassen wollen, haben Zeitschriftenartikel für Ihren Lesezweck eine hohe Relevanz. Gleiches gilt für *Tagungsbände*, die die Beiträge einer wissenschaftlichen Veranstaltung zu einem Forschungsgebiet bündeln.

Wissenschaftliche Monografien, vor allem in Form von Dissertationen oder Habilitationsschriften, sind in Bezug auf Forschungsorientierung und Aktualität zum Zeitpunkt ihres Erscheinens ähnlich einzuschätzen wie Zeitschriftenbeiträge. Denn in solchen Qualifikationsarbeiten muss ein aktueller Forschungsbedarf besonders sorgfältig begründet und mit anerkannten Methoden bearbeitet werden.

Handbücher stellen den Erkenntnisstand eines bestimmten wissenschaftlichen Themengebiets in relativ großer Breite und Ausführlichkeit zusammen. Aufgrund der zeitaufwändigen Erstellung ist die Aktualität gegenüber einem Zeitschriftenartikel zwar zumeist etwas geringer, dennoch ist der wissenschaftliche Anspruch hoch. So fungieren hier die Herausgeber:innen als wichtige Kontrollinstanz, die für die einzelnen Beiträge ausgewiesene wissenschaftliche Expert:innen als Autor:innen akquiriert.

Auch *Lehrbücher* spielen für das wissenschaftliche Arbeiten im Studium eine wichtige Rolle, obwohl es sich dabei nicht um wissenschaftliche Literatur im engeren Sinn handelt. Der wissenschaftliche Anspruch ist grundsätzlich geringer als bei den vorgenannten Publikationsarten, wobei die Unterschiede zwischen den einzelnen Lehrbüchern z. T. gewaltig sind. Hinweise auf den Grad der wissenschaftlichen Orientierung erhalten Sie wieder über die Personen und den Verlag sowie insbesondere über das Literaturverzeichnis. Da bei Lehrbüchern der didaktische Zweck im Vordergrund steht, sind sie vor allem im Rahmen der explorierenden und memorierenden Lektüre (siehe Kapitel 5.2) relevant. Ob und inwieweit Lehrbücher im Rahmen schriftlicher Arbeiten zitierfähig sind, hängt vom

---

38 Unterschiedliche Funktionen einzelner Publikationsarten haben wir bereits in Kapitel 1.2.1 im Rahmen des Wissenschaftsmodells von Fleck thematisiert.

Einzelfall ab. Sie sollten dies im Zweifel mit Ihrer betreuenden Lehrperson absprechen.

Open Source Publikationen sind ein vergleichsweise neues und vielgestaltiges Phänomen. Wir verstehen darunter an dieser Stelle wissenschaftliche Texte in unterschiedlichster Form, die ohne Anbindung an einen Verlag publiziert werden und kostenfrei im Internet zur Verfügung stehen. Sie finden sich typischerweise auf den Webseiten von Autor:innen und Institutionen (Hochschulen, Stiftungen, Fachgesellschaften usw.), aber auch auf einschlägigen Online-Plattformen wie beispielsweise ResearchGate. Im Rahmen einer Relevanzprüfung sind für Open Source Texte im Wesentlichen die gleichen Prüfkriterien anzulegen wie bei traditionellen Publikationsformen.

Vielleicht mögen Ihnen die vielen Aspekte der Relevanzprüfung zu Beginn noch etwas ausufernd oder unübersichtlich erscheinen. Dennoch empfehlen wir Ihnen dringend, sich zu Beginn Ihres Studiums aktiv damit auseinanderzusetzen. Im Lauf der Zeit werden die einzelnen Prüfungsschritte dann mehr oder weniger automatisch im Hintergrund ablaufen und Ihnen ermöglichen, relativ schnell zu einer fundierten Einschätzung der betreffenden Literatur zu kommen.

5.3.2 Markieren und Exzerpieren

Sobald Sie einen Text nicht nur orientierend und selektiv lesen, sondern sich ein gewisses Textverständnis erarbeiten wollen, sollten Sie von Anfang an mit Markierungstechniken arbeiten. Dazu gehören vor allem das Unterstreichen bzw. farbige Anstreichen und das Erstellen von Randnotizen. Für ein tieferes Verständnis und die weitere Arbeit mit besonders relevanten Texten ist das Anlegen von Exzerpten sinnvoll.

Die folgenden Ausführungen gelten gleichermaßen für die Arbeit mit Texten in digitaler und in gedruckter Form. Ob Sie also bei einem ausgedruckten Text Randnotizen mit Bleistift erstellen oder in einem digitalen Dokument per Kommentarfunktion, spielt dabei grundsätzlich keine Rolle. Auch die bereits in Kapitel 4.7 angesprochenen Literaturverwaltungsprogramme unterstützen Formen des Markierens und Exzerpierens und bieten zudem Möglichkeiten, um einzelne Textpassagen aus digitalen Dokumenten zu exportieren.

Markieren

Das **Unterstreichen** relevanter Textstellen bzw. das **Anstreichen** mit farbigen Textmarkern sind beliebte und nützliche Varianten des Markierens, die relativ zügig vonstattengehen. Bevor Sie mit dem Markieren beginnen, sollten Sie aber den betreffenden Text auf jeden Fall einmal kursorisch durchlesen! Dadurch bekommen Sie einen Eindruck davon, in welchem Zusammenhang die einzelnen Passagen stehen. Ohne einen solchen Überblick ist es kaum möglich, während des Lesens die relevanten Textbestandteile sicher zu identifizieren und systematisch zu markieren.

Wie aufwändig Sie das Markieren gestalten, hängt vom jeweiligen Zweck des Lesens ab. Möchten Sie beispielsweise im Rahmen einer explorierenden Lektüre (siehe Kapitel 5.2) lediglich die Kernaussagen eines Texts kennzeichnen, dann genügt einfaches Unterstreichen oder einfarbiges Anstreichen. Als Faustregel in vielen Fällen gilt, pro Absatz möglichst nur eine Phrase oder einen Satz(teil) zu unterstreichen.

Wenn Sie jedoch ein Thema eigenständig strukturieren und vertieft bearbeiten müssen, wird eine systematisierende Lektüre mit einem entsprechend elaborierten Markierungssystem erforderlich. Dann kann es hilfreich sein, ausgewählten thematischen Aspekten jeweils eine eigene Farbe zuzuweisen und die zugehörigen Passagen – auch über mehrere Texte hinweg – nach diesem System zu markieren. So lassen sich thematisch zusammengehörige Teile auch aus unterschiedlichen Quellen später leichter wiederfinden und für den eigenen wissenschaftlichen Zweck weiterverarbeiten.

Das Anbringen von **Randnotizen** erfordert eine tiefere Beschäftigung mit dem Text als das alleinige Unterstreichen. Es ist zwar zeitintensiver, fördert dafür aber das Leseverstehen und die Behaltensleistung, ermöglicht eine bessere Übersicht und ist deswegen ebenfalls grundsätzlich zu empfehlen. Das Unterstreichen und das Anbringen von Randbemerkungen können auch gemeinsam in einem Arbeitsgang erledigt werden.

Vor allem bei der Bearbeitung längerer Texte ist es häufig sinnvoll, sowohl den Text*inhalt* als auch die Text*struktur* aktiv zu rekonstruieren und in Form geeigneter Randnotizen festzuhalten (Stary/Kretschmer 2007: 108–114). Ähnlich wie beim Unterstreichen gilt auch hier: Beschränken Sie sich pro Absatz möglichst auf eine oder zwei Randbemerkungen, um die Übersicht zu optimieren und ein schnelles Rekapitulieren zu ermöglichen. Mit den inhaltlichen Notizen fassen Sie die Kernaussage des Absatzes in einem Begriff oder einer kurzen Phrase prägnant zusammen. Mit den strukturbezogenen Notizen benennen Sie die zugehörigen formalen Aspekte wie z. B.: Hauptaussage, Aspekt 1, 2, 3..., Problem, Beispiel, Gegenbeispiel, Kritik, Definition, Fazit etc.

Nachfolgendes Beispiel soll das Vorgehen beim Unterstreichen und Markieren anhand eines Textauszugs zur Theorie professionalisierten Handelns von Ulrich Oevermann (1997: 115) veranschaulichen. Die inhaltsbezogenen Randnotizen sind regulär, die strukturbezogenen kursiv gestellt:

„Darin ist von vornherein das professionalisierte Handeln natürlich nicht als Ausübung einer monologischen technischen Problemlösung vorgestellt, vergleichbar dem Handeln eines Mechanikers, der eine Maschine repariert, sondern als eine Beziehungspraxis.	*zentraler Begriff* Professionalisiertes Handeln
Primär am professionalisierten Handeln ist also die zugleich diffuse und spezifische Beziehung zum Klienten, dessen leibliche und/oder psychosoziale Beschädigung beseitigt oder gemildert werden soll. Ich nenne diese Beziehungspraxis das Arbeitsbündnis.	*Kernpunkt* Arbeitsbündnis
Um die in der Langfassung der Theorie komplizierten Zusammenhänge zu vereinfachen und abkürzend zu veranschaulichen, bediene ich mich für die weiteren Ausführungen des Modells der psychoanalytischen Therapie und der darin erscheinenden Arzt-Patient-Beziehung als Kern-Modell professionalisierten Handelns in diesem Focus.“	*exemplarisches Modell* Psychoanalyse

Exzerpieren

Exzerpieren bedeutet, einen Text oder Teile davon in stark komprimierter Form als separates Schriftstück festzuhalten (lat. excerpere = auslesen, herausnehmen). Aufgrund des hohen Zeitaufwands ist es unrealistisch, sämtliche oder auch nur die Mehrheit der Literatur zu exzerpieren, die Sie im Lauf Ihres Studiums lesen. Ein gründliches Exzerpieren ist aber immer dann anzuraten, wenn es sich um einen besonders wichtigen Text handelt, mit dem Sie sich vertieft auseinandersetzen wollen. Dies ist vor allem bei prüfungsrelevanter Literatur der Fall und bei Texten, auf die Sie sich in einem Referat oder beim Schreiben einer wissenschaftlichen Arbeit besonders stützen. Gute Exzerpte können zu gegebener Zeit in entsprechend überarbeiteter Form direkt für die Grobfassung einer schriftlichen Arbeit übernommen werden (siehe Kapitel 6.2.1). In Abhängigkeit von Ihrem Arbeitszweck können Sie einen Text entweder **referierend** oder **selektiv** exzerpieren.

Für ein **referierendes Exzerpt** erstellen Sie eine komplette Zusammenfassung des betreffenden Texts. Dabei behalten Sie sowohl die inhaltliche als auch die formale Struktur bei, die durch den Text vorgegeben ist. Dementsprechend übernehmen Sie die Überschriften der Kapitel und Unterkapitel und gehen Absatz für Absatz vor. Ein bewährtes Verfahren ist es, dem Absatz zunächst eine Überschrift zuzuweisen, die dessen Thema benennt. Anschließend fassen Sie die Kernaussagen des Absatzes zusammen, wobei Sie zumeist paraphrasierend oder ggf. auch wörtlich zitierend formulieren (Stary/Kretschmer 2007: 115f.). Vergessen Sie nicht, in regelmäßigen Abständen die entsprechenden Seitenzahlen des Originaltexts in Ihr Exzerpt einzufügen, so dass Sie bestimmte Stellen später ggf. schnell nachschlagen oder zitieren können!

Mit diesem Absatz für Absatz erarbeitenden Exzerpieren erhalten Sie eine ausführliche Zusammenfassung. Diese können Sie bei Bedarf in einem weiteren Schritt verdichten. Fassen Sie hierzu die jeweils zu einem Unterkapitel des Originaltexts gehörenden Teile Ihres Exzerpts noch einmal unter der jeweiligen Kapitelüberschrift zusammen (ebd.: 116–119). In manchen Fällen kann auch eine abkürzende Variante sinnvoll sein. Wenn ein Text z. B. bereits im Original sehr kleinteilig mit Überschriften versehen und die Unterkapitel entsprechend kurz sind, so genügt es bisweilen, statt Absatz für Absatz gleich Unterkapitel für Unterkapitel zusammenzufassen.

Ein **selektives Exzerpt** bietet sich an, wenn Sie die Literatur unter einer ganz bestimmten Fragestellung bearbeiten möchten. Hier picken Sie sich nur diejenigen Absätze heraus, die für Ihr Vorhaben thematisch relevant sind und fassen diese unter einer geeigneten Überschrift zusammen. Damit verlassen Sie die formale und argumentative Struktur des Originaltexts und erstellen eine eigenständige Gliederung für Ihr Exzerpt. Die Art und Weise des Exzerpierens wird also einerseits vom Arbeitszweck und andererseits von den Eigenschaften des zu exzerpierenden Texts mitbestimmt.

Fazit | Zusammenfassend seien an dieser Stelle noch einmal zentrale Hinweise zum Umgang mit wissenschaftlicher Literatur aufgeführt:

- Halten Sie sich vor Beginn der eigentlichen Lektüre Ihren konkreten Lesezweck vor Augen.
- Wählen Sie eine geeignete Lesestrategie und machen Sie sich klar, welche Lesetechniken zweckmäßig sind.
- Üben Sie die für Ihre Zwecke nützlichen Lesetechniken ein, bis Sie sie routiniert anwenden können.
- Machen Sie sich die vier Ebenen des Lesens bewusst und beziehen Sie deren unterschiedliche Perspektiven mit ein.

Literaturempfehlung

Brun, G./Hirsch Hadorn, G. (2020): Textanalyse in den Wissenschaften. 4., aktualisierte Auflage, Vdf Hochschulverlag AG.

Stary, J./Kretschmer, H. (2007): Umgang mit wissenschaftlicher Literatur. Eine Arbeitshilfe. 6. Auflage, Berlin: Cornelsen Scriptor.

6 Wissenschaftliches Schreiben

Schreiben ist – neben dem Recherchieren und dem Lesen – ein Kernprozess des wissenschaftlichen Arbeitens und erfüllt im Wesentlichen zwei Funktionen. Erstens stellt es eine höchst aktive Auseinandersetzung mit wissenschaftlichem Wissen dar. Im Prozess des Schreibens strukturieren Sie verschiedene Wissensbestände um und gelangen so zu neuen Erkenntnissen. Zweitens werden Sie als Autor:in mit Ihren Texten Teil der wissenschaftlichen Gemeinschaft und treten über die verschiedenen Formen der Publikation mit ihr in Verbindung. So stellen Sie Ihren Leser:innen diese neuen Erkenntnisse zur Verfügung. Eine Seminararbeit ist dabei der erste Schritt. Mit einer Seminararbeit zeigen Sie, dass Sie eine Fragestellung aus Ihrem Fachgebiet in einem begrenzten Zeitraum mit der relevanten Literatur zum Thema adäquat bearbeiten können.

Wenn Sie eine wissenschaftliche Arbeit schreiben, dann gilt es einige Konventionen zu beachten. Diese betreffen z. B. den Aufbau einer wissenschaftlichen Arbeit, den Umgang mit fremden Gedanken (Zitieren) sowie formale Gepflogenheiten. In diesem Kapitel thematisieren wir solche grundlegenden Konventionen und geben außerdem Hinweise zur Gestaltung und Steuerung von Schreibprozessen.

6.1 Merkmale wissenschaftlichen Schreibens

6.1.1 Allgemeine Gütekriterien

Wissenschaftliche Texte müssen in ihren Aussagen **transparent** und **nachvollziehbar** sein. Daher enthalten sie sowohl eine Beschreibung als auch eine Reflexion der Vorgehensweise, die zu den dargestellten Erkenntnissen geführt hat. Die Offenlegung und Begründung des methodischen Vorgehens ist deshalb immer ein wichtiger Bestandteil Ihrer Arbeit. Dazu gehört in der Regel die mehr oder weniger detaillierte Darstellung Ihrer Literaturrecherche und -auswahl. Weiterhin sind methodische und methodologische Aspekte zu erläutern; d. h. Sie legen dar, ob und warum Sie bspw. hermeneutisch oder empirisch arbeiten und welche methodischen Schritte Sie dabei gehen. Solche

Beschreibungen und Reflexionen sind unerlässlich, um die Ergebnisse und damit den Erkenntniswert einer Arbeit beurteilen zu können.

Wissenschaftliches Arbeiten und Schreiben soll **objektiv** sein. Damit ist aber kein absoluter Neutralitätsanspruch gemeint. Jeder Mensch richtet sich nach Werten und Normen und jede:r Wissenschaftler:in bewertet gewonnene Erkenntnisse. Wissenschaftliche Objektivität bedeutet an dieser Stelle, dass keine Erkenntnisse ignoriert werden dürfen, nur weil sie den Ideen des Autors oder der Autorin widersprechen. Für eine wissenschaftliche Arbeit müssen Sie also alle relevanten Texte zum Thema heranziehen, auch wenn diese Ihrer präferierten Antwort auf Ihre Fragestellung widersprechen oder Ihre Forschungshypothese nicht unterstützen. Objektivität bedeutet somit die Aufgeschlossenheit gegenüber allen relevanten Informationen und die Offenheit gegenüber allen Möglichkeiten der Beantwortung Ihrer Fragestellung.

Bewertungen als Ergebnisse einer **kritischen** Auseinandersetzung mit wissenschaftlichen Aussagen sind ebenfalls Gegenstand des wissenschaftlichen Schreibens. Dazu gehört auch eine skeptisch-kritische Haltung gegenüber denjenigen Argumenten, die Ihre eigenen Ideen unterstützen. Weiterhin gilt es, alle Bewertungen, die Sie als Autor:in vornehmen, klar als solche zu kennzeichnen. Ihre Urteile müssen Sie immer mit hinreichend plausiblen Argumenten begründen und die Kriterien Ihrer Bewertung nachvollziehbar darlegen.

Wissenschaftliches Schreiben unterscheidet sich von Disziplin zu Disziplin und zudem ändern sich die formalen Darstellungskonventionen im Lauf der Zeit. Dies werden Sie bemerken, wenn Sie ältere wissenschaftliche Texte oder Beiträge aus verschiedenen wissenschaftlichen Disziplinen lesen. Grundsätzlich sollte jeder Ihrer Texte der aktuellen Darstellungskonvention der zugehörigen Disziplin entsprechen. Da die gesundheits- und pflegebezogenen Studiengänge in der Regel interdisziplinär angelegt sind, können sich die konkreten Anforderungen von Disziplin zu Disziplin durchaus unterscheiden. Zudem gelten für Seminararbeiten oft spezielle, z. B. institutsgebundene, formale Vorgaben. Erkundigen Sie sich also im Zweifelsfall direkt bei den betreuenden Dozent:innen, welche konkreten Darstellungskonventionen für Ihren jeweiligen Text gelten.

Neben den bisher angesprochenen Gütekriterien kommt es beim wissenschaftlichen Schreiben insbesondere auf **gedankliche Klarheit** und **sprachliche Präzision** an (vgl. Esselborn-Krumbiegel 2022). Die gedankliche Klarheit äußert sich in einer eindeutigen und übersichtlichen argumentativen Struktur der Arbeit; die sprachliche Präzision zeigt sich in Stil und Grammatik sowie in der Verwendung adäquater Begriffe. Der argumentativen Struktur einer wissenschaftlichen Arbeit sind die folgenden Ausführungen gewidmet, während wir auf stilistische und Formulierungsaspekte im letzten Unterkapitel eingehen werden.

6.1.2 Argumentative Struktur

Die Forderung nach struktureller Klarheit muss auf allen Ebenen einer wissenschaftlichen Arbeit realisiert werden. Das bedeutet, dass nicht nur die Arbeit als Ganzes, sondern auch jedes einzelne Kapitel eine stimmige Struktur aufweist. Bestimmte Inhalte und Argumente gehören zusammen, anderweitige werden an anderer, jeweils passender Stelle platziert. Diese geordnete und logische Struktur von Inhalten und Argumenten ist gemeint, wenn vom vielzitierten **roten Faden** die Rede ist.

Der rote Faden zeigt sich am augenfälligsten in der **Grobstruktur** einer wissenschaftlichen Arbeit. Diese stellt sich als Gesamtaufbau der Arbeit dar und bestimmt das Verhältnis der einzelnen Kapitel zueinander. Die Grobstruktur Ihrer Arbeit legen Sie an, indem Sie den allgemeinen Aufbauprinzipien folgen (siehe Kapitel 3.2) und zu Beginn des Schreibprozesses, idealerweise im Zusammenhang mit der Erstellung Ihres Exposés, eine Grobgliederung anfertigen. Diese Grobgliederung entspricht im Wesentlichen dem späteren Inhaltsverzeichnis Ihrer Arbeit.

Der rote Faden verzweigt sich als **Feinstruktur** der wissenschaftlichen Arbeit auf der Ebene der einzelnen Kapitel. Jedes einzelne Kapitel folgt einer allgemeinen Struktur, die dem Gesamtaufbau einer wissenschaftlichen Arbeit ähnelt. Dementsprechend beginnt auch jedes Kapitel mit einer kurzen Einführung. Darin wird den Leser:innen aufgezeigt, welche inhaltlichen Aspekte des Themas behandelt werden. Im Schreibprozess vergewissern Sie sich an dieser Stelle, welche Antworten oder Teilantworten auf Ihre Fragestellung Sie hier geben wollen. Wir befinden uns hier also auf der Ebene der Feingliederung der einzelnen Kapitel. Den allgemeinen Strukturprinzipien folgend, endet jedes Kapitel mit einem Schluss, in dem seine zentralen Inhalte möglichst knapp zusammengefasst werden. Außerdem besteht hier die Möglichkeit, zum folgenden Kapitel überzuleiten: Welche Erkenntnisse hat uns dieses Kapitel gebracht und was folgt daraus für das nächste Kapitel?

Unser roter Faden verzweigt sich noch einmal auf der Ebene der Unterkapitel und innerhalb der einzelnen Absätze. Hier verknüpft er die einzelnen

Inhaltsaspekte und verspinnt sie mit den zugehörigen Argumenten. Kommen wir an dieser Stelle noch einmal auf unser Beispiel aus Kapitel 3.3 zurück, in dem eine Hausarbeit zur Akademisierung der Physiotherapie geschrieben werden soll. In diesem Fall könnte ein Unterkapitel der Darstellung wichtiger Akteure innerhalb der Akademisierungsdebatte gewidmet sein. Eine gut strukturierte Arbeit lässt hier ein einheitliches **Darstellungsmuster** erkennen, anhand dessen die einzelnen Akteure in übersichtlicher Form präsentiert werden. Ein solches Darstellungsmuster könnte in Form eines Flussdiagramms folgendermaßen aussehen:

- **Nennung** Akteur 1: Berufsverband abc
  → **Merkmale** Akteur 1: Größe, Bestandsdauer, Organisationsstruktur
  → **Zweck** Akteur 1: berufliche Interessenvertretung
  → **Relevanz** Akteur 1: Einflusssphäre, Vernetzungs- und Bekanntheitsgrad.
- **Nennung** Akteur 2: Wissenschaftspolitisches Gremium xy
  → **Merkmale** Akteur 2 ...
  usw.

Auf dieser Ebene werden auch die speziellen **Argumentationsmuster** sichtbar, mit denen in einem wissenschaftlichen Text gearbeitet wird. Grundsätzlich können Sie beim Anlegen Ihrer argumentativen Struktur auf alle gängigen Ordnungsschemata zurückgreifen und das für Ihr spezielles Anliegen jeweils geeignetste Muster auswählen. Als eines von mehreren Forschungszielen in unserem Beispiel-Exposé wurde genannt, die Positionen der Akteure auf ihre inhaltliche Konsistenz bzw. mögliche Widersprüche hin zu untersuchen. Für diesen Part der Hausarbeit könnten Sie bspw. ein dialektisches Argumentationsmuster anlegen, welches sich als Flussdiagramm wie folgt darstellen ließe:

- **Position:** Teilakademisierung
  → **Argument 1:** Evidenzbasierte Therapie braucht akademische Therapeut:innen
  → **Gegenargument:** Nur ein Teil der Therapeut:innen wäre evidenzbasiert ausgebildet
  → **Schlussfolgerung:** Nur ein Teil der Patient:innen würde evidenzbasiert behandelt
  → **Bewertung:** unprofessionell und ethisch fragwürdig
- **Position:** Teilakademisierung

→ **Argument 2:** Besondere berufliche Aufgaben brauchen akademische Therapeut:innen
→ **Gegenargument:** „Besondere" Aufgaben sind weder definiert noch plausibel ... usw.

Es ist nicht erforderlich, sich für sämtliche Darstellungs- und Argumentationsmuster einer wissenschaftlichen Arbeit explizit solche Diagramme anzulegen. An relevanten Stellen erleichtert ein solches Vorgehen aber den logischen Aufbau und die klare Abgrenzung einzelner Aussagen. Mit Hilfe von Strukturdiagrammen können Sie also auch vermeiden, dass Sie inhaltliche Aspekte vergessen oder unnötigen Redundanzen erliegen.

6.2 Der Schreibprozess

Nachdem Sie die Grobstruktur Ihrer Arbeit angelegt haben, folgt ein Prozess des Schreibens, Überprüfens und Ordnens, begleitet von eventuellem Nachrecherchieren, Ergänzen und Löschen, bis hin zur erneuten Überprüfung, Ergänzung und Umformulierung. Eine wissenschaftliche Arbeit wird nicht am Stück, nicht streng in der Reihenfolge ihres Aufbaus und auch nicht sofort ins Reine geschrieben. Der Schreibprozess ist vielmehr fragmentarisch und vom mehrfachen Überarbeiten des eigenen Texts gekennzeichnet. Wir nehmen an dieser Stelle eine analytische Unterscheidung von drei Schritten vor: dem Schreiben der Grobversion, der Überarbeitung der Grobversion und dem Schreiben der Endversion.

6.2.1 Schreiben der Grobversion

Zu Beginn des Schreibprozesses entstehen vorläufige und teilweise noch bruchstückhafte Textpassagen. Bereits bei der Entwicklung Ihrer Forschungsfrage und beim Lesen der recherchierten Literatur haben Sie Ideen festgehalten, relevante Stellen markiert oder exzerpiert, eventuell erste Argumente notiert und Begriffsdefinitionen aufgeschrieben. Auf der Basis solcher Textfragmente entsteht nun die Grobversion Ihrer wissenschaftlichen Arbeit.

Haben Sie mit der Gliederung die Grobstruktur Ihrer Arbeit entwickelt, so muss diese nun mit den passenden Inhalten gefüllt werden, die Sie sich durch das Studium der themenrelevanten Literatur erarbeitet haben. Bevor Sie längere Textpassagen verfassen, sollten Sie zunächst eine Feingliederung des entsprechenden Kapitels anfertigen. Damit legen Sie fest, welche thematischen Aspekte an welcher Stelle der einzelnen Kapitel erörtert werden sollen. Obwohl es in späteren Phasen des Schreibprozesses fast immer zu einigen Umstellungen kommen wird, ist das Anlegen einer ersten Feingliederung sinnvoll, um die Textproduktion möglichst gezielt zu steuern. Ein gut strukturierter Text lässt sich nämlich wesentlich besser überarbeiten oder umstellen als ein schlecht strukturierter.

Wir empfehlen, mit der **Einleitung** zu beginnen: Schreiben Sie auf, wie Sie auf Ihr Thema gekommen sind und warum es sich lohnt, darüber eine Arbeit zu schreiben. Beschreiben Sie das zugrundeliegende Problemfeld, Ihre genaue Forschungsfrage, ggf. Ihre Hypothese sowie das Ziel Ihrer Arbeit. Anschließend legen Sie dar, wie Sie bei der Beantwortung Ihrer Forschungsfrage methodisch vorgehen werden und skizzieren den geplanten Aufbau der Arbeit im Überblick. Damit können Sie sich selbst noch einmal des zentralen Anliegens Ihrer Arbeit vergewissern. Mit der Einleitung zu beginnen hilft Ihnen, beim anschließenden Schreiben des Hauptteils stringent am Thema zu bleiben.

Die Feingliederung einer Einleitung könnte bezogen auf unser o. g. Beispiel zur Akademisierung der Physiotherapie folgendermaßen aussehen:

1. Einleitung
1.1 Anlass – Wie bin ich zu meinem Thema gekommen?
- aktuelle Pressemitteilung
- eigene berufliche Erfahrungen

1.2 Problemstellung – Warum ist das Thema relevant?
- Entwicklungsprobleme: gesellschaftlich, praktisch
- Forschungsprobleme: wissenschaftlich, theoretisch

1.3 Fragestellung – Was will ich untersuchen?
- Forschungsfrage 1
- Forschungsfrage 2

1.4 Zielstellung – Wozu soll meine Arbeit dienen?
- Bestandsaufnahme
- Entwicklungsperspektiven
- Kritische Bewertung

1.5 Methode – Wie will ich vorgehen?
- Typ der wissenschaftlichen Arbeit
- Recherchestrategie
- Materialbasis
- Auswertungskriterien

1.6 Überblick – Wie will ich die Arbeit aufbauen?
→ Kapitelstruktur, Gliederung

Sie können Ihre Kapitelgliederungen in Frageform formulieren oder als Überschriften bzw. Schlagworte. Anschließend werden die einzelnen Punkte ausformuliert, wobei Sie auf Ihre bisherigen Notizen und Exzerpte zurückgreifen. Beim Schreiben der Einleitung können Sie ganz besonders von einem vorab angefertigten, gut strukturierten Exposé profitieren. Sie müssen dieses in der Regel nur noch geringfügig überarbeiten und haben damit bereits die erste Version Ihrer Einleitung fertiggestellt.

Nehmen Sie sich als nächstes den **Hauptteil** Ihrer Arbeit vor und erstellen Sie – wie zuvor schon für die Einleitung – eine Feingliederung der einzelnen Kapitel. Zu jedem Kapitel schreiben Sie zunächst eine Grobversion, die Sie später noch einige Male überarbeiten werden. Die stilistischen Feinheiten werden erst in einem weiteren Durchgang relevant. Auch wenn Sie noch unsicher sind, ob Sie wirklich schon alles Wichtige zum Thema gelesen oder ob Sie tatsächlich alles Gelesene vollständig verstanden haben: Fangen Sie jetzt mit dem Schreiben an! Im weiteren Verlauf müssen Sie solchen offenen Fragen natürlich nachgehen. Das Schreiben aber immer weiter hinauszuzögern und noch mehr zu lesen ist nicht empfehlenswert. Sie haben nur eine begrenzte Zeit und auch nur eine begrenzte Anzahl von Seiten zur Beantwortung Ihrer Forschungsfragen zur Verfügung.

Prinzipiell müssen die einzelnen Kapitel und Unterkapitel des Hauptteils nicht unbedingt in der endgültigen Reihenfolge geschrieben werden. Daher gibt es auch keine allgemeingültige Regel, an welcher Stelle man mit dem Hauptteil beginnt. Es ist zunächst durchaus sinnvoll, sich an der fortlaufenden Kapitelreihenfolge zu orientieren. Dennoch gibt es Fälle, in denen es sich anbietet, davon abzuweichen. Wenn Sie bspw. merken, dass Sie an einem bestimmten Punkt ungewöhnlich lange hängen oder sich gedanklich im Kreis drehen, können Sie an eine andere Stelle der Arbeit springen und dort weiterschreiben. Manchmal (aber leider nicht immer!) lassen sich solche Problemstellen nach einer gewissen Karenzzeit leichter bearbeiten.

Grundsätzlich sollten Sie zwischen dem Lesen und dem Schreiben über einen komplexen Sachverhalt möglichst wenig Zeit vergehen lassen. Haben Sie bspw. gerade für Ihre empirisch angelegte Abschlussarbeit ein umfassendes Pensum an Methodenliteratur gelesen, sollten Sie zumindest Teile Ihres Methodenkapitels zeitnah abfassen, auch wenn vielleicht der Theorieteil noch nicht vollständig steht. Das Gelesene und dessen gedankliche Verarbeitung sind dann noch relativ frisch und lassen sich leichter zu Papier bringen.

Damit hängt der Schreibprozess auch von der Länge der Arbeit ab. Eine Seminararbeit von zehn bis fünfzehn Seiten oder ein Zeitschriftenaufsatz können eher in der Reihenfolge der Kapitel abgearbeitet werden als eine längere Abhandlung wie eine Bachelor-, Master- oder Staatsexamensarbeit.

Nach dem Erstellen der Feingliederung gilt es also, die grundlegende Argumentation Ihrer Arbeit zu Papier zu bringen. Es ist ratsam, zuerst diejenigen Textteile auszuformulieren, die die Grundlage der Arbeit bilden und auf denen andere Teile aufbauen. Fragen Sie sich zunächst, welche thematischen Aspekte an der jeweiligen Stelle dargelegt und wie diese miteinander verknüpft werden können. In diesem Zusammenhang entscheiden Sie auch, in welchen Darstellungs- und Argumentationsmustern Sie Ihre Aussagen präsentieren (siehe Kapitel 5.1.2). Um eine adäquate Struktur aufbauen zu können, sollten Sie auf der Basis Ihrer Forschungsfragen und -ziele immer wieder einige grundsätzliche strukturlogische Überlegungen anstellen:

- Wie hängen einzelne Begriffe zusammen,
  z. B. Ober- und Unterbegriffe; Gegensatzpaare?
- Wie hängen einzelne Aussagen zusammen,
  z. B. Hauptaussage und Nebenaussagen; Ursachen und Folgen?
- Wie hängen einzelne Teile einer Argumentationskette zusammen,
  z. B. linear oder dialektisch?
- Wie hängen einzelne Theorien zusammen,
  z. B. bestätigend, aufeinander aufbauend, widersprechend?

Denken Sie beim Schreiben immer daran, dass sich Ihr Text ausschließlich um die Beantwortung der zentralen Fragen dreht. Schweifen Sie nicht ab und verlieren Sie sich nicht in nebensächlichen Aspekten des Themas.

In die Grobversion können Sie auch Nachrichten an sich selber schreiben, wie zum Beispiel „hier noch ein Beispiel einfügen“, „Studie von Müller mit aufnehmen“ oder „weitere Argumente anführen“. Diese Nachrichten können Sie dann zu einem späteren Zeitpunkt bearbeiten. So müssen Sie einerseits den Schreibfluss nicht unnötig unterbrechen, andererseits gehen Ihnen wichtige Ideen unterwegs nicht verloren.

Machen Sie sich zu diesem Zeitpunkt noch keine übermäßigen Gedanken über Formulierungen und stilistische Fragen. Auch Rechtschreibung und Grammatik stehen hier noch nicht an erster Stelle. Versuchen Sie, möglichst flüssig zu schreiben und relativ zügig einen Grundstock an eigenem Material anzulegen, mit dem Sie dann weiterarbeiten und das Sie verbessern können.

Nach dem Hauptteil erstellen Sie eine erste Version Ihres **Schlussteils**, in dem Sie die wichtigsten Ergebnisse Ihrer Arbeit zusammenfassen. Dabei sind vor allem zwei Gesichtspunkte besonders zu beachten: Zum einen sollten Sie hier explizit noch einmal auf Ihre Fragestellung aus der Einleitung zurückkommen. Das bedeutet, dass die Forschungsfragen hier noch einmal benannt und dann kurz und bündig beantwortet werden.

Zum anderen gilt, dass in den Schlussteil keine neuen Informationen, Sachverhalte und Argumente zur Fragestellung mehr eingehen! Wenn Ihnen beim Schreiben des Schlussteils noch neue Argumente einfallen, dann sollten Sie diese nachträglich an geeigneter Stelle in den Hauptteil integrieren. Einige zusätzliche und weiterführende Schlussfolgerungen aus Ihren Ergebnissen zu ziehen ist im Schlussteil durchaus erwünscht. Diese tragen aber den Charakter eines Ausblicks und weisen damit über die eigentliche Fragestellung hinaus (siehe dazu Kapitel 3.2).

Die Grobversion ist fertig, wenn Sie alle Teile Ihrer Arbeit ausformuliert haben. Wie gesagt: Ausformulieren bedeutet hier nicht druckreifes Darstellen, sondern alle wichtigen Gedankengänge zusammenhängend zu Papier zu bringen. Dies kann stellenweise auch noch fragmentarisch und sprachlich holprig erfolgen. Bevor Sie nun in die Überarbeitungsphase gehen, können Sie Ihren Text ggf. noch einige Tage zur Seite legen, um etwas Abstand zu gewinnen.

6.2.2 Überarbeiten der Grobversion

Die inhaltliche Überarbeitung der Grobversion stellt den nächsten Schritt des Schreibprozesses dar. In dieser Phase sind folgende Probleme zu bearbeiten:

- Lücken
- Redundanzen
- Unklarheiten
- Abschweifungen
- Längen
- Übergänge
- sprachliche Mängel

Lücken

Zum Aufspüren von inhaltlichen Lücken gehen Sie Ihren Text gründlich durch und konzentrieren sich dabei auf den Inhalt. Kontrollieren Sie, ob alle relevanten Aspekte zu Ihrer Fragestellung (wichtige Sachverhalte, Argumente, Begriffe, Theorien usw.) Berücksichtigung gefunden haben. Zu diesem Zweck sollten Sie einige Abgleiche vornehmen: Überprüfen Sie zunächst Ihre Grobversion anhand Ihrer Gliederung. Wenn Sie im Vorfeld mit einem oder mehreren Strukturdiagrammen (z. B. Mindmaps oder Flussdiagrammen) gearbeitet haben, ziehen Sie diese jetzt erneut heran und stellen Sie sicher, dass Sie alle wichtigen Punkte daraus übernommen haben.

Ein weiteres Hilfsmittel zum Aufdecken von Lücken besteht darin, jeden Absatz der Grobversion mit einer Überschrift zu versehen, die dessen Inhalt wiedergibt. So erhalten Sie eine übersichtliche Inhaltsliste Ihres Texts, wodurch sowohl Lücken als auch Redundanzen eher zu Tage treten. Achten Sie weiterhin besonders auf die Stimmigkeit zwischen den in der Einleitung formulierten Fragen bzw. Zielen und den Ausführungen Ihres Haupt- und Schlussteils: Werden die Forschungsfragen beantwortet und die Ziele erreicht? Wenn Ihnen anhand solcher Vergleiche inhaltliche Lücken auffallen, sind diese nun zu füllen. Auch die oben beschriebenen Nachrichten an sich selber werden spätestens in dieser Phase bearbeitet.

Es kann auch passieren, dass Sie beim wiederholten Lesen Ihres Texts zu neuen Erkenntnissen kommen oder auf weitere Ideen, Argumente oder Schlussfolgerungen stoßen, die Sie bislang noch gar nicht bedacht hatten. Auch diese sollten Sie jetzt ergänzen. In solchen Fällen ist es durchaus normal, dass Sie noch einmal einen Blick in Ihre Literatur werfen oder manche Sachverhalte sogar nachrecherchieren müssen. Die Recherche-, Lese- und Schreibprozesse sind keine abgeschlossenen Vorgänge, die chronologisch aufeinander folgen, sondern gehen immer wieder ineinander über.

Redundanzen

Ein wissenschaftlicher Text soll eine stringente und prägnante Argumentation aufweisen. Dazu gehört insbesondere die Vermeidung von Abschweifungen und unnötigen Wiederholungen (Redundanzen). Haben Sie einen Sachverhalt oder ein Argument an einer bestimmten Stelle des Texts ausgeführt, sollte dies später (oder früher) nicht noch einmal in ähnlicher Form auftauchen bzw. in der gleichen Ausführlichkeit erörtert werden.

Redundanzen kommen in Grobversionen häufig vor, da man vor allem beim langfristigen Erstellen einer umfangreichen Arbeit nicht immer alle bereits geschriebenen Textstellen im Kopf hat. Mitunter formuliert man einen Textteil, der sich später als inhaltlich nahezu identisch mit einer anderen Passage erweist, obwohl die sprachlichen Formulierungen sich stark unterscheiden. Solche Wiederholungen sollten Sie löschen. Dies kann gerade zu Beginn des Studiums schwerfallen, da man oft froh über jeden Satz ist, den man zu Papier gebracht hat. Aber auch für erfahrene Autor:innen ist es nicht immer leicht, sich von mühsam abgerungenen Textteilen zu verabschieden.

Eine gute Lösung für den Umgang mit gelungenen, aber redundanten Textpassagen besteht darin, diese in einer anderen Datei zu speichern, so dass sie ggf. anderweitig wiederverwendet werden können. Es besteht auch die Möglichkeit, den redundanten Textteil an die passende Stelle zu kopieren und die beiden sich überschneidenden Passagen miteinander zu vergleichen. In einer inhaltlichen und sprachlichen Überarbeitung lässt sich dann aus beiden Teilen das Beste herausholen und sinnvoll zusammenführen.

Auch Verdoppelungen (sogenannte Pleonasmen) sind in wissenschaftlichen Arbeiten zu vermeiden. Dazu gehören Formulierungen wie bspw. „im PDF Format“. Die Abkürzung zu „portable document format“ beinhaltet bereits den Begriff „Format“. Ebenso tauchen Pleonasmen häufig in typischen Formulierungen „die überwiegende Mehrheit“ oder „ganz offensichtlich“ auf (Esselborn-Krumbiegel 2022: 69). Ihren Text sollten Sie auch daraufhin überprüfen und Pleonasmen möglichst wieder entfernen.

Im Gegensatz zu echten Redundanzen kann das gezielte Einstreuen kleinerer Wiederholungen an ausgewählten Stellen durchaus sinnvoll sein. So können Sie bspw. in komplexeren Argumentationsstrukturen hin und wieder Querverweise anlegen, um so dem/der Leser:in die Nachvollziehbarkeit Ihrer Argumentation zu erleichtern oder wichtige Sachverhalte zu illustrieren.

Unklarheiten

Beim Überarbeiten der Grobversion kann es passieren, dass Sie einen Teil Ihrer Arbeit selbst nicht mehr ganz nachvollziehen können. In einem solchen Fall müssen Sie zunächst die Ursache ausmachen. Vielleicht sind einfach nur Ihre Argumentationsschritte ein wenig zu groß; dann ergänzen Sie die fehlenden Informationen und fügen noch geeignete Zwischenargumente mit ein. Vielfach besteht das Problem auch in einer missverständlichen Formulierung; dann erhöhen Sie an dieser Stelle Ihre sprachliche Präzision.

Mangelndem Verständnis kann aber auch ein echter inhaltlicher Widerspruch zugrunde liegen. Dann gilt es, den Argumentationsgang auf seine innere Logik hin zu überprüfen und entsprechend umzuarbeiten. Vielleicht zeigt sich in einer Unstimmigkeit aber auch, dass Sie einen bestimmten Sachverhalt selbst noch nicht richtig verstanden haben oder Ihnen zu einem bestimmten Aspekt noch Informationen fehlen. In diesem Fall müssen Sie wieder zur Literatur zurückkehren, um dort weitere Informationen einzuholen oder sich mit bestimmten Aspekten noch tiefer auseinanderzusetzen. Auf jeden Fall sollten Sie alle Unklarheiten beheben, bevor Sie sich an weitere Überarbeitungsschritte machen.

Abschweifungen

Häufig kommt es vor, dass einem/einer Autor:in während des Schreibens Aspekte relevant erscheinen, die sich beim erneuten Lesen als doch nicht so wichtig, zu weitführend oder sogar als nicht zur eigentlichen Fragestellung passend erweisen. Dies ist ein normales Phänomen, denn während der ausführlichen Beschäftigung mit einem Thema findet man immer interessante Aspekte, die nicht mehr zum eigentlichen Kern der Arbeit gehören. Wenn Sie in Ihrer Grobversion Textstellen mit solchen Inhalten vorfinden, sollten Sie diese ebenfalls entfernen. Das ist zwar schade, auch weil man ähnlich wie im Fall von Redundanzen Mühe auf die Produktion des Texts verwendet hat, aber es beeinträchtigt die Qualität der Arbeit, wenn man sich auf Abwege begibt. Konzentrieren Sie sich daher auf die wesentlichen Aspekte Ihrer Arbeit. Es ist ein Bestandteil wissenschaftlicher Kompetenz, Wichtiges von weniger Wichtigem unterscheiden zu können. Auch hier haben Sie die Möglichkeit, den entsprechenden Text in einer gesonderten Datei aufzubewahren, um ihn ggf. später in einer anderen Arbeit verwenden zu können.

Längen

Die einzelnen Teile einer wissenschaftlichen Arbeit sollten längenmäßig in einem ausgewogenen Verhältnis zueinander stehen. In Bezug auf die Grobstruktur bedeutet dies, die Grobgliederung bzw. das Inhaltsverzeichnis dahingehend zu überprüfen, ob Einleitung, Hauptteil und Schluss sowie die einzelnen Kapitel hinsichtlich ihrer Länge sinnvoll angelegt sind. So wäre es bspw. im Fall einer zehnseitigen Seminararbeit passend, der Einleitung ein bis zwei Seiten einzuräumen, den Hauptteil auf ca. acht Seiten auszuführen und den Schlussteil auf eine Seite zu beschränken.

Auch im Hinblick auf die Feinstruktur eines einzelnen Kapitels sollte in Ihrem Text eine ausgewogene Balance herrschen. Extreme Längenunterschiede zwischen den Unterkapiteln wirken optisch nicht ansprechend und sind im Regelfall auch inhaltlich nicht sinnvoll. Sollten Sie also bei der Überarbeitung Ihrer Grobversion auf solche Dysbalancen stoßen, müssten Sie die entsprechenden Textteile umstellen. Dies könnte bspw. bedeuten, ein sehr kurzes Unterkapitel aufzulösen und seine Inhalte in ein anderes zu integrieren. Umgekehrt wäre die Möglichkeit zu prüfen, aus einem unmäßig langen Unterkapitel zwei zu machen.

Anpassungen im Längenverhältnis dürfen jedoch nicht auf der Basis rein formaler Aspekte vorgenommen werden, sondern müssen immer von inhaltlichen Überlegungen geleitet sein! Wenn Sie z. B. im Rahmen eines Theorienvergleichs drei unterschiedliche Modelle zur Krankheitsbewältigung untersuchen, dann sollten Sie deren Darstellung auch jeweils ungefähr gleich viel Raum gewähren. Allerdings benötigen komplexere Sachverhalte meist mehr Text als einfache, und Gleiches gilt auch für Komplexität von Argumentationsketten. Letztlich hängt die Länge einer Textpassage in erster Linie davon ab, wie relevant ihr Inhalt für die Beantwortung der Fragestellung ist.

Wenn Sie der Meinung sind, dass ein spezieller Sachverhalt einer längeren Erläuterung oder ausführlicherer Hintergrundinformationen bedarf, dies aber den Textfluss stören würde, können Sie einen Exkurs einfügen. Dabei handelt es sich um eine in sich geschlossene Abschweifung, die nicht zur Kernfrage einer Arbeit gehört, aber nach Ermessen der Autorin für das Textverständnis notwendig ist. Ein Exkurs sollte nur im Ausnahmefall und auch nur in einem längeren Text, z. B. einer Abschlussarbeit vorkommen. Kürzere Anmerkungen oder Zusatzinformationen, die nicht direkt in den Text passen, auf die Sie aber nicht verzichten möchten, können in eine Fußnote ausgelagert werden.

Übergänge

Einzelne Textteile nachträglich zu löschen, einzufügen oder zu verschieben ist also ein typischer Vorgang im Prozess des wissenschaftlichen Schreibens.

Wenn Sie solche Änderungen in Ihrem Text vornehmen, müssen Sie dabei sehr genau auf die neuen Anschlussstellen achten. In den meisten Fällen wird es nötig sein, Umformulierungen vorzunehmen bzw. diese Stellen mit neuen Überleitungen sprachlich zu überbrücken. Dies kann sowohl die Übergänge zwischen einzelnen Absätzen als auch die Überleitungen zwischen zwei Kapiteln oder Unterkapiteln betreffen. Auch die Überschriften von Kapiteln oder Unterkapiteln erweisen sich mitunter nicht mehr als passend und bedürfen dann einer entsprechenden Revision.

In Bezug auf Kapitelübergänge gibt es mehrere Varianten. Ein Kapitel kann mit einem Überblick über seinen Inhalt beginnen und mit einer Zusammenfassung enden. Anstelle von bzw. nach einer Zusammenfassung gibt es noch die Möglichkeit, am Ende eines Kapitels bereits einen Ausblick auf das anschließende Kapitel zu geben. Fällt dieser Ausblick bereits recht detailliert aus, dann wäre ein einleitender Überblick zu Beginn des nächsten Kapitels eine unnötige Doppelung und sollte vermieden werden. Hier sollten Sie sich für eine Variante entscheiden und diese im Verlauf Ihrer Arbeit möglichst konsequent anwenden.

Sprachliche Mängel

Wenn alle inhaltlichen Aspekte kontrolliert und überarbeitet sind, müssen noch die sprachlichen Mängel in Angriff genommen werden. Es ist essenziell, dass Ihre Arbeit aus ganzen Sätzen besteht und grammatikalisch richtig ist. Ebenso müssen hier unwissenschaftliche Ausdrücke und vorläufige Formulierungen, die nicht dem wissenschaftlichen Standard entsprechen – zum Beispiel umgangssprachliche Wendungen – ersetzt werden.

Bei der Beseitigung von Rechtschreibfehlern sollten Sie sich nicht ausschließlich auf die Korrekturhilfe Ihres Textverarbeitungsprogramms verlassen. Diese ist zwar sehr hilfreich, erkennt aber nicht alle Fehler. Ein genaues Korrekturlesen hinsichtlich sprachlicher Mängel (Rechtschreibung, Grammatik, Zeichensetzung) bleibt unerlässlich. Bedenken Sie, dass eine wissenschaftliche Arbeit mit vielen sprachlichen Fehlern nicht nur ein Ärgernis für den:die Leser:in darstellt, sondern in der Regel auch schlecht benotet wird, selbst wenn sie inhaltlich gut gelungen ist.

Wenn Sie nun Ihre Grobversion inhaltlich und sprachlich zufriedenstellend überarbeitet und noch einen zeitlichen Puffer zur Verfügung haben, können Sie sie erneut einige Tage beiseitelegen, um anschließend Ihre Endversion zu erstellen.

6.2.3 Erstellen der Endversion

In dieser letzten Phase stehen formale Gesichtspunkte im Vordergrund. Die inhaltliche und sprachliche Bearbeitung ist abgeschlossen, sollte aber bezüglich einiger Aspekte noch einmal kontrolliert werden. Das Hauptaugenmerk liegt auf folgenden Punkten:

- Tabellen und Abbildungen
- Verzeichnisse und Verweise
- Lay-out und Formatierung
- Orthografie, Interpunktion, Grammatik

Tabellen und Abbildungen

Wenn Ihre Arbeit Tabellen und Abbildungen enthält, sollten Sie diese noch einmal dahingehend überprüfen, ob Sie die entsprechenden Konventionen eingehalten haben. Tabellen erhalten eine Überschrift, Abbildungen eine Unterschrift und beide werden chronologisch durchnummeriert. Diese Konvention stammt aus den Naturwissenschaften. Die erste Tabelle in Ihrer Arbeit erhält also die Nummer 1, die nächste die Nummer 2 usw. Gleiches gilt für Abbildungen und Grafiken.

Allerdings lassen sich auch Publikationen mit Tabellenunterschriften und Abbildungsüberschriften finden. Wir verwenden zum Beispiel aus Gründen der Übersichtlichkeit in dieser Publikation hin und wieder auch für Abbildungen eine Überschrift. Auch hier sollten Sie im Zweifelsfall darauf achten, welche Vorgaben der Fachbereich macht, an dem Sie Ihre Arbeit schreiben.

Die Über- und Unterschriften geben den Inhalt der Tabelle bzw. Abbildung kurz und präzise wieder. Benutzen Sie innerhalb einer Tabelle oder Abbildung Abkürzungen, sollten Sie diese direkt darunter erläutern, sodass der Inhalt auf den ersten Blick verständlich wird. Innerhalb Ihres Texts nehmen Sie durch Nennung der zugehörigen Nummer Bezug auf eine Tabelle oder Abbildung, z. B. „*siehe Tabelle 1*“ oder „*Abbildung 4 verdeutlicht*“ etc. Eine Tabelle oder Abbildung, auf die im Text kein Bezug genommen wird, ist überflüssig und kann entfernt werden.

Verzeichnisse und Verweise

Verzeichnisse und Verweise sind typische Merkmale einer wissenschaftlichen Arbeit. Am Anfang, gleich nach dem Titelblatt, wird das Inhaltsverzeichnis platziert. Es besteht aus den Überschriften der Kapitel und Unterkapitel mit den zugehörigen Seitenzahlen. Textverarbeitungsprogramme bieten in der Regel die Möglichkeit, Verzeichnisse wie das Inhaltsverzeichnis automatisch erstellen zu lassen. Sie sollten sich allerdings nicht blind auf diese Funktion verlassen, sondern auch automatisch erstellte Verzeichnisse überprüfen. Kontrollieren Sie, ob die Nummerierung Ihrer Kapitel und Unterkapitel formal einheitlich ist. Weiterhin ist zu überprüfen, ob tatsächlich alle Überschriften im Text und im Inhaltsverzeichnis übereinstimmen und ob die angegebenen Seitenzahlen richtig sind.

Wenn sich in Ihrem Text die Verwendung vieler spezieller Abkürzungen nicht vermeiden lässt, erstellen Sie ein Abkürzungsverzeichnis. Darin werden die Abkürzungen in alphabetischer Reihenfolge aufgelistet und ihre jeweilige Bedeutung genannt. Allgemein gängige Abkürzungen wie *usw.*, *u. a.*, *bspw.*, *Hrsg.* sollen nicht im Abkürzungsverzeichnis aufgeführt werden (siehe Kapitel 3.2). Überprüfen Sie Ihr Verzeichnis auf Vollständigkeit und fügen Sie es direkt hinter dem Inhaltsverzeichnis ein.

Verwenden Sie in Ihrer Arbeit viele Tabellen und Abbildungen, können Sie ein Tabellen- und ein Abbildungsverzeichnis erstellen. Dies ist aber nicht unbedingt obligatorisch, und auch hinsichtlich der Platzierung gibt es mehrere Varianten. Solche Verzeichnisse finden sich manchmal direkt im Anschluss an das Inhaltsverzeichnis, in vielen Fällen auch erst vor oder nach dem Literaturverzeichnis. Wenn Sie sich nicht sicher sind, an welcher Stelle Sie Ihr Verzeichnis unterbringen sollen, halten Sie am besten Rücksprache mit Ihrem:Ihrer Betreuer:in. In jedem Fall gilt: Überprüfen Sie die Vollständigkeit all Ihrer Verzeichnisse, die durchgehende Nummerierung und die Übereinstimmung der Seitenzahlen.

Zuletzt kontrollieren Sie Ihre Querverweise. Wenn Sie an einem oder mehreren Punkten Ihrer Arbeit auf andere Stellen Ihres Texts hinweisen, etwa mit: „*Zum Begriff der Aphasie siehe auch Kapitel 3.1*" oder „*vgl. hierzu S. 24*", dann müssen Sie prüfen, ob die angegebenen Kapitelnummern und Seitenzahlen noch stimmen. Die endgültige Anpassung solcher Querverweise ist erst dann sinnvoll, wenn Sie keine inhaltlichen Änderungen und auch keine nennenswerten Umformatierungen Ihrer Arbeit mehr vornehmen.

Lay-out und Formatierung

In der Regel wird das Lay-out einer Arbeit vom zuständigen Institut bzw. dem:der betreuenden Professor:in oder Dozent:in vorgegeben. Im Rahmen bestimmter Standards haben Sie häufig die Wahl zwischen mehreren Formatierungsmöglichkeiten, bspw. hinsichtlich der Schriftart. Solche Entscheidungen sollten Sie zumindest bei längeren wissenschaftlichen Arbeiten bereits während des Schreibens Ihrer Grobversion getroffen haben und von Anfang an mit einer geeigneten Formatvorlage arbeiten. In der Endphase sollten Sie lediglich noch einmal die Feinheiten bezüglich Lay-out und Formatierung überprüfen und ggf. korrigieren. Umfangreiche Änderungen zu diesem Zeitpunkt haben den Nachteil, dass es evtl. zu erneuten Seitenverschiebungen einzelner Textpassagen kommt, was wiederum zu Unstimmigkeiten bei den Querverweisen führen kann.

Orthografie, Interpunktion, Grammatik

Eine wissenschaftliche Arbeit soll keine Rechtschreib-, Grammatik- oder Zeichenfehler enthalten. Als letzten Schritt überprüfen Sie daher Ihre gesamte Arbeit noch einmal gründlich hinsichtlich dieser Aspekte. Wie bereits erwähnt sollten Sie sich dabei nicht vollständig auf die Rechtschreibkorrektur Ihres Textverarbeitungsprogramms verlassen, da diese nicht alle Fehler zuverlässig aufdecken kann. Mitunter stellt sich beim Korrigieren des eigenen Texts auch eine gewisse Betriebsblindheit ein, so dass man Fehler übersieht. Daher möchten wir Ihnen an dieser Stelle noch einmal nachdrücklich empfehlen, Ihre Arbeit vor der Abgabe von einer hinreichend kompetenten Person Ihres Vertrauens gegenlesen zu lassen.

6.3 Zitieren

Wissenschaftliches Schreiben zeichnet sich unter anderem durch Transparenz und Nachvollziehbarkeit aus. Dazu gehört auch das Kennzeichnen von Texten anderer Autor:innen, die Sie in Ihrer Arbeit verwenden. Solche Textpassagen müssen Sie ausweisen und die Quelle, aus der Sie die Passage übernommen haben, angeben. Eine Übernahme von Textstellen ohne entsprechende Kennzeichnung, auch wenn man sie leicht verändert (paraphrasiert), widerspricht der wissenschaftlichen Redlichkeit und stellt ein Plagiat dar. In jüngster Vergangenheit sind einige Politiker:innen bei der Überprüfung ihrer Dissertation des Plagiats überführt worden und bekamen ihre akademischen Titel aberkannt. Eine nicht gekennzeichnete Übernahme von fremden Texten ist kein Kavaliersdelikt! Das richtige Zitieren und Paraphrasieren unter Angabe der Quelle ist daher ein besonders wichtiges Element üblicher wissenschaftlicher Praxis. Das Zitieren folgt einigen Konventionen, nach denen Sie sich als Mitglied der scientific community zu richten haben.

Wörtliche Zitate (direkte Zitate)

Eine Möglichkeit der Textübernahme ist das wörtliche Zitat. Dabei handelt es sich um die genaue Übernahme einer Textpassage eines:einer anderen Autors:in. Der Anfang und das Ende des direkten Zitats müssen gekennzeichnet werden. In der Regel geschieht dies mit Anführungszeichen: „Dies ist ein direktes Zitat aus einem anderen Text." Es können auch Teilsätze in einen eigenen Satz eingefügt werden, indem man bspw. mit einem eigenen Satz beginnt, „der dann durch einen Fremdtext ergänzt wird". Längere Zitate können auch abgesetzt und eingerückt werden:

> „Wissenschaft erfordert den Mut, selbstständig zu denken, dem eigenen Denken zu trauen, sich auf vorhandene Wissenschaft zu beziehen und sich auf die Kommunikation mit der ‚scientific community' einzulassen." (Kruse 1995: 59, Hervorhebung im Original)

In der Regel werden nur kurze Passagen wörtlich zitiert, meist nicht mehr als ein bis vier Sätze. Wenn nötig, kann ein Zitat auch länger sein, mehr als ein ganzer Absatz oder noch längere Zitate sind jedoch selten und möglichst zu vermeiden.

Quellenangaben

Zu jedem Zitat gehört die Angabe der Quelle. Sie muss eindeutig sein, so dass der:die Leser:in die zitierte Stelle im Originaltext finden kann. In der Wissenschaft gibt es einige – im Detail zum Teil unterschiedliche – Konventionen, wie diese Quellenangabe auszusehen hat. Wenn Ihr Institut bzw. Ihr:e Dozent:in keine genaueren Vorgaben zum Zitieren macht, können Sie sich eine der üblichen Zitierweisen aussuchen. Wichtig ist, dass Sie sich für eine Variante entscheiden und diese dann konsequent in Ihrem Text verwenden.[39]

Gibt es bei den Quellen, die Sie für Ihre wissenschaftliche Arbeit nutzen, unterschiedliche Auflagen, dann nehmen Sie die neueste Auflage, denn es ist davon auszugehen, dass eine Überarbeitung bzw. Erweiterung gegenüber der älteren stattgefunden hat. Insbesondere bei Gesetzestexten ist es wichtig, dass Sie sich auf die jeweilige aktuelle Fassung beziehen (vgl. Stickel-Wolf/Wolf 2022: 238).

Kurzbelege im Text

Eine Möglichkeit, die Quelle eines Zitats zu belegen ist es, die Quelle in Klammern direkt hinter dem Zitat anzugeben. In der Klammer steht der Name des Autors oder der Autorin, das Erscheinungsjahr des Texts und die Seite, auf der die zitierte Textpassage zu finden ist. Hat der zitierte Text mehrere Autor:innen, so werden bei mehr als drei Autor:innen nur der erste und dahinter ein u. a. (für *und andere*) oder ein et al. (für *et alii* bzw. *et aliae*, lateinisch für *und andere*) angegeben. Hat der Text, aus dem das Zitat stammt, zwei Autor:innen, werden beide Namen angegeben. Eine solche Quellenangabe nennt man Kurzbeleg. Der Kurzbeleg in Klammern wird auch als amerikanische oder Harvard-Zitation bezeichnet. Der Kurzbeleg verweist auf den Vollbeleg im Literaturverzeichnis. Zitieren Sie zwei verschiedene Texte einer Person aus demselben Jahr, wird das Erscheinungsjahr um ein a und ein b ergänzt, um die beiden Quellen unterscheiden und das Zitat eindeutig seiner Quelle zuordnen zu können.

Beispiele zu Kurzbelegen in Klammern mit unterschiedlichen Interpunktionen:

- „Dies ist ein wörtliches Zitat." (Müller/Meyer 2003: 25)
- „Dies ist ein anderes wörtliches Zitat." (Müller, Meyer und Schulze, 2007: 234)
- Varianten: (Müller et al. 2007: 234) oder (Müller u. a. 2007, S. 234).
- (Meyer 2000a: 67) und (Meyer 2000b: 83)

---

39 Die Richtlinien für das Zitieren und der Anfertigung des Quellen- und Literaturverzeichnisses sind in diesem Buch an den Harvard Style angelehnt. Unter dem folgendem Link finden Sie eine ausführliche Beschreibung und weiterführende Informationen: *http://guides.lib.monash.edu/citing-referencing/harvard* [Zugriff am 24.04.2022].

Darüber hinaus gibt es noch weitere Varianten, insbesondere was die Interpunktion innerhalb der Klammern betrifft.

Zu beachten ist ebenso eine einheitliche Zeichensetzung am Ende des Kurzbelegs:

Ist der eigene Satz beendet, folgt der Punkt nach dem Quellennachweis, z. B.:

- Neuweg entwirft in Anlehnung an Dewe eine weitere Denkfigur „die Relationierung zweier differenter Wissens- und Handlungssphären" (Dewe 1998, zit. in Neuweg 2004: 26).

Ist der zitierte Satz beendet, folgt der Punkt vor dem Quellennachweis, z. B.

- „Berufliche Handlungskompetenz hat sich als Leitidee in der beruflichen Bildung seit den 80er Jahren auf breiter Basis durchgesetzt." (Franke 2005, S. 33)

Fußnoten und Endnoten

Eine andere Möglichkeit ist es, anstelle von Kurzbelegen die Quellenangabe in einer Fußnote oder einer Endnote anzugeben. Fußnoten befinden sich unterhalb des Texts auf derselben Seite wie das Zitat. Endnoten werden am Ende des Texts hintereinander aufgeführt und bilden damit zugleich das Literaturverzeichnis.

Nach dem Zitat wird eine hochgestellte Zahl gesetzt, die auf die Fuß- bzw. Endnote verweist. Das erste Zitat in Ihrem Text erhält die Zahl Eins, das nächste die Zwei und so werden alle Zitate (und andere Anmerkungen, die in Fußnoten stehen) durchnummeriert.

> **Beispiel** | Ein Zitat in Ihrem Text könnte dann folgendermaßen aussehen:
>
> „Dies ist ein wörtliches Zitat."[1]

Die dazugehörende Fußnote kann wie folgt dargestellt werden:

- [1] Müller und Meyer, 2003, S. 25 oder
- [1] Müller/Meyer (2003), S. 25 oder
- [1] Müller und Meyer (2003: 25)
- [1] Müller & Meyer, 2003, S. 25

In einer Fußnote können Sie entweder, wie eben dargestellt, einen Kurz- oder auch einen Vollbeleg verwenden. Die Kurzbelege dienen dazu, die vollständige Quellenangabe im Literaturverzeichnis zu finden. Der Vollbeleg beinhaltet – je nach Gattung des zitierten Texts – Nach- und Vorname der Autorin, Erscheinungsjahr, Titel, gegebenenfalls den Untertitel, Auflage, Ort, gegebenenfalls den Verlag, Seitenangabe (siehe auch Kapitel 3.2).

Wenn Sie dicht aufeinanderfolgend mehrere Textpassagen desselben Werks zitieren, können Sie im Kurzbeleg im Text oder in der Fußnote den Namen des Autors oder der Autorin und das Erscheinungsjahr durch ebd. (für: ebenda) ersetzen.

Beispiel | Beispiele für eine Fußnote:

[1] Meyer 2006: 26.
[2] ebd.: 84.

Eine weitere Variante beim Zitieren besteht darin, hinter dem Zitat lediglich eine Ziffer in Klammern zu setzen. Diese verweist auf die durchnummerierte Literaturliste am Ende des Texts (Endnote), die so gleichzeitig als Vollbeleg für das Zitat gilt. Die Literaturliste ist dann nicht alphabetisch geordnet, sondern folgt der Reihenfolge der Zitate im Text.

Auslassungen

Auslassungen innerhalb eines wörtlichen Zitats werden grundsätzlich durch drei Punkte gekennzeichnet. Darüber hinaus gibt es wiederum mehrere Varianten. So werden die Auslassungspunkte oftmals in Klammern gesetzt, wobei sowohl runde als auch eckige Klammern verwendet werden können.

Beispiel | „Dies ist ein (...) Zitat." Oder „Dies ist ein [...] Zitat."

Hervorhebungen

Befinden sich im Original eines zitierten Texts Hervorhebungen, dann müssen diese im Zitat genauso übernommen werden. Hervorhebungen können durch **Fett**- oder *Kursiv*druck gekennzeichnet sein oder durch

Unterstreichungen. Die Hervorhebung kennzeichnen Sie durch den Zusatz: Hervorhebung im Original.

> **Beispiel** | „Und die Methode der wissenschaftlichen Erkenntnis ist die *kritische Methode.*“ (Popper 1995: 13, Hervorhebung im Original).

Möchten Sie selbst in einem Zitat nachträglich ein bestimmtes Wort oder einen Satzteil hervorheben, dann müssen Sie kenntlich machen, dass diese Hervorhebung von Ihnen stammt. Dies geschieht durch den Zusatz [Hervorhebung durch den/die Verfasser:in] oder abgekürzt [Herv. d. Verf.] nach der Hervorhebung oder am Ende der Zitats.

> **Beispiel** | „Dies ist ein wörtliches [Herv. d. Verf.] Zitat.“

Ergänzungen

Sind in einem direkten Zitat Ergänzungen notwendig, werden diese in eckige Klammern gesetzt. Dies kann z. B. sinnvoll sein, wenn das Zitat Bezug auf einen Textteil nimmt, den Sie nicht mitzitieren, die Aussage insgesamt aber nur dann verständlich wird, wenn der/die Leser:in weiß, worauf sich das Zitat bezieht. Ein weiterer Ergänzungsfall eines Zitats ist die grammatikalische Anpassung. Wird nur ein Teil eines Zitats als Ergänzung eines eigenen Satzes verwendet, werden die notwendigen grammatikalischen Ergänzungen ebenfalls in eckige Klammern gesetzt und mit dem Zusatz „d. Verf.“ für „der Verfasser“ bzw. „die Verfasserin“ versehen. Alternativ können Sie Ihre Initialen einfügen.

> **Beispiel** | „Dies [gemeint ist das Zitat – d. Verf.] wird in Anführungszeichen gesetzt und mit einer Quellenangabe belegt.“ (Meyer 2004: 13)
>
> „Dies [gemeint ist das Zitat – G. P.] wird in Anführungszeichen gesetzt und mit einer Quellenangabe belegt.“ (Meyer 2004: 13)

Fehler im Zitat

Es kann vorkommen, dass ein Zitat bereits im Original Fehler enthält. Diese dürfen Sie beim Zitieren nicht verbessern, sondern müssen sie wie im Original übernehmen und kennzeichnen. Dadurch wird klar, dass nicht Sie, sondern der/die zitierte Autor:in den Fehler gemacht hat. Als Kennzeichnung eines Fehlers in einem Zitat kann entweder ein Ausrufezeichen in eckige Klammern [!] gesetzt werden oder das lateinische Wort sic mit Ausrufezeichen [sic!]. Diese Klammer setzen Sie direkt hinter dem Fehler ins Zitat.

Nichtwörtliche Zitate (indirekte Zitate)

Bei dieser Form des Zitierens wird der Inhalt des Texts sinngemäß wiedergegeben, aber der Text nicht wortwörtlich übernommen. Die Bedeutung des ursprünglichen Texts muss erhalten bleiben. Diese Zitierweise nennt man auch Paraphrasieren (mit eigenen Worten umschreiben). Auch hier müssen Anfang und Ende des Zitats, beispielsweise durch einen Absatz, erkennbar sein. Die Quellenangabe kann hier um den Zusatz „vgl." (vergleiche) vor den Namen der Autor:innen ergänzt werden.

> **Beispiel** | Der Zustand der Gesundheitsfachberufe ist reformbedürftig, da die Inhalte der Ausbildung deutliche Defizite aufweisen (vgl. Meyer 2007: 43).
>
> Meyer (2007, S. 43) beschreibt den Zustand der Gesundheitsfachberufe als reformbedürftig. Die Inhalte der Ausbildung weisen aus ihrer Sicht deutliche Defizite auf.

Noch eine Anmerkung zu den Seitenzahlen: Bezieht sich eine Quellenangabe auf:

- eine Seite eines Texts, dann wird angegeben: S. 123
- zwei Seiten, dann wird angegeben: S. 123f. oder S. 123 f. (für *folgende*, also Seite 123 und 124)
- drei Seiten, dann wird angegeben: S. 123ff. oder S. 123 ff. (für *und die folgenden*, also Seite 123 bis 125)
- mehr als drei Seiten, dann wird angegeben: S. 123–134

Dies gilt sowohl für die direkten als auch für die indirekten Zitate.

Zitate aus zweiter Hand

Bei der Verwendung von Sekundärzitaten besteht die Gefahr, falsche Angaben zu übernehmen. Um dem wissenschaftlichen Anspruch gerecht zu werden, sollte nur in absoluten Ausnahmefällen, in denen bspw. die Originalliteratur auch nicht über Fernleihe zu beschaffen ist, aus „zweiter Hand" zitiert werden. Dabei wird aus dem Werk eines anderen Autors oder einer anderen Autorin zitiert, der:die das Zitat verwendet hat. In der Quellenangabe werden der:die Autor:in und das Erscheinungsjahr der Primärquelle, anschließend „zit. in" (zitiert in) und Autor:in sowie Erscheinungsjahr der Sekundärquelle mit Seitenangabe angeführt.

Beispiel | (Müller 1968, zit. in Schober 2012: 18).

Übernahme von Abbildungen und Tabellen

Die Anforderungen an Quellennachweise gelten nicht nur für Texte. Übernehmen Sie Abbildungen, Grafiken oder Tabellen aus fremden Publikationen, müssen diese wie Textzitate belegt werden. Der Kurzbeleg (Nachname Autor:in – Erscheinungsjahr – Seitenangabe) folgt bei einer genauen Übernahme, d. h. einem direkten Zitat, unmittelbar unter der Darstellung. Bei einer geänderten Übernahme, also einem indirekten Zitat, geben Sie zusätzlich „verf. n." (verfasst nach) oder „vgl." (vergleiche) oder „mod. n." (modifiziert nach) und anschließend den Kurzbeleg an. Abhängig davon, ob Sie die deutsche oder die amerikanische Zitierweise bevorzugen, fügen Sie den Vollbeleg der Quelle als Fußnote am Ende der Seite oder im Literaturverzeichnis an.

Manchmal ist ein:e Ersteller:in einer Abbildung nicht identisch mit dem/der Autor:in des Texts. In diesem Fall müssen Sie den:die Ersteller:in ebenfalls im Quellenbeleg angeben.

Beispiel | Grafik aus: Müller (2011: 52). Grafik erstellt von Peter Schulze.

In Ihrer Arbeit müssen Sie sicherstellen, dass alle Zitate gekennzeichnet sind und außerdem genau überprüfen, ob Sie alle angeführten Quellen in Ihr Literaturverzeichnis aufgenommen haben.

6.4 Empfehlungen des Ausdrucks

„Das Schlimmste – die Sünde gegen den heiligen Geist – ist, wenn die Intellektuellen es versuchen, sich ihren Mitmenschen gegenüber als große Propheten aufzuspielen und sie mit orakelnden Philosophen zu beeindrucken. Wer's nicht einfach und klar sagen kann, der soll schweigen und weiterarbeiten, bis er's klar sagen kann." (Popper 1995: 100)

Wissenschaftlicher Ausdruck besteht nicht in einer Häufung unbekannter Fremdwörter und der Verschachtelung unverständlicher Nebensätze, sondern zeichnet sich in erster Linie durch einen exakten und argumentativ klaren Stil aus. Daher möchten wir Ihnen abschließend einige Empfehlungen zum sprachlichen Ausdruck mit auf den Weg geben, ohne Ihnen gleichzeitig einen bestimmten Schreibstil verordnen zu wollen.

Aktiv statt Passiv

Eine aktive Satzkonstruktion ist gegeben, wenn die handelnde Person das Subjekt des Satzes ist. „Die Autorin schreibt einen Aktivsatz." Der umgekehrte Fall ist bei einer passiven Satzkonstruktion gegeben: „Der Passivsatz wurde von der Autorin geschrieben."

Die Konstruktion von Passivsätzen ist hilfreich, wenn die agierende Kraft oder Person diffus ist. Beinhaltet der Satz jedoch handelnde Personen, so ist ein Aktivsatz stets exakter und verständlicher als eine Passivkonstruktion. In wissenschaftlicher Literatur besteht ein Hang zum Passivsatz, weil dabei das handelnde Subjekt sprachlich ausgeblendet werden kann. So lässt die Formulierung „Im Folgenden wird untersucht…" den Autor oder die Autorin ungenannt. Dennoch ist in wissenschaftlichen Texten das „ich" nicht verboten. In der Einleitung und auch im Schlussteil wird eine persönliche Bemerkung häufig sogar empfohlen (vgl. Spoun/Domnik 2004: 124).

Ich oder wir

Die Verwendung des Personalpronomens *ich* in einer wissenschaftlichen Arbeit ist durchaus umstritten (Franck/Stary 2006: 13f.). Manche Wissenschaftler:innen benennen das Weglassen des *ich* als Merkmal des wissenschaftlichen Schreibstils, andere plädieren dagegen für einen beherzten Gebrauch, da es einen Text lebendiger macht. Die Konventionen des Ich-Gebrauchs unterscheiden sich von Fach zu Fach und sind auch in den verschiedenen Ländern unterschiedlich. In wissenschaftlichen Publikationen findet man das *ich* tatsächlich eher selten.

Die Auffassung, dass die Verwendung des *ich* einem Argument Subjektivität verleiht und so dem Objektivitätsgebot der Wissenschaft widerspricht, ist unserer Ansicht nach nicht überzeugend. Objektivität entsteht durch ausgewogenes Argumentieren und schlüssiges Begründen und nicht durch die Wahl eines bestimmten Personalpronomens. In einer wissenschaftlichen Arbeit ist es daher auch zulässig, Sätze mit *ich* zu schreiben. Insbesondere in der Formulierung der Forschungsfrage, der Ziele der Arbeit oder der Zusammenfassung kann das *ich* verwendet werden und den/die Autor:in sichtbar machen.

Beispiel | Ich-Formulierung

Ich verfolge mit meiner Arbeit das Ziel...
Ich möchte im Folgenden zeigen, dass...
In diesem Kapitel habe ich dargelegt...

Ist an Ihrem Institut die Verwendung des *ich* nicht erwünscht, können die o. g. Sätze auch unpersönlich formuliert werden:

Diese Arbeit verfolgt das Ziel...
Im Folgenden wird gezeigt, dass...
In diesem Kapitel wurde dargelegt...

Was für das *ich* gilt, gilt analog auch für das *wir*. Schreiben Sie eine Arbeit alleine, gibt es allerdings fast keinen Grund, das *wir* zu benutzen – außer vielleicht als rhetorische Figur in Sätzen wie zum Beispiel: *Wie wir das Gesundheitssystem in Zukunft gestalten wollen, ist...* Schreiben Sie eine Arbeit in einer Gruppe, kann das *wir* wie oben beschrieben für das *ich* verwendet werden.

Schachtelsätze

Unter einem „Schachtelsatz" versteht man eine Häufung von Satzeinschüben, die den Hauptsatz mehrfach unterbrechen. Beim Lesen solcher Schachtelsätze geht häufig der inhaltliche Zusammenhang verloren, weil nicht alle Satzteile gleichzeitig ins Ultrakurzzeitgedächtnis passen. So muss der Satz mehrfach gelesen werden, um ihn schließlich verstehen zu können. Sie sollten also darauf achten, in einem Satz nicht zu viele und nicht zu lange Einschübe zu platzieren.

Orientieren Sie sich beim Schreiben am besten an dem simplen Prinzip: Hauptsatz (Aussage), Nebensatz (Begründung, Konkretisierung, Erläuterung, Fortführung usw.). Schließen Sie Ihren Satz mit einem Punkt ab, sobald Sie einen Gedanken oder ein Argument zu Ende formuliert haben. Bringen Sie weitere Gedanken oder neue Argumente anschließend in einem eigenen Satz unter. Ein tauglicher Richtwert besteht darin, eine Satzlänge von mehr als drei Zeilen möglichst zu vermeiden.

Fachbegriffe und Fremdwörter

Fachbegriffe sind häufig Fremdwörter und entstehen aus einer bestimmten Wissenschaftstradition heraus. So wird in der Anatomie hauptsächlich mit lateinischen, in der Pathologie mit griechischen und in der Psychologie mit englischen Begriffen gearbeitet.

Diese Fachsprachen sind historisch gewachsen und bilden eine gemeinsame Basis der wissenschaftlichen Gemeinschaft. Deshalb ist ihr Gebrauch im wissenschaftlichen Diskurs unbedingt notwendig. Oft gibt es für Fremdwörter aus Fachsprachen keine adäquate deutsche Entsprechung, da sie einen weiten Bedeutungsumfang haben, der über die Alltagssprache hinausgeht. Beispielsweise lässt sich in der Philosophie der Begriff *Objekt* nicht mit *Gegenstand* übersetzen – es kann sich hier bei einem Objekt auch um eine Person oder eine Kategorie handeln.

Dennoch gibt es Grenzen im Umgang mit Fremdwörtern. Ein inflationärer Gebrauch von Fremdwörtern kann die Verständlichkeit eines Texts einschränken. Sie können daher auf Fremdwörter verzichten, wenn die deutsche Entsprechung deren Bedeutung nicht verzerrt. Sollte es keine präzise Entsprechung geben, sind Fremdwörter stets der jeweiligen Fachsprache zu entnehmen. Bei manchen Fremdwörtern empfiehlt sich unter Umständen eine kurze Definition.

Außerdem ist zu beachten, dass auch deutsche Begriffe innerhalb verschiedener Disziplinen unterschiedliche Bedeutungen tragen können. Bereits ein zunächst trivial erscheinender Begriff wie „Geist" kann völlig verschieden aufgefasst werden. Die Theologie spricht von einem anderen *Geist* als z. B. die Psychologie, die Philosophie oder die Chemie. Da Sie sich innerhalb gesundheits- und pflegebezogener Studiengänge häufig in interdisziplinären Zusammenhängen bewegen, müssen Sie auf solche Bedeutungsunterschiede sehr genau achten.

Füllwörter

Füllwörter können die Informationsdichte eines Texts drosseln, ihn sprachlich abrunden und so zum Verständnis beitragen. Zu viele dieser Füllwörter können aber den Inhalt Ihres Texts „verwässern" und damit zu einem reduzierten Textverständnis führen. Der Umgang mit Füllwörtern ist also – ähnlich dem Umgang mit Fremdwörtern – ausgewogen zu gestalten. Wichtig ist, nur adäquate Füllwörter zu verwenden. Als solche können gelten: *ausgerechnet, gemeinhin, gewissermaßen, hinlänglich, immerhin, in der Tat, keineswegs, letztlich, schlichtweg, überaus, zuweilen* usw.

Inadäquat sind Füllwörter, die alltagssprachlich (*halt, irgendwie, einfach, eben* etc.) oder inhaltlich unpassend sind. Letzteres hängt immer vom Kontext ab, in dem ein Wort gebraucht wird. Wer jedoch Begriffe wie *praktisch, theoretisch* oder *allgemein* als Füllwörter verwendet, muss beachten, dass sich hinter diesen Worten wissenschaftliche Begriffe verbergen, die die inhaltliche Aussage verzerren können.

Geschlechtergerechte Sprache

Sprache ist nicht neutral, sondern spiegelt gesellschaftliche Normen wieder. Die Diskriminierung von Frauen offenbart sich auch in der Verwendung von männlichen Gruppenbezeichnungen, wenn die entsprechende Gruppe nicht nur aus Männern besteht: *Die Studenten der Universität Dresden zeichnen sich durch besonderen Fleiß aus.* Die Studentinnen oder Personen des dritten Geschlechts nicht? Oder sind sie mitgemeint? Wenn ja, warum werden sie nicht benannt? Eine geschlechtergerechte Sprache soll dieser gängigen

Ausblendung von Frauen und der Vielfalt der tatsächlich vorkommenden Ausprägungen von Personen entgegenwirken.[40]

Vielerorts hat sich eingebürgert, einer wissenschaftlichen Arbeit in der Einleitung einen Satz anzufügen, der so oder ähnlich formuliert ist: *In der folgenden Arbeit werden aus Gründen der besseren Lesbarkeit die männlichen Bezeichnungen benutzt, Frauen sind damit ausdrücklich mitgemeint.* Diese Form der vermeintlich geschlechtergerechten Sprache wird generisches Maskulinum genannt. Das generische Femininum wird dagegen nur sehr selten benutzt.

Aus wissenschaftlicher Sicht verbergen sich in diesem Satz zwei Thesen: 1. Leser:innen assoziieren aufgrund dieses Hinweises während der Lektüre Frauen ebenso wie Männer. 2. Eine andere Schreibweise würde die Lesbarkeit und damit das Verstehen des Textes erschweren.

Allerdings zeigen wissenschaftliche Untersuchungen, dass beide Thesen so nicht haltbar sind. Stahlberg und Sczezny (2001) fanden heraus, dass Leser und Leserinnen bei Texten mit dem generischen Maskulinum tatsächlich weniger Frauen assoziieren als bei Texten, die jeweils beide Geschlechter ansprechen – sei es durch die konsequente Verwendung beider Formen (z. B. „Studentinnen und Studenten") oder durch die Verwendung des Binnen-Is („StudentInnen"). Das grammatikalische Geschlecht wird beim Lesen tatsächlich mit dem natürlichen Geschlecht einer Personengruppe assoziiert. Damit werden durch die Verwendung des generischen Maskulinums Frauen tatsächlich ausgeblendet.

Die Verwendung des generischen Maskulinums kann außerdem zu Missverständnissen führen, wenn an einer bestimmten Stelle der Arbeit tatsächlich einmal nur Männer gemeint sind. Schreiben Sie bspw. über die Probleme alleinerziehender Studentinnen und Studenten im generischen Maskulinum und es existieren geschlechtsspezifische Unterschiede, dann ist die Verwendung der Formulierung *alleinerziehende Studenten* an dieser Stelle missverständlich. Leser:innen können hier nicht sicher unterschieden, ob Sie gerade im generischen Maskulinum sprechen oder tatsächlich ausnahmsweise nur Männer meinen. Dies muss dann im Kontext gesondert erläutert werden.

---

40 Zu problematisieren ist, dass die bipolare Einteilung in ein weibliches und ein männliches Geschlecht der Vielfalt der tatsächlich vorkommenden Ausprägungen (z. B. Inter- oder fluide Sexualität) nicht gerecht wird.

Auch die zweite These der eingeschränkten Lesbarkeit eines Texts lässt sich so nicht bestätigen. Eine Untersuchung von Braun et al. (2007) hat gezeigt, dass unterschiedliche geschlechtergerechte Schreibweisen das Leseverstehen nicht beeinträchtigen. Nach der Lektüre von Texten mit der Verwendung des Binnen-Is einerseits, der Verwendung beider Geschlechter und der neutralen Substantivierung des Partizips andererseits ergaben Messungen der Erinnerungsleistung keine nennenswerten Unterschiede im Vergleich zu Texten mit dem generischen Maskulinum. Männliche Leser bewerteten in einer subjektiven Einschätzung den im generischen Maskulinum verfassten Text allerdings als verständlicher als die geschlechtergerecht formulierten Texte.

Bei der Verwendung von geschlechtsindifferenten Bezeichnungen besteht eine Gleichbehandlung aller Geschlechter wie zum Beispiel die Formulierung *Personal* oder *Team, statt Mitarbeiter.* Auch die Nutzung einer neutralen Substantivierung des Partizip Präsens wie zum Beispiel *Studierende* ist als geschlechtergerechte Formulierung inzwischen weit verbreitet. Diese Form kann allerdings Missverständnisse transportieren, die die Verstehbarkeit des Textes beeinflussen. Wird zum Beispiel die Bezeichnung *Pflegende* verwendet, um professionelle Pflegefachfrauen und Pflegefachmänner zu bezeichnen, fällt die Abgrenzung zu pflegenden Angehörigen oder anderen Berufsgruppen (z. B. Pflegehelferinnen und -helfern) schwer. Der wissenschaftliche Ausdruck droht unpräzise zu werden. In vielen Fällen sind solche Hilfskonstruktionen auch inhaltlich kaum möglich oder zumindest stilistisch fragwürdig: sollte man aus Logopädinnen und Logopäden beispielsweise *Sprachtherapierende* machen?

Geschlechtergerechte Sprache ist inzwischen ein Anliegen in fast allen Disziplinen. Dennoch gibt es keine Einigkeit über ihren korrekten Gebrauch. Welche geschlechtergerechte Formulierungen Sie in Ihrer schriftlichen Arbeit verwenden, beruht letztlich auf einer normativen Entscheidung. Die anfangs erwähnte Floskel ist jedenfalls keine überzeugende Lösung, da die Verständlichkeit eines Texts nicht von der verwendeten Form geschlechtergerechter Sprache abhängt, sondern von seiner sprachlichen Präzision. Die Kategorie *Lesbarkeit* bezieht sich auf alle Teile eines Texts und ist keine exklusive Eigenschaft einer männlichen Formulierung. Mit der Verwendung des generischen Maskulinums mögen manche Autor:innen zwar auch Frauen mitmeinen, die Leser:innen denken dabei aber tatsächlich eher an Männer. Falls Sie dies vermeiden wollen, ist also die Verwendung einer geschlechtergerechten Sprache zu empfehlen. Denn „Sprache ist vom

Denken geprägt und Sprache prägt das Denken. Zugleich ist Sprache die *Grundlage jedes gesellschaftlichen Handelns.* Damit sind die Sprache und ihr Gebrauch ein entscheidender Faktor für die Realisierung von Gleichstellung. Und damit ist Gendern ein wesentliches Instrument zur Durchführung dieser Bemühungen." (Diewald/Steinhauer 2017: 7, Hervorhebung im Original)

Es gibt unterschiedliche Möglichkeiten, die Sprache geschlechtergerecht zu gestalten. Folgende Versionen werden in aktuellen Publikationen zum Ausdruck gebracht: Lehrer/innen, Lehrer_innen, Lehrerinnen und Lehrer, Lehrer:innen oder Lehrer*innen, Lehrende. Welche gewählt wird, hängt immer auch vom sprachlichen und inhaltlichen Kontext ab. Manche Universitäten oder Institute machen dazu Vorgaben oder geben einen Überblick über gängige geschlechtergerechte Formulierungen. Sprechen Sie Ihre Dozent:innen dazu an.

Fazit | Viele Studierende haben gerade zu Beginn des Studiums Probleme mit dem Schreiben wissenschaftlicher Texte. Das beste Mittel zur Überwindung solcher Schwierigkeiten besteht darin, möglichst viel zu schreiben. Bereits das regelmäßige Exzerpieren wichtiger wissenschaftlicher Texte stellt eine hervorragende Übung dar. Durch das Paraphrasieren gewöhnen Sie sich Stück für Stück an einen wissenschaftlichen Schreibstil.

Wenn Sie eine Seminar- oder Abschlussarbeit anfertigen müssen, zögern Sie den Beginn des Schreibens nicht zu lange hinaus, sondern fangen Sie bereits während des Literaturstudiums damit an! Fertigen Sie zwischendurch immer wieder kleinere Skizzen an, z. B. Definitionen, Kurzzusammenfassungen, Argumentationsschemata etc. So wachsen Sie langsam in den Prozess des wissenschaftlichen Schreibens hinein.

Literaturempfehlung

Diewald, G./Steinhauer, A. (2017): Richtig gendern. Wie Sie angemessen und verständlich schreiben. Berlin: Duden Verlag.

Esselborn-Krumbiegel, H. (2022): Richtig wissenschaftlich schreiben. 7., aktualisierte Auflage, Paderborn: Brill Schöningh.

Literatur

Adam, M./Wenzel, Ch. (2014): Literatursuche in Pflege- und Gesundheitswissenschaften. Sächsische Landesbibliothek – Staats- und Universitätsbibliothek Dresden (SLUB), Zweigstelle Medizin/Informationsservice. Leitfaden, Stand Mai 2014

Albert, H. (1991): Traktat über kritische Vernunft. 5., verbesserte und erweiterte Auflage, Tübingen: UTB

Al-Nawas, B./Baulig Ch./Krummenauer F. (2010): Von der Übersichtsarbeit zur Meta-Analyse – Möglichkeiten und Risiken. In: Zeitschrift für zahnärztliche Implantologie, (26) 4: 4000–4004

Antonovsky, A. (1993): The structure and properties of the Sense of Coherence Scale. In: Social Science & Medicine, 36: 725–733

Arbeitsgruppe Gesundheitsfachberufe des Gesundheitsforschungsrates (Hg.) (2012). In: Deutsche Medizinische Wochenschrift: Forschung in den Gesundheitsfachberufen. Potenziale für eine bedarfsgerechte Gesundheitsversorgung in Deutschland. 137. Jg., 8/6 Online: DMW_Supplement_Gesundheitsfachberufe_2012.pdf [Abruf: 10.04.2023]

Ballmann, J. et al. (2021): Digitaler Unterricht während der Covid-19-Pandemie an Schulen des Gesundheitswesens. Eine qualitative Befragung von Lehrenden an Pflege- und Physiotherapieschulen. In: Pädagogik der Gesundheitsberufe. Die Zeitschrift für den interprofessionellen Dialog, (8) 1: 63–75

Balzert, H./Schröder, M./Schäfer, Ch. (2011): Wissenschaftliches Arbeiten. Ethik, Inhalt & Form wiss. Arbeiten, Handwerkszeug, Quellen, Projektmanagement, Präsentation. 2. Auflage, Herdecke und Witten: W3L Verlag

Barre, K. (2015): Pflegedidaktik evidenzbasierter Pflegepraxis. In: Ertl-Schmuck, R./Greb, U. (Hg.): Pflegedidaktische Forschungsfelder. Weinheim, Basel: Beltz Juventa: 57–73

Becker, M. (2012): Hinweise zur Anfertigung eines Literatur-Reviews. Online: https://scholar.google.de/citations?view_op=view_citation&hl=de&user=bGvs7WwAAAAJ&citation_for_view=bGvs7WwAAAAJ:bFI3QPDXJZMC [Abruf: 04.05.2023]

Behrens, J./Langer, G. (2022): Evidence-based Nursing and Caring. Methoden und Ethik der Pflegepraxis und Versorgungsforschung. 5., vollständig überarbeitete und erweiterte Auflage, Bern: Huber

Benner, D. (2022): Umriss der allgemeinen Wissenschaftsdidaktik. Grundlagen und Orientierungen für Lehrerbildung, Unterricht und Forschung. 2., überarbeitete Auflage, Weinheim, Basel: Beltz Juventa

Bennewitz, H. (2013): Entwicklungslinien und Situation des qualitativen Forschungsansatzes in der Erziehungswissenschaft. In: Friebertshäuser, B./Langer, A./Prengel, A. (Hg.): Handbuch Qualitative Forschungsmethoden in der Erziehungswissenschaft. 4., durchgesehene Auflage, Weinheim, Basel: Beltz Juventa: 43–59

Böhnke, U. (2011): Dem Leibkörper auf der Spur. Theoretischer Begründungsrahmen professioneller reflexiver Könnerschaft im Berufsfeld Pflege. Göttingen: V&R unipress

Bollnow, O. F. (1964): Über die Unmöglichkeit eines archimedischen Punkts in der Erkenntnis. In: Archiv für die gesamte Psychologie (116). http://www.otto-friedrich-bollnow.de/doc/ArchimedPunkt.pdf [Abruf: 20.07.2014]

Bohl, Th. (2005): Wissenschaftliches Arbeiten im Studium der Pädagogik. Arbeitsprozesse, Referate, Hausarbeiten, mündliche Prüfungen und mehr. 3., überarbeitete Auflage, Weinheim, Basel: Beltz

Booth, A. (2008): Unpacking your literature search toolbox: on search styles and tactics. Health Info Libr J. 2008 Dec; 25 (4): 313-7. doi: 10.1111/j.1471-1842.2008.00825.x [Abruf: 03.05.2023]

Brandenburg, H./Panfil, E.-M./Meyer, H./Schrems, B. (Hg.) (2018): Pflegewissenschaft 2. Lehr- und Arbeitsbuch zur Einführung in die Pflegeforschung. 3., vollständig und erweiterte Auflage, Bern: Huber, Hogrefe AG.

Braun, F. et al. (2007): „Aus Gründen der Verständlichkeit…“: Der Einfluss generisch maskuliner und alternativer Personenbezeichnungen auf die kognitive Verarbeitung von Texten. In: Psychologische Rundschau (58) 3: 183–189

Brauner, D. J./Vollmer, H-U. (2007): Erfolgreiches wissenschaftliches Arbeiten. Seminararbeit Bachelor-/Masterarbeit Diplomarbeit Doktorarbeit. 3., überarbeitete und erweiterte Auflage, Sternenfels: Verlag Wissenschaft & Praxis

Braungart, G. et al. (2007): Reallexikon der deutschen Literaturwissenschaft; Band III: Berlin, New York: Walter de Gruyter: 22f.

Brun, G./Hirsch Hardon, G. (2020): Textanalyse in den Wissenschaften. 4., aktualisierte Auflage, Zürich: Vdf Hochschulverlag AG an der ETH Zürich

Clemson, L. et al. (2023): Environmental interventions for preventing falls in older people living in the community. Cochrane Database of Systematic Reviews 2023, Issue 3. Art. No.: CD013258. DOI: 10.1002/14651858.CD013258.pub2 [Abruf: 03.05.2023]

Cluett, E./Bluff, R. (Hg.) (2003): Hebammenforschung. Grundlagen und Anwendung. Bern u. a.: Huber

Corsten, H./Deppe, J. (2008): Technik wissenschaftlichen Arbeitens. 3. Auflage, München: Oldenbourg

Cramme, St./Ritzi, Ch. (2003): Literatur ermitteln. In: Franck, N./Stary, J. Hg.): Die Technik wissenschaftlichen Arbeitens. 15., überarbeitete Auflage, Paderborn: Ferdinand Schöningh: 33–70

Danner, H. (2006): Methoden geisteswissenschaftlicher Pädagogik. 5. Auflage, München, Basel: Ernst Reinhardt

Dietzen, A. et al. (2015): Soziale Kompetenz Medizinischer Fachangestellter: Was genau ist das und wie kann man sie messen? In: bwp@ Spezial 10 – Berufsbildungsforschung im Gesundheitsbereich, hrsg. v. Weyland, U./Kaufhold, M./ Nauerth, A./Rosowski, E., 1–18. Online: http://www.bwpat.de/spezial10/dietzen_etal_gesundheitsbereich-2015.pdf [Abruf: 03.05.2023]

Diewald, G./Steinhauer, A. (2017): Richtig gendern. Wie Sie angemessen und verständlich schreiben. Berlin: Duden Verlag

Dörpinghaus, S. (2013): Dem Gespür auf der Spur. Leibphänomenologische Studie zur Hebammenkunde am Beispiel der Unruhe. Neue Phänomenologie, Band 20. Freiburg/München: Verlag Karl Alber

EbM-Netzwerk (2023): RefHunter – Informationsportal zur systematischen Literaturrecherche. Online: https://refhunter.org/research_support/rechercheschritte/ [Abruf: 26.03.2023]

Ernst, G. (2010): Einführung in die Erkenntnistheorie. 2., überarbeitete Auflage, Darmstadt: Wissenschaftliche Buchgesellschaft

Ertl-Schmuck, R./Hänel, J. (Hg.) (2022): Theorien und Modelle der Pflegedidaktik. Eine Einführung. 2., überarbeitete und erweiterte Auflage, Weinheim, Basel: Beltz Juventa

Ertl-Schmuck, R./Fichtmüller, F. (2009): Pflegedidaktik als Disziplin. Eine systematische Einführung. Weinheim, München: Juventa

Esselborn-Krumbiegel, H. (2022): Richtig wissenschaftlich schreiben. 7., aktualisierte Auflage, Paderborn: Brill Schöningh

Etzold, H./Fischbeck, H-J. (2002): Vom Wissen zur Wahrheit. In: Fischbeck, H.-J./ Schmidt, J. C. (Hg.): Wertorientierte Wissenschaft. Perspektiven für eine Erneuerung der Aufklärung. Berlin: Ed. Sigma: 175–183

Fachkommission (2020): Rahmenpläne der Fachkommission nach § 53 PflBG. 2., überarbeitete Auflage, o. O. Online: 5f5f3092481a4 Rahmenpläne BARRIEREFRE I 07092020%20(1).pdf [Abruf: 27.03.2023]

Fleck, L. (2012): Entstehung und Entwicklung einer wissenschaftlichen Tatsache. Einführung in die Lehre vom Denkstil und Denkkollektiv. 9. Auflage, Frankfurt am Main: Suhrkamp

Franck, N./Stary, J. (Hg.) (2009): Die Technik wissenschaftlichen Arbeitens. Eine praktische Anleitung. 15., überarbeitete Auflage, Paderborn, München: Ferdinand Schöningh

Friedrichs, J. (1990): Methoden empirischer Sozialforschung. 14. Auflage, Wiesbaden: Westdeutscher Verlag

Friesacher, H. (2008): Theorie und Praxis pflegerischen Handelns. Begründung und Entwurf einer kritischen Theorie der Pflegewissenschaft. Göttingen: V&R unipress

Gädtke, F. (2018): Auf dem Weg zu einer Didaktik des Rettungsdienstes. Eine bildungstheoretische Perspektive für die Notfallsanitäter-Ausbildung. In: Pädagogik der Gesundheitsberufe. Die Zeitschrift für den interprofessionellen Dialog, (5) 5: 235–243

Gantert, K./Hacker, R. (2008): Bibliothekarisches Grundwissen. 8., vollständig neu bearbeitete und erweiterte Auflage, München: KG Saur

Glaser, E. (1996): „Sind Frauen studierfähig?" Vorurteile gegen das Frauenstudium. In: Kleinau, E./Opitz, C. (Hg): Geschichte der Mädchen- und Frauenbildung. Band 2: Vom Vormärz bis zur Gegenwart. Frankfurt am Main, New York: Campus: 299–309

Gratzl, St./Rützel, J. (2020): Digitalisierung und Künstliche Intelligenz benötigen Bildung – Reflexionen zur Bildung in der Transformationsgesellschaft unter berufspädagogischer Perspektive. In: Rützel, J./Friese, M./Wang, J. (Hg.): Digitale Welt – Herausforderungen für die berufliche Bildung und die Professionalität der Lehrenden. Ergebnisse des 5. und 6. Chinesisch-Deutschen Workshops zur Berufsbildungsforschung. Detmold: Eusl: 563–616

Greb, U. (2003): Identitätskritik und Lehrerbildung. Ein hochschuldidaktisches Konzept für die Fachdidaktik Pflege. Frankfurt am Main: Mabuse

Grottker, D. (i. E.): Der Unterscheid als Voraussetzung, das Trennende zu überwinden – Blicke durch das Fenster der Pflegedidaktik. In: Ertl-Schmuck, R./Hänel, J. (Hg.): Pflegedidaktik als Disziplin. Eine systematische Einführung. Weinheim, Basel: Beltz Juventa

Grottker, D. (2010): Fach und Fach-Richtung? Versuch einer Rekonstruktionsgeschichte der Beruflichen Fachrichtungen. In: Pahl, J.-P./Herkner, V. (Hg.): Handbuch Berufliche Fachrichtungen. Bielefeld: Bertelsmann: 15–35

Gruber, H./Huemer, B./Rheindorf, M. (2009): Wissenschaftliches Schreiben. Ein Praxisbuch für Studierende. Wien u. a.: Böhlau

Hahnen, D. (2021): Berufsfelddidaktik im Rettungsdienst. Vortrag 8. Symposium Retten und Lernen. Bildungszentrum EUREGIO Aachen, am 09. November 2021. Online unter: https://backend.paraplegie.ch/sites/default/files/2021-11/berufsfelddidaktik_hahnen_dominik.pdf [08.03.2023]

Heesen, B. (2010): Wissenschaftliches Arbeiten. Vorlagen und Techniken für das Bachelor-, Master- und Promotionsstudium. Heidelberg, Berlin: Springer

Higgins, JPT et al. (2016): A revised tool for assessing risk of bias in randomized trials. In: Chandler, J./McKenzie J./Boutron, I., Welch, V. (editors). Cochrane Methods. Cochrane Database of Systematic Reviews 2016, Issue 10 (Suppl 1). dx.doi.org/10.1002/14651858.CD201601 [Abruf: 03.05.2023]

Horkheimer, M. (1990): Zur Kritik der instrumentellen Vernunft. Frankfurt am Main: Fischer

Horkheimer, M./Adorno, Th. W. (2002): Dialektik der Aufklärung. Philosophische Fragmente. Frankfurt am Main: Fischer

Huelsken-Giesler, M. (2008): Der Zugang zum Anderen. Zur theoretischen Rekonstruktion von Professionalisierungsstrategien im Spannungsfeld von Mimesis und Maschinenlogik. Göttingen: V&R unipress

Huelsken-Giesler, M. (2013): Hochschuldidaktik – eine Einführung. In: Ertl-Schmuck, R./Greb, U. (Hg.): Pflegedidaktische Handlungsfelder. Weinheim, Basel: Beltz Juventa: 66–89

Hülsken-Giesler, M. et al. (2010): Kerncurriculum Pflegewissenschaft für pflegebezogene Studiengänge – eine Initiative zur Weiterentwicklung der hochschulischen Pflegebildung in Deutschland. In: Pflege & Gesellschaft 15 (3): 216–236

Hurrelmann, K./Laaser, U./Razum, O. (2012): Entwicklung und Perspektiven der Gesundheitswissenschaften in Deutschland. In: Hurrelmann, K./Razum, O. (Hg.): Handbuch Gesundheitswissenschaften. 5., vollständig überarbeitete Auflage, Weinheim, Basel: Beltz Juventa: 15–51

IQwiG (o. J.): Patientenrelevante Endpunkte – Das A und O der Nutzenbewertung. Ohne Datum. Online: https://www.iqwig.de/presse/mediathek/grafiken/infografik-patientenrelevante-endpunkte/ [Abruf: 07.04.2023]

Kang, C. et al. (2023): Artificial intelligence for diagnosing exudative age-related macular degeneration. Cochrane Database of Systematic Reviews 2023, Issue 1. Art. No.: CD015522. DOI: 10.1002/14651858.CD015522

Karmasin, M./Ribing, R. (2007): Die Gestaltung einer wissenschaftlichen Arbeit. Ein Leitfaden für Haus- und Seminararbeiten, Magisterarbeiten, Diplomarbeiten und Dissertationen. 2., aktualisierte Auflage, Wien: Facultas

Kolip, P./Wydler, H./Abel, Th. (2002): Gesundheit: Salutogenese und Kohärenzgefühl. Einleitung und Überblick. In: Wydler, H./Kolip, P./Abel, Th. (Hg.): Salutogenese und Kohärenzgefühl. Grundlagen, Empirie und Praxis eines gesundheitswissenschaftlichen Konzepts. 2. Auflage, Weinheim, München: Juventa: 11–19

Kornmeier, M. (2011): Wissenschaftlich schreiben leicht gemacht. 4. Auflage, Bern u. a.: Haupt

Kondratjuk, M. (2022): Trans/Disziplinarität der Erziehungswissenschaft. Notizen zur disziplinären Grenzbearbeitung und Verfasstheit der Erziehungswissenschaft. In: Erziehungswissenschaft. Mitteilungen der Deutschen Gesellschaft für Erziehungswissenschaft. Profilierung des Allgemeinen – disziplinpolitische Perspektiven zur Kontur der Allgemeinen Erziehungswissenschaft. (33) 65: 41–50

Kostrzewa, D. (2002): Das physiotherapeutische Arbeitsbündnis – Ein handlungsorientierter Professionalisierungsansatz für die Physiotherapie. In: Krankengymnastik, Zeitschrift für Physiotherapeuten, (54) 1: 1–13

Kron, F. W. (1999): Wissenschaftstheorie für Pädagogen. München, Basel: Reinhardt

Kruse, J. (2015): Qualitative Interviewforschung. Ein integrativer Ansatz. Weinheim, Basel: Beltz Juventa

Kruse, J. (2010): Reader „Einführung in die qualitative Interviewforschung". Freiburg

Kruse, O. (2010): Lesen und Schreiben. Der richtige Umgang mit Texten im Studium. Wien: UVK Verlagsgesellschaft

Kruse, O. (2007a): Keine Angst vor dem leeren Blatt. 12., völlig neu bearbeitete Auflage. Frankfurt am Main, New York: Campus concret

Kruse, O. (2007b): Lesen und Schreiben. Der richtige Umgang mit Texten im Studium. Konstanz: UVK/UTB

Kruse, O. (1995): Keine Angst vor dem leeren Blatt. Ohne Schreibblockaden durchs Studium. 4., erweiterte Auflage, Frankfurt am Main, New York: Campus concret

Kuckartz, U. (2014): Mixed Methods: Methodologie, Forschungsdesigns und Analyseverfahren. Wiesbaden: Springer VS

Kuhn, Th. S. (2012): Die Struktur wissenschaftlicher Revolutionen. 23. Auflage, Frankfurt am Main: Suhrkamp

Kuhn, Th. S. (1978): Die Entstehung des Neuen. Studien zur Struktur der Wissenschaftsgeschichte. 2. Auflage, Frankfurt am Main: Suhrkamp

Kultusministerkonferenz (2007): Rahmenvereinbarung über die Ausbildung und Prüfung für ein Lehramt der Sekundarstufe II (berufliche Fächer) oder für die beruflichen Schulen (Lehramtstyp 5). Beschluss der Kultusministerkonferenz vom 12.05.1995 i.d.F. vom 20.09.2007: Bonn

Kutschera von, F. (1992) Der erkenntnistheoretische Realismus. In: Sandkühler, H. J. (Hg.): Wirklichkeit und Wissen: Realismus, Antirealismus und Wirklichkeits-Konzeptionen in Philosophie und Wissenschaften. Frankfurt am Main u. a.: Peter Lang: 27–40

Kutschera von, F./Breitkopf, A. (1985): Einführung in die moderne Logik. 5. Auflage, Freiburg, München: Verlag Karl Alber

Langenkamp, K./Linten, M. (2020): Auswahlbibliographie Gesundheits(fach)berufe. Version 5.0, März 2020. Hg. BIBB: Bonn. Online: www.bibb.de/auswahlbibliografien [Abruf: 10.04.2023]

Lederer, B. (2014): Kompetenz oder Bildung. Innsbruck: university press Online: https://www.uibk.ac.at/iup/buch_pdfs/kompetenz_bildung_web.pdf [Abruf: 03.05.2023]

Lefebvre, C. et al. (2022): Chapter 4: Searching for and selecting studies. In: Higgins, JPT et al. (editors): Cochrane Handbook for Systematic Reviews of Interventions version 6.3 (updated February 2022). Cochrane, 2022. Available from www.training.cochrane.org/handbook. [Abruf: 03.05.2023]

Loos, M. (2022): Eine NotSan-Berufsfelddidaktik auf der Grundlage der Interaktionistischen Pflegedidaktik. Schwerpunkt: Entwicklung sozialer Kompetenzen. In: Pädagogik der Gesundheitsberufe. Die Zeitschrift für den interprofessionellen Dialog, (9) 4: 203–213

Lübbert, D. (2006): Die Deutsche Forschungsgemeinschaft (DFG). Strukturen, Verfahren, Reformbedarf. https://www.bundestag.de/resource/blob/506740/211e821f945afe33992af9f1375dde78/Die-Deutsche-Forschungsgemeinschaft-data.pdf [Abruf: 04.05.2023]

Mayer, H. (2018): Pflegeforschung kennenlernen. Elemente und Basiswissen. 7., überarbeitete Auflage, Wien: Facultas

Mayer, H. (2013): Das methodologische Schweigen? – Ein Blick in die Forschungslandschaft der Mixed Method Studies. In: Pflege. Die wissenschaftliche Zeitschrift für Pflegeberufe, (26) 5: 299–302

Mayer, H./van Hilten, E. (2007): Einführung in die Physiotherapieforschung. Wien: Facultas

Mayring, Ph. (2000): Qualitative Inhaltsanalyse. In: Forum Qualitative Sozialforschung, (1), Ausgabe 2/2000. Online: http://www.qualitative-research.net/index.php/fqs/article/view/1089/2383 [Abruf: 02.05.2023]

Merton, R. K. (1985): Entwicklung und Wandel von Forschungsinteressen. Aufsätze zur Wissenschaftssoziologie. Frankfurt am Main: Suhrkamp

Mey, G. (2000): Editorial Note: Wozu Rezensionen? oder: warum Rezensionen eigenständige Beiträge sein sollten. In: Forum Qualitative Sozialforschung, (1) Ausgabe 3/2000. Online: http://www.qualitative-research.net/index.php/fqs/article/view
File/1057/2290 [Abruf: 25.04.2023]

Moers, M./Schaeffer, D./Schnepp, W. (2011): Too busy to think? Essay über die spärliche Theoriebildung der deutschen Pflegewissenschaft. In: Pflege. Die wissenschaftliche Zeitschrift für Pflegeberufe, (24) 6: 349–360

Nd (2023): Aluhüte unter 10 Prozent. Online: https://www.nd-aktuell.de/artikel/1169902.wissenschaftsbarometer-aluhuete-unter-zehn-prozent.html?sstr=Aluh%C3%BCte [Abruf: 23.04.2023]

Niedermair, K. (2010): Recherchieren und Dokumentieren. Der richtige Umgang mit Literatur im Studium. Wien: Huter und Roth

Oevermann, U. (1997): Theoretische Skizze einer revidierten Theorie professionalisierten Handelns. In: Combe, A./Helsper, W. (Hg.): Pädagogische Professionalität. Untersuchungen zum Typus pädagogischen Handelns. Frankfurt am Main: Suhrkamp: 70–182

Pahl, J.-P. (2003): Auf dem Weg zu Berufsfelddidaktiken. Neue Anstöße für die berufliche Erstausbildung. In: berufsbildung, (57) 81: 3–8

PflAPrV (Pflegeberufe-Ausbildungs- und –Prüfungsverordnung) (2018): Pflegeberufe-Ausbildungs- und -Prüfungsverordnung vom 2. Oktober 2018 (BGBl. I S. 1572), die durch Artikel 10 des Gesetzes vom 19. Mai 2020 (BGBl. I S. 1018) geändert worden ist. Stand: Geändert durch Art. 10 G v. 19.5.2020 I 1018

PflBG (Pflegeberufegesetz) (2017): Pflegeberufegesetz vom 17. Juli 2017 (BGBl. I S. 2581), das zuletzt durch Artikel 9a des Gesetzes vom 11. Juli 2021 (BGBl. I S. 2754) geändert worden ist. Stand: Zuletzt geändert durch Art. 13a G v. 24.2.2021 I 274

Popper, K. R. (2014): Alles Leben ist Problemlösen. Über Erkenntnis, Geschichte und Politik. 16. Auflage, München, Zürich: Piper

Popper, K. R. (1995): Auf der Suche nach einer besseren Welt. Vorträge und Aufsätze aus dreißig Jahren. 8., durchgesehene Auflage, München: Piper

Popper, K. R. (1966): Logik der Forschung. 2. Auflage, Tübingen: Mohr Siebeck

Prengel, A./Friebertshäuser, B./Langer, A. (2013): Perspektiven qualitativer Forschung in der Erziehungswissenschaft – eine Einführung. In: Friebertshäuser, B./Langer, A./Prengel, A. (Hg.): Handbuch Qualitative Forschungsmethoden in der Erziehungswissenschaft. 4., durchgesehene Auflage, Weinheim, Basel: Beltz Juventa: 17–39

Reiber, K./Remme, M. (2009): Das erziehungswissenschaftlich-berufspädagogische Selbstverständnis der Pflegepädagogik – Empirische Befunde und wissenschaftstheoretische Positionierungen. Online: http://www.bwpat.de/ausgabe16/reiber_remme_bw
pat16.pdf [Abruf: 25.04.2014]

Remmers, H. (2000): Pflegerisches Handeln. Wissenschafts- und Ethikdiskurse zur Konturierung der Pflegewissenschaft. Bern: Huber

Remmers, H. (2014): Pflegewissenschaft – Disziplinarität und Transdisziplinarität. In: Pflege & Gesellschaft, (19) 1: 5–17

Remmers, H. (2011): Pflegewissenschaft als transdisziplinäres Konstrukt. Wissenschaftssystematische Überlegungen – eine Einleitung. In: Ders. (Hg.): Pflegewissenschaft im interdisziplinären Dialog. Eine Forschungsbilanz. Göttingen: V&R unipress: 7–47

Remmers, H. (1999): Pflegewissenschaft und ihre Bezugswissenschaften. Fragen pflegewissenschaftlicher Zentrierung interdisziplinären Wissens. In: Pflege, (12) 4: 367–376

Renzl, B. (2004): Zentrale Aspekte des Wissensbegriffs – Kernelemente der Organisation von Wissen. In: Wyssusek, B. (Hg.): Wissensmanagement komplex: Perspektiven und soziale Praxis. Berlin: Schmidt: 27–42

Robert Bosch Stiftung (2013): Gesundheitsberufe neu denken, Gesundheitsberufe neu regeln. Grundsätze und Perspektiven – Eine Denkschrift der Robert Bosch Stiftung. Stuttgart

Rossig, W. E./Prätsch, J. (2008): Wissenschaftliches Arbeiten. Leitfaden für Haus- und Seminararbeiten, Bachelor- und Masterarbeiten, Diplom- und Magisterarbeiten, Dissertationen. Hamburg: Berlin Druck

Rost, F. (2004): Lern und Arbeitstechniken für das Studium. 4. Auflage, Wiesbaden: Verlag für Sozialwissenschaften

Samac, K./Prenner, M./Schwetz, H. (2011): Die Bachelorarbeit an Universität und Fachhochschule. 2. Auflage, Wien: Facultas

Schaeffer, D. (2002): Geschichte und Entwicklungsstand qualitativer Gesundheits- und Pflegeforschung im deutschsprachigen Raum. In: Schaeffer, D./Müller-Mundt, G. (Hg.): Qualitative Gesundheits- und Pflegeforschung. Bern u. a.: Huber: 13–31

Schäfer, L./Schnelle, Th. (2012): Ludwik Flecks Begründung der soziologischen Betrachtungsweise in der Wissenschaftstheorie. In: Fleck, L.: Entstehung und Entwicklung einer wissenschaftlichen Tatsache. Einführung in die Lehre vom Denkstil und Denkkollektiv. 9. Auflage, Frankfurt am Main: Suhrkamp

Scherfer, E./Bossmann, T. (2011): Forschung verstehen. Ein Grundkurs in evidenzbasierter Praxis. 2., überarbeitete und erweiterte Auflage, München u. a.: Pflaum

Schmohl, T. (2021): Wissenschaftstheorie. In: Schmohl, T./Philipp, Th. (Hg.) Handbuch Transdisziplinäre Didaktik. (Hochschulbildung: Lehre und Forschung; 1). Bielefeld: transcript: 395–405

Schülein, J. A./Reitze, S. (2012): Wissenschaftstheorie für Einsteiger. 3. Auflage, Wien: WUV Facultas

Schülein, J. A./Reitze, S. (2005): Wissenschaftstheorie für Einsteiger. 2. Auflage, Wien: WUV Facultas

Schurz, G. (2008): Einführung in die Wissenschaftstheorie. 2. Auflage, Darmstadt: Wissenschaftliche Buchgesellschaft

Seiffert, H. (1983): Einführung in die Wissenschaftstheorie. Bd. 2: Geisteswissenschaftliche Methoden: Phänomenologie – Hermeneutik und historische Methode – Dialektik. 8., überarbeitete und erweiterte Auflage, München: Beck

S4F – Scientists for Future. Online: https://de.scientists4future.org/ [Abruf: 23.04.2023]

Servi, K. (2011): Griechische Mythologie. Götter und Heroen – Trojanischer Krieg – Odyssee. Athen: Ekdotike Athenon

Shea, BJ. et al. (2017): AMSTAR 2: a critical appraisal tool for systematic reviews that include randomised or non-randomised studies of healthcare interventions, or both. BMJ. 2017 Sep 21; 358:j4008. doi: 10.1136/bmj.j4008 [Abruf: 03.05.2023]

Shields, L. (2013): A personal essay on the role of the nurse. In: Contemporary nurse, (43) 2: 213–218.

Spoun, S./Domnik, D. B (2004): Erfolgreich studieren. Ein Handbuch für Wirtschafts- und Sozialwissenschaftler. München u. a.: Verlag Pearson Studium

Stahlberg, D./Sczezny, S. (2001): Effekte des generischen Maskulinums und alternativer Sprachformen auf den gedanklichen Einbezug von Frauen. In: Psychologische Rundschau (52) 3: 131–140

Stary, J./Kretschmer, H. (2007): Umgang mit wissenschaftlicher Literatur. Eine Arbeitshilfe. 6. Auflage, Berlin: Cornelsen Scriptor

Steinke, I. (2007): Gütekriterien qualitativer Forschung. In: Flick, U./Kardorff, E. von/Steinke, I. (Hg.): Qualitative Forschung. Ein Handbuch. 5. Auflage, Reinbek bei Hamburg: Rowohlt: 319–331

Stemmer, R. (2003): Pflegetheorien und Pflegeklassifikationen. In: Pflege und Gesellschaft, (8) 2: 51–58

Sterne, JAC. et al. (2019): RoB 2: a revised tool for assessing risk of bias in randomised trials. BMJ 2019; 366: l4898

Stichweh, R. (2021): Disziplinarität, Interdisziplinarität, Transdisziplinarität – Strukturwandel des Wissenschaftssystems (1750–2020). In: Schmohl, T./Philipp, Th. (Hg.) Handbuch Transdisziplinäre Didaktik. (Hochschulbildung: Lehre und Forschung; 1). Bielefeld: transcript: 433–448

Stichweh, R. (1993): Wissenschaftliche Disziplinen: Bedingungen ihrer Stabilität im 19. und 20. Jahrhundert. In: Schriewer, J./Keiner, E./Charle, Ch. (Hg.): Sozialer

Raum und akademische Kulturen. Studien zur europäischen Hochschul- und Wissenschaftsgeschichte im 19. und 20. Jahrhundert. Bd. 3. Frankfurt am Main u. a.: Peter Lang: 235–250

Stickel-Wolf, Ch./Wolf, J. (2022): Wissenschaftliches Arbeiten und Lerntechniken. Erfolgreich studieren – gewusst wie! 10., aktualisierte und erweiterte Auflage. Wiesbaden: Springer Gabler

Strübing, J. et al. (2018). Gütekriterien qualitativer Sozialforschung. Ein Diskussionsanstoß. Zeitschrift für Soziologie 47(2), 83–100. Online: https://www.degruyter.com/document/doi/10.1515/zfsoz-2018-1006/html [Abruf: 20.04.2023]

Theisen, M. R. (2011): Wissenschaftliches Arbeiten. Technik – Methodik – Form. München: Franz Vahlen

Thijs, L. et al. (2023): Trunk training following stroke. Cochrane Database of Systematic Reviews 2023, Issue 3. Art. No.: CD013712. DOI: 10.1002/14651858.CD013712.pub2 [Abruf: 04.05.2023]

Traeger, AC. et al. (2023): Spinal cord stimulation for low back pain. Cochrane Database of Systematic Reviews 2023, Issue 3. Art. No.: CD014789. DOI: 10.1002/14651858.CD014789.pub2 [Abruf: 03.05.2023]

Tschamler, H. (1983): Wissenschaftstheorie. Eine Einführung für Pädagogen. Bad Heilbrunn/Obb.: Klinkhardt

Turner, E. H. et al. (2008): Selective publication of antidepressant trials and its influence on apparent efficacy. In: The New England Journal of Medicine (358): 252–260

Umstätter, W./Wagner-Döbler, R. (2005): Einführung in die Katalogkunde. Vom Zettelkatalog zur Suchmaschine. Stuttgart: Anton Hiersemann

Unger, A. (2022): Gesundheitsberufe im Wandel – Herausforderungen für Schulen. In: Drude, C./Vogler, C. (Hg.): Modernes Management von Pflege- und Gesundheitsschulen. München: Elsevier: 27–49

Unger, A. (2013): Lernortkooperation: Hintergründe. In: Ertl-Schmuck, R./Greb, U. (Hg.): Pflegedidaktische Handlungsfelder. Weinheim, Basel: Beltz Juventa: 381–401

Universität Zürich (2012): Richtlinien zur Gestaltung der Literaturarbeit. Online: http://www.psychologie.uzh.ch/studium/bachelor/studium/bachelor-arbeit/Richtlinien_Literaturarbeit___2012-06-26.pdf [Abruf: 25.04.2014]

Uzarewicz, Ch./Uzarewicz, M. (2005): Das Weite suchen. Einführung in eine phänomenologische Anthropologie für Pflege. Stuttgart: Lucius

Wagner, W. (1997): Uni-Angst und Uni-Bluff. Wie studieren und sich nicht verlieren. 4. Auflage, Hamburg: Rotbuch Verlag

Waldenfels, B. (2000): Das leibliche Selbst. Vorlesungen zur Phänomenologie des Leibes. Frankfurt am Main: Suhrkamp

Walkenhorst, U./Nauerth, A. (2021): Ein Berufsfeld und viele Didaktiken – eine strukturelle Annäherung. Impuls der Interdisziplinären Fachgesellschaft für Didaktik Gesundheit. In: Pädagogik der Gesundheitsberufe. Die Zeitschrift für den interprofessionellen Dialog, (8) 1: 7–8

Wang, Ting; Wan, Xiaolong (2007): Anwendung und Systeme kollaborativer Literaturverwaltung. https://www2.informatik.uni-stuttgart.de/bibliothek/ftp/medoc_restrict.ustuttgart_fi/FACH-0061/FACH-0061.pdf [Abruf: 04.05.2023]

Walter, A. (2022): Der phänomenologische Zugang zu Pflegesituationen – eine pflegedidaktische Arbeitsweise. In: Ertl-Schmuck, R./Hänel, J. (Hg.) (2022): Theorien und Modelle der Pflegedidaktik. Eine Einführung. 2., überarbeitete und erweiterte Auflage, Weinheim, Basel: Beltz Juventa: 293–334

Walter-Busch, E. (2010): Geschichte der Frankfurter Schule, München: Wilhelm Fink

Weber, M. (1919): Wissenschaft als Beruf. In: Kaesler, D. (Hg.) (2002): Max Weber. Schriften 1894–1924. Stuttgart: Kröner 2002: 474–513.

WiD – wissenschaft im dialog (2023): Wissenschaftsbarometer 2022. URL: https://www.wissenschaft-im-dialog.de/projekte/wissenschaftsbarometer/wissenschaftsbarometer-2022/ [Abruf am 23.04.2023]

Williamson, E. et al. (2022): The Clinical Effectiveness of a Physiotherapy Delivered Physical and Psychological Group Intervention for Older Adults With Neurogenic Claudication: The BOOST Randomized Controlled Trial. Gerontol A Biol Sci Med Sci. 2022 Aug 12; 77(8): 1654–1664. doi: 10.1093/gerona/glac063 [Abruf: 03.05.2023]

Wissenschaftsrat (WR) (2012): Empfehlungen zu hochschulischen Qualifikationen für das Gesundheitswesen. Berlin, Drs. 2411–12

Register

Abbildungsverzeichnis

Tabellenverzeichnis